CB057158

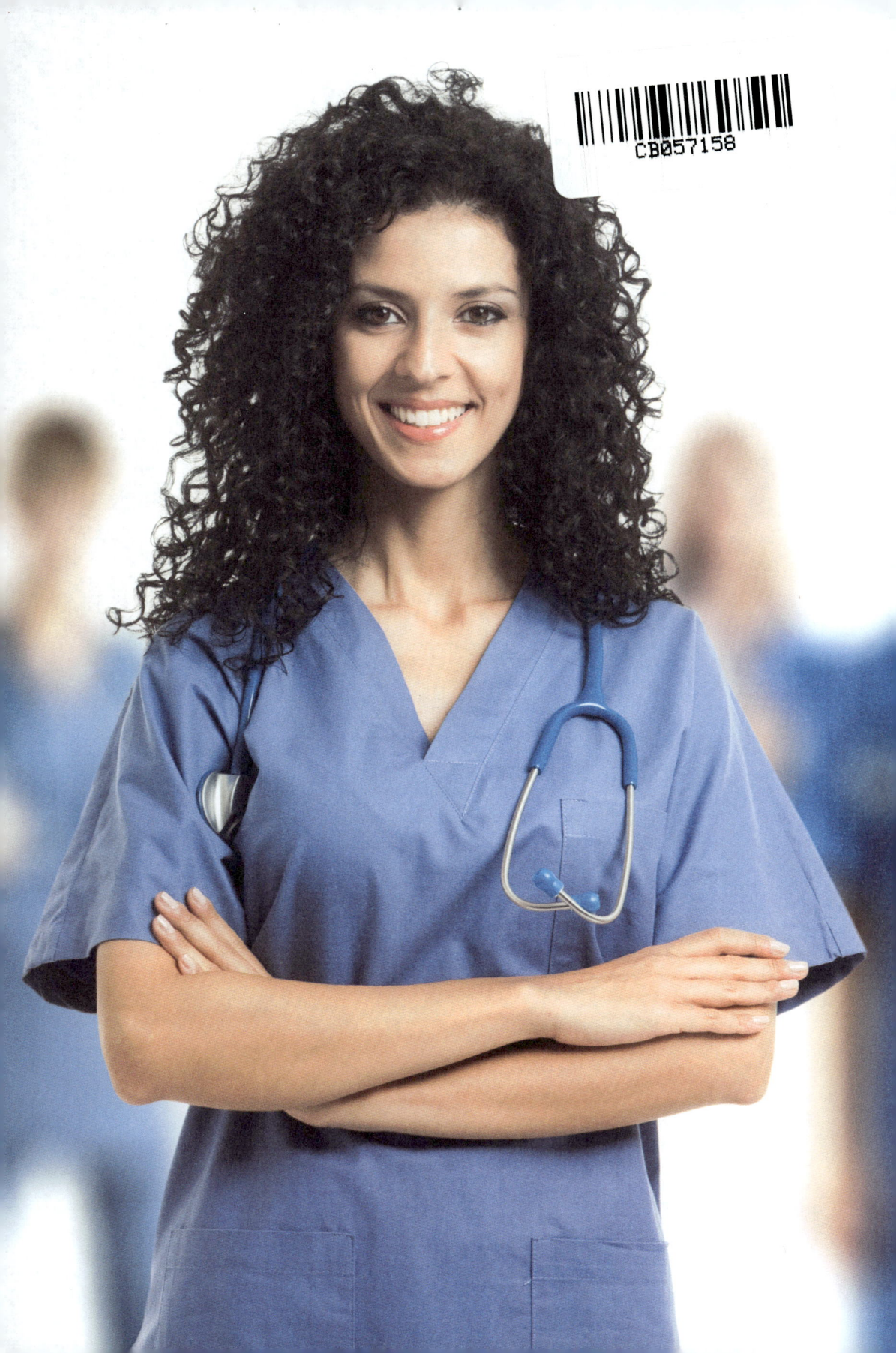

Editor
Cristian Muniz

Coordenação Pedagógica
Geovana Muniz Tiltscher

Projeto Gráfico e Editoração Eletrônica
WK Editorial

Capa
Rafael Carvalho

Revisão técnica
Simone Carolina Soares Petri
Farmacêutica e Bioquímica
Mestre em Ciências pela Faculdade de Medicina/USP

Dados Internacionais de Catalogação na Publicação (CIP)
(Câmara Brasileira do Livro, SP, Brasil)

Santos, Aretha de Fátima do Amaral
  Farmacologia aplicada à enfermagem : cálculos e administração de medicamentos aplicados à enfermagem / Aretha de Fátima do Amaral Santos, Hemériton Tácio da Silva Carvalho. -- São Paulo : Pae Editora, 2023.

  Bibliografia.
  ISBN 978-85-5558-112-0

  1. Enfermagem 2. Farmacologia 3. Medicamentos - Administração I. Carvalho, Hemériton Tácio da Silva. II. Título.

19-29560   CDD-615.1

Índices para catálogo sistemático:
1. Farmacologia aplicada à enfermagem 615.1
Cibele Maria Dias - Bibliotecária - CRB-8/9427

Impresso no Brasil

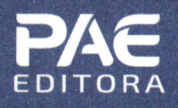

PAE EDITORA
Todos os direitos desta edição reservados à PAE Editora
Rua Saguairu, 274
012514-000 – São Paulo – SP
Tel: 11 3222-9015
www.pae.com.br

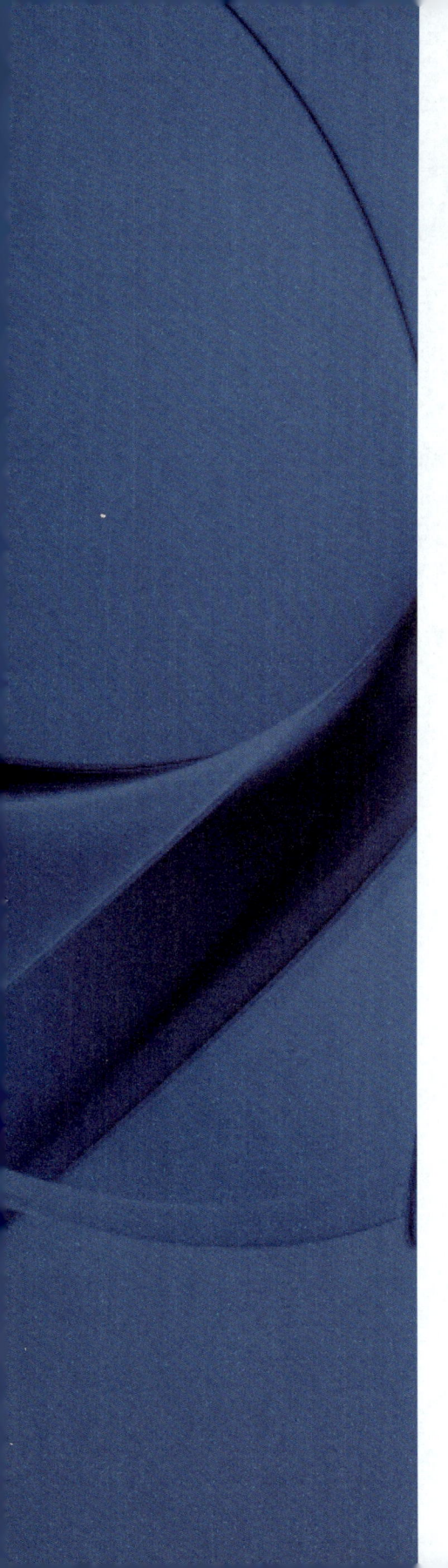

Introdução

A administração de medicamentos tem sido exercida, cada vez mais, em ambientes especializados, devido à responsabilidade de seu uso. No sistema de saúde, quase todos os pacientes que procuram atendimento irão receber uma prescrição médica, e a correta administração desses medicamentos requer conhecimento pleno dos envolvidos no cuidado ao cliente. Conhecer e aplicar adequadamente os fundamentos da aritmética e da matemática auxiliarão muito o profissional de saúde no preparo, na dosagem e na administração de medicamentos.

Este livro foi elaborado para auxiliar os estudantes da área da saúde sobre **Administração e Cálculo de Medicamentos** de forma simples, utilizando exemplos do dia a dia dos profissionais de enfermagem. O aprendizado é reforçado pelo nosso exclusivo caderno de exercícios, que traz como proposta inovadora miniestudos de caso. Dessa forma, sua experiência de aprendizagem será ainda mais intensa e sólida!

Além disso, trouxemos mais uma novidade, os QR-codes. Com a tecnologia a serviço do seu aprendizado, você poderá ver, NA PRÁTICA, por meio de VÍDEOS, as principais técnicas e assim ter ainda mais segurança na sua atuação em saúde!

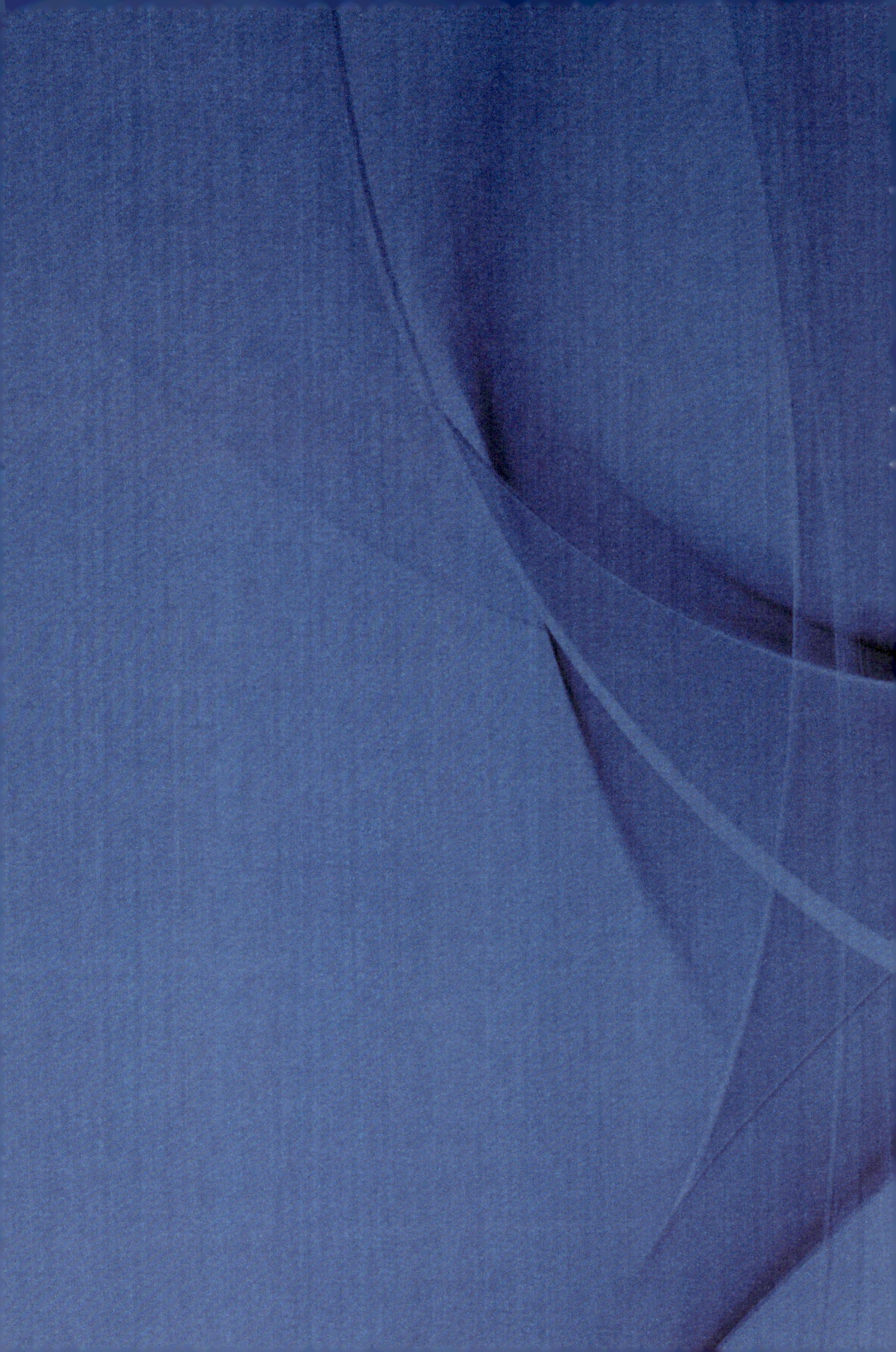

Prefácio

Presente em vários contextos assistenciais, a Farmacologia tem um lugar de destaque para o exercício profissional da Enfermagem. O preparo e a administração de medicamentos fazem parte do dia a dia de enfermeiros, técnicos e auxiliares de Enfermagem e, nesse contexto, é com muita satisfação que apresento esta obra de tamanha relevância para nossa profissão.

Atuando no Conselho Regional de Enfermagem de São Paulo, verifico com frequência diversos incidentes relacionados a falhas na administração de medicamentos, sejam por meio de erros no preparo das soluções, na troca de vias de administração, incompreensões da prescrição médica, problemas decorrentes de interação medicamentosa, entre outras situações, tornando necessária a capacitação contínua dos profissionais para esta prática.

O conhecimento do Código de Ética dos Profissionais de Enfermagem é de extrema importância para que o profissional entenda quais são seus direitos, deveres e responsabilidades na administração de medicamentos, aprenda a respeitar os limites da atuação de cada categoria profissional e tenha comprometimento com os preceitos éticos e legais da profissão.

O conteúdo apresentado favorece que o profissional de Enfermagem aprimore seus conhecimentos, ampliando sua visão nos aspectos que envolvem a Farmacologia, desde os princípios fundamentais, legislações pertinentes, formas de apresentação, vias de administração, higienização, cálculo de medicamentos, entre outros temas que são abordados de maneira completa, clara e objetiva, e que assim possam prestar uma assistência de enfermagem segura e livre de danos.

O caderno de exercícios, que consta nas páginas finais, proporciona consolidar o que foi aprendido, sendo ótimo instrumento de estudos e revisão sobre o assunto.

Incentivo, portanto, não só a leitura, mas a consulta frequente deste livro, que pode ser utilizado como um guia, o qual contribuirá para o bom desempenho e aperfeiçoamento da prática, objetivando o atendimento de Enfermagem seguro e de qualidade para a sociedade.

Roberta Zloccowick de Alcântara

Enfermeira

Chefe Técnica - Subseção de São José dos Campos

Conselho Regional de Enfermagem de São Paulo

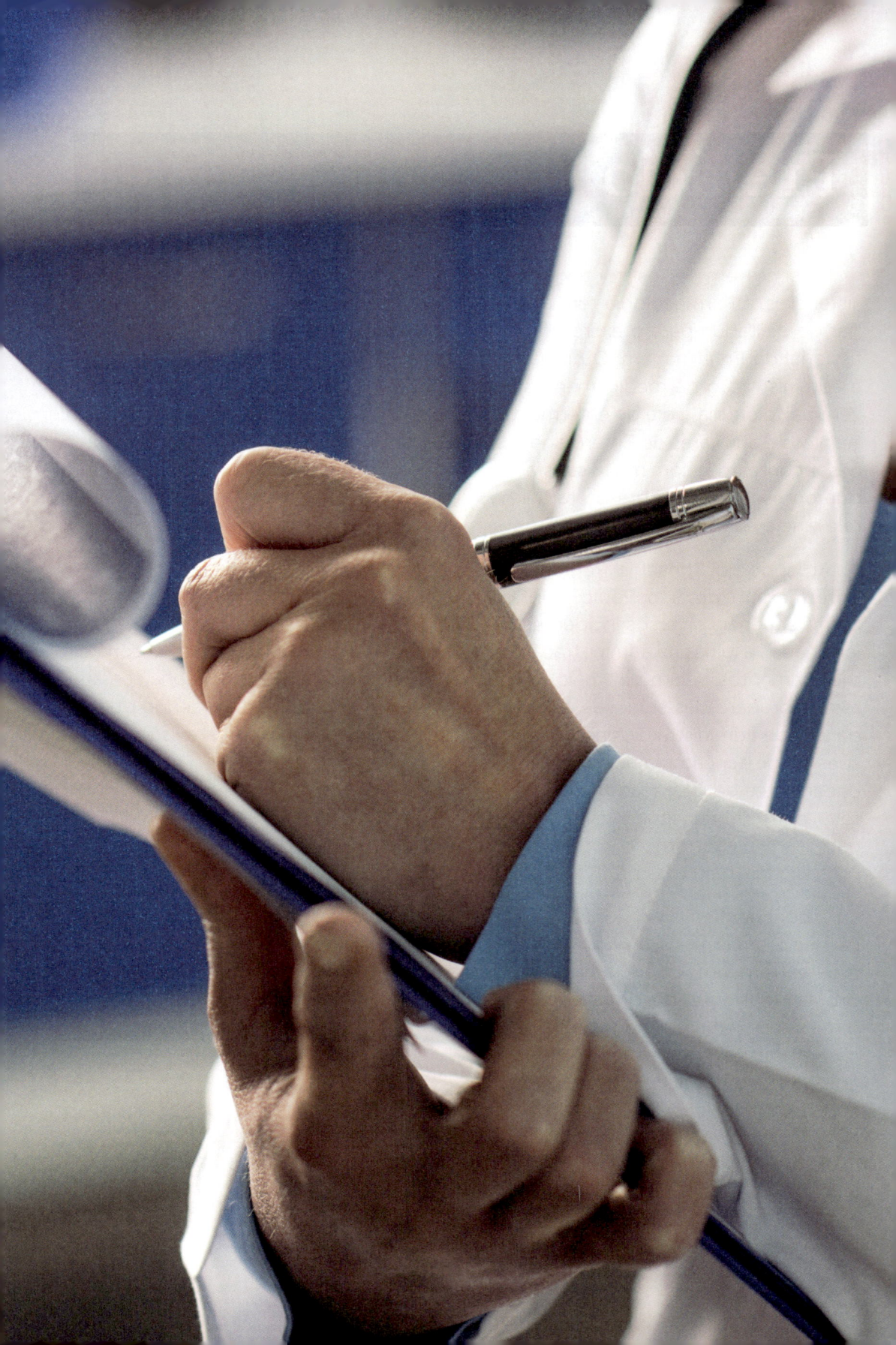

Abreviaturas

Siglas comuns utilizadas em prescrições médicas

ACM	A critério médico
AD	Água destilada
AP/AMP	Ampola
BCG	Bacillus Calmette-Guérin
BIC	Bomba de Infusão Contínua
Cáp	Cápsula
Ca	Cálcio
CC = cm³	Centímetro Cúbico
CCIP	Cateter Central de Inserção Periférica
Col.	Colírio
CP/comp.	Comprimido
CPM	Conforme prescrição médica
CVC	Cateter Venoso Central
CR	Creme
DG	Drágeas
ENV	Envelope
EV	Endovenoso
FL	Flaconete
FR	Frasco
g	Grama
Gt/gts	Gotas
h	Horas
IM	Intramuscular
IV	Intravenoso
KCl	Cloreto de Potássio
KMnO$_4$	Permanganato de Potássio
kg	Quilograma
L	Litro
mcg	Micrograma
macrogts/p.m	Macrogotas por minuto
microgts/p.m	Microgotas por minuto
mEq	Miliequivalente
mg	Miligrama
Mg	Magnésio
min.	Minuto
mL	Mililitro
NaCl	Cloreto de Sódio
NPT	Nutrição parenteral total
PM	Pomada
P.M.	Prescrição Médica
QT	Quimioterapia
Seg.	Segundo
S/N	Se necessário
SC	Subcutâneo
SF	Solução fisiológica
SG	Solução glicosada
SGF	Soro glicofisiológico
SL	Sublingual
SNE	Sonda nasoenteral
SNG	Sonda nasogástrica
Sol.	Solução
SP/Sup.	Supositório
SS/Susp.	Suspensão
SY	*Spray*
TB	Tubo
TGI	Trato gastrointestinal
UI	Unidades internacionais
VD	Vidro
VO	Via oral
VR	Via retal
XP	Xarope

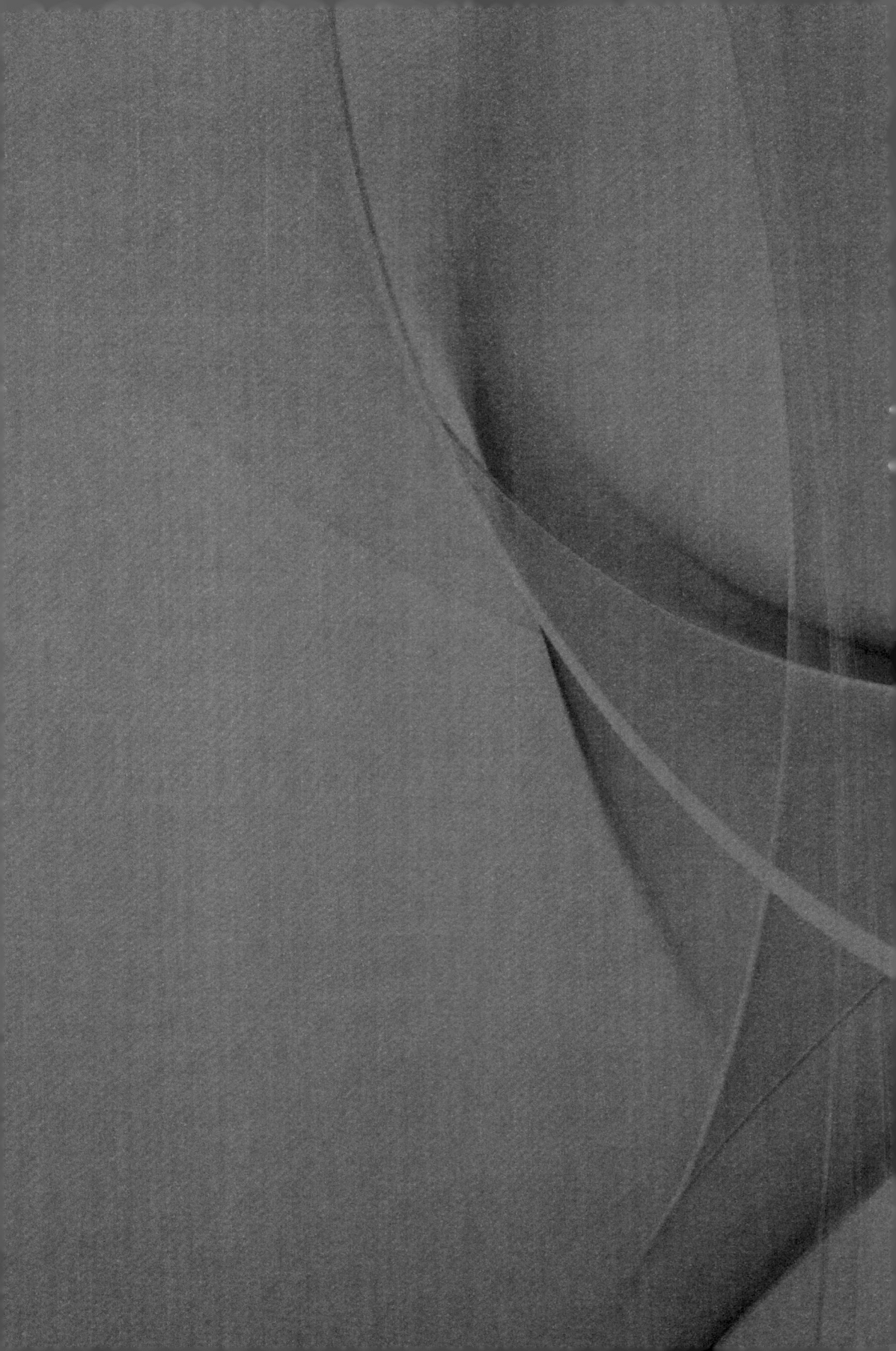

Sumário

CAPÍTULO 1 - Princípios Fundamentais 17

CAPÍTULO 2 - Legislação no Preparo e Administração de Medicamentos 19

    Dos princípios fundamentais: 20

CAPÍTULO 3 - Farmacologia 25

    Origem dos medicamentos 26
    Farmacodinâmica e Farmacocinética..26
    Farmacocinética..26
        1.1- Absorção de fármacos 30
    Comprimidos desintegração, dissolução e absorção..33
        1.2- Distribuição de fármacos no organismo...34
        1.3- Biotransformação de fármacos 39
        1.4 -Excreção de fármacos 43
    Farmacodinâmica 46
    Medicamento..49
    O significado das tarjas 52
    Tarja vermelha sem retenção da receita..52
    Tarja vermelha com retenção da receita 52
    Tarja preta..53
    Tarja amarela 53
    Não tarjados 53

CAPÍTULO 4 - Formas de Apresentação dos Medicamentos 55

    A escolha da forma farmacêutica 56
    As formas farmacêuticas 56
    Classificação das formas farmacêuticas..59

SUMÁRIO

Classificação dos medicamentos 60
Prescrição de medicamentos 68

CAPÍTULO 5 - Segurança na Administração de Medicamentos 71

Biossegurança 72
Segurança em primeiro lugar! 77

CAPÍTULO 6 - Revisão Matemática 81

Vamos revisar? 82
Gabaritos 86

CAPÍTULO 7 - Vias de Administração - ENTERAL 87

Via enteral 88
As vias enterais são 88

CAPÍTULO 8 - Vias de Administração - PARENTERAL 97

Via parenteral 98
Cuidados gerais na administração de medicamentos por via parenteral 98
Seringas, agulhas e dispositivos agulhados periféricos. 98
Vamos saber mais sobre as diferentes graduações de seringas? 99
Agulhas 100
Vamos conhecer as agulhas com mais detalhes? 100
Tamanhos e indicações 101
Cateteres agulhados e outros dispositivos. 101
A estrutura do cateter agulhado 102
Como escolher o calibre dos cateteres agulhados? 102
A estrutura do cateter sobre agulha: 103
Como escolher o calibre dos cateteres sobre agulha? 103
Cateteres venosos centrais 104
Como escolher a região a ser puncionada? 106
Cálculo de Penicilina Cristalina 111
Via Intradérmica 115
Como realizar as injeções intradérmicas? 116

Técnica para aplicação intradérmica 116
Via subcutânea 117
Vamos revisar a anatomia da pele? 118
Locais para aplicação SC 119
Como Realizar as Injeções Subcutâneas 119
Técnica para realização da aplicação SC 119
Insulinas 121
Classificação da doença Diabetes mellitus. 122
Via intramuscular 126
Como escolher o local de aplicação IM 127
Aplicação em Técnica Z 129
Como realizar a Técnica Z 129

CAPÍTULO 9 - Outras Vias de Administração de Medicamentos 133

Via ocular 134
Via auricular 134
Via vaginal 134
Via tópica 135
Via cutânea 136
Via pulmonar 136

CAPÍTULO 10 - Soluções Endovenosas 137

Soro glicosado 138
Soro fisiológico ou solução salina (SF 0,9%) 140
Soro glicofisiológico ou solução de glicose e Cloreto de Sódio (SGF) 141
Solução de Ringer Simples e Ringer Lactato 141
Coloides – Dextran e Albumina 141
Solução de Manitol 142

CAPÍTULO 11 - Transformação de Soro 143

Outras transformações 148
Transformação de soluções de diálise peritoneal 150
Cálculos de Permanganato de Potássio ($KMnO_4$) 152

CAPÍTULO 12 - Preparo e Gotejamento de Soro 159

SUMÁRIO

Medidas e equivalências 160
Preparo do soro – macrogotas... 160
Cálculo de gotejamento macrogotas 161
Preparo do soro - microgotas 162
Cálculo de gotejamento microgotas.. 164
Preparo do soro em bureta 165
Cálculo de gotejamento em bureta.. 166
Cálculo de gotejamento para prescrição de infusão em minutos 167
Gotejamento do Soro em Prescrições Compostas........................... 168
Soluções padrão 168
Dobutamina (Dobutrex) 1 ampola contém 250 mg em 20 ml........... 168
Dopamina (Revivan) 1 ampola contém 50 mg em 10 ml 169
Norepinefrina (Noradrenalina) 1 ampola contém 4 mg com 4 ml..... 169
Midazolam (Dormonid) 1 ampola contém 50 mg com 10 ml 170
Fentanila (Fentanil) – 0,05 mg/mL - frasco-ampola contendo 10 mL........... 170
Nitroglicerina venosa (Tridil) – 5 mg/mL 170
Nitroprussiato de Sódio (Nipride) 50 mg com 2 ml 170
Cloridrato de amiodarona (Ancoron) 1 ampola contém 150 mg com 3 ml... 170

CAPÍTULO 13 - Heparinização de Cateteres 175

Heparinização de cateteres... 176
Indicações... 176
Contra indicações/restrições 176
Descrição dos procedimentos... 176
Heparinização do cateter totalmente implantado............................ 176
Heparinização de cateteres periféricos curtos 177
Heparinização de cateter central de inserção periférica (PICC)....... 177
Heparinização de cateter central de único ou múltiplos lúmens...... 177
Cálculo de Heparina para adultos e crianças 178

CAPÍTULO 14 - Cálculo de Medicação em Pediatria............................. 181

Direitos da criança hospitalizada 182

SUMÁRIO

Administração de medicamentos em pediatria 184
Preparo da criança e do adolescente para a administração de
medicamentos 184
Cálculo de dosagens pediátricas 188
Fórmula para cálculo da dose infantil considerando a área de
superfície corporal 189
Tabela especial 191
Medicamentos vasopressores 192
Medicamentos inotrópicos 192
Medicamentos vasodilatadores 193
Medicamentos anticoagulantes 194
Insulinas 195
Medicamentos analgésicos e antipiréticos 197
Medicamentos analgésicos potentes 199
Medicamentos antiácidos 200
Medicamentos antiarrítmicos 201
Medicamentos antiarrítmicos digitálicos ou cardiotônicos 204
Medicamentos anticonvulsivantes 206
Medicamentos antieméticos 208
Medicamentos antiespasmódicos 210
Medicamentos anti-Hipertensivos 211
Medicamentos anti-Histamínicos 213
Medicamentos broncodilatadores 213
Medicamentos corticoides 216
Medicamentos glicocorticoides – anti-inflamatórios esteroides 217
Medicamentos anti-inflamatórios não esteroides 218
Medicamentos anti-inflamatórios coxibs 223
Medicamentos diuréticos 223
Medicamentos trombolíticos 225
Medicamentos anticoagulantes 226
Medicamentos sedativos 227
Medicamentos antibióticos 229
Antineoplásicos 256
Medicamentos psiquiátricos 258

SUMÁRIO

ENCARTE ESPECIAL I - Medicamentos por Categoria Terapêutica 267

Medicamentos que atuam no trato alimentar e metabolismo 268
Medicamentos que atuam no sangue e órgãos formadores 272
Medicamentos que atuam no sistema cardiovascular 273
Medicamentos dermatológicos 275
Medicamentos que atuam no sistema geniturinário e hormônios sexuais ... 277
Hormônios sistêmicos (exceto hormônios sexuais e insulinas) 278
Antimicrobianos de uso sistêmico e vacinas 279
Antineoplásicos e imunomoduladores 281
Medicamentos que atuam no sistema músculo-esquelético 284
Medicamentos que atuam no sistema nervoso 285
Medicamentos que atuam no sistema respiratório 288
Medicamentos que atuam nos órgãos sensoriais 289
Medicamento para tratamento de hipercalemia 290
Medicamento para tratamento de hiperfosfatemia 290
Outros medicamentos 291

ENCARTE ESPECIAL II - Medicamentos de Atenção Especial 293

Apêndice - Caderno de exercícios 315

Cálculo de Medicações Via Oral 316
Cálculo de Medicações Via Parenteral - Endovenosa 317
Cálculo de Medicações Via Parenteral – IM e SC 319
Cálculo de Medicações Via Parenteral – Endovenosa com Diluição 319
Cálculo de Medicações Via Parenteral – Diluição em Soro 320
Cálculo com Penicilina Cristalina 322
Cálculo de Insulina 323
Cálculo com Heparina 324

Caderno de respostas 326

Caderno de exercícios avançado 328

Cálculos de Medicações 328
Cálculos com Penicilina 330

SUMÁRIO

Cálculos com Insulina 330
Cálculos de Heparina 332
Cálculos de Diluição 333
Cálculos Utilizando Rediluição 335
Cálculos com Porcentagem 338
Cálculos de Transformação de Soro 340
Cálculos com Permanganato de Potássio 344
Cálculo de Gotejamento 344
Cálculo de Gotejamento em Soluções Compostas 345
CADERNO DE RESPOSTAS 349
Cálculos de Penicilina 349
Cálculos com Insulina 349
Cálculos de Heparina 350
Cálculos de Diluição (Concentração Final Recomendada) 351
Cálculos Utilizando Rediluição 351
Cálculos de Permanganato de Potássio 353
Cálculos com Porcentagem 353
Cálculos de Transformacão de Soro 354
Cálculos com Permanganato de Potássio 356
Gotejamento de Soro 356
Cálculo de Gotejamento de Soluções Compostas 357
Cálculo de Gotejamento em Minutos 357

Referências Bibliográficas 359

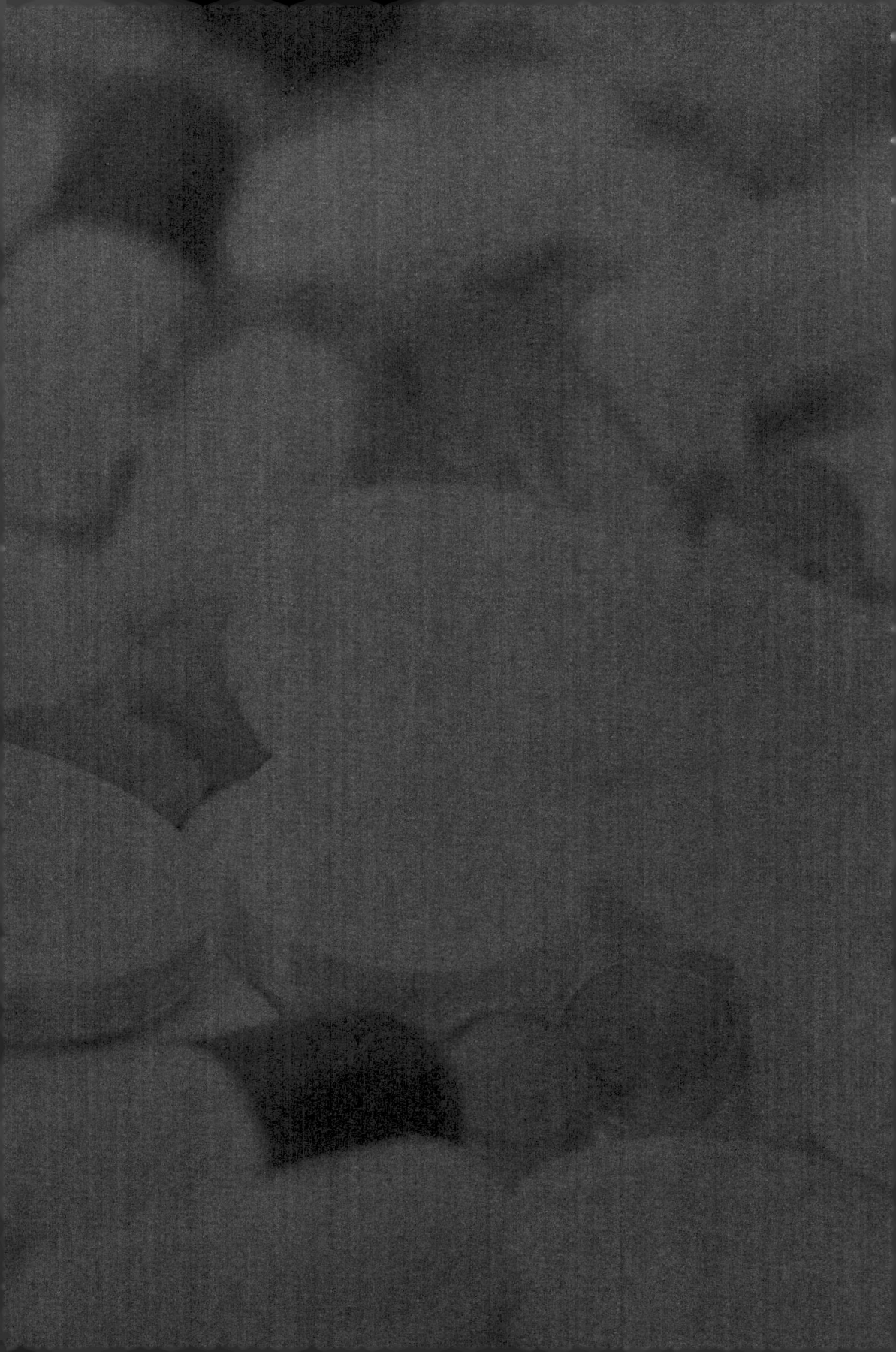

CAPÍTULO 1

Princípios Fundamentais

CAPÍTULO 1 — PRINCÍPIOS FUNDAMENTAIS

Por que determinado fármaco afeta a função cardíaca, enquanto outro altera o equilíbrio da água e dos íons nos rins? Por que o antibiótico mata efetivamente as bactérias, porém raramente prejudica o paciente? Essas perguntas podem ser respondidas se examinarmos, em primeiro lugar, a interação entre determinado fármaco e seu alvo molecular específico e, em seguida, considerarmos o papel dessa ação dentro de um contexto fisiológico mais amplo.

Embora os fármacos possam, teoricamente, ligar-se a quase qualquer tipo de alvo tridimensional, a maioria dos fármacos produz seus efeitos desejados (terapêuticos) através de uma interação seletiva com moléculas-alvo, que desempenham importantes papéis na função fisiológica e fisiopatológica.

Em muitos casos, a seletividade da ligação do fármaco a determinados receptores também estabelece os efeitos indesejáveis (adversos) de um fármaco. Em geral, os fármacos são moléculas que interagem com componentes moleculares específicos de um organismo, produzindo alterações bioquímicas e fisiológicas dentro desse organismo. Os receptores de fármacos são macromoléculas que, através de sua ligação a determinado fármaco, fazem a mediação dessas alterações bioquímicas e fisiológicas.

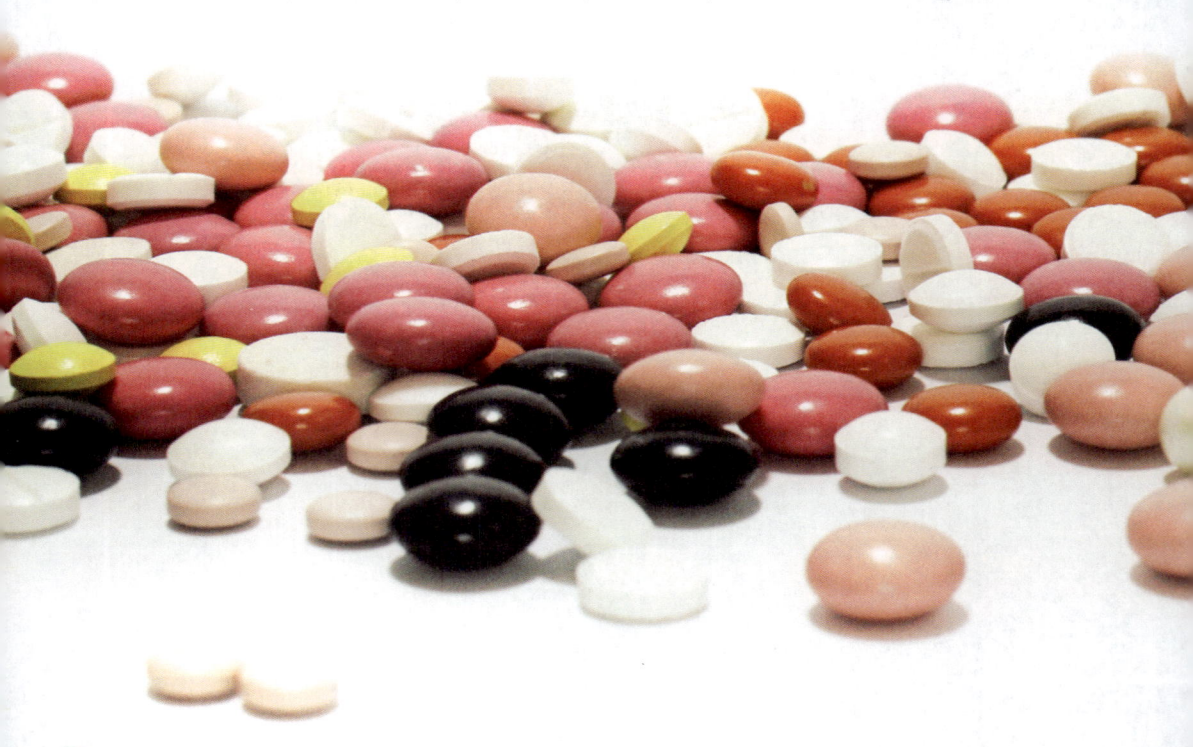

CAPÍTULO 2

Legislação no Preparo e Administração de Medicamentos

O Código de Ética dos Profissionais de Enfermagem traz aspectos que direcionam a atuação frente à execução do preparo e da administração dos medicamentos, segundo a resolução COFEN 564/2017 (em substituição à resolução COFEN 311/2007).

Dos Princípios Fundamentais

A Enfermagem é comprometida com a produção e gestão do cuidado prestado nos diferentes contextos socioambientais e culturais em resposta às necessidades da pessoa, família e coletividade.

O profissional de Enfermagem atua com autonomia e em consonância com os preceitos éticos e legais, técnico-científico e teórico filosófico; exerce suas atividades com competência para promoção do ser humano na sua integralidade, de acordo com os Princípios da Ética e da Bioética, e participa como integrante da equipe de Enfermagem e de saúde na defesa das Políticas Públicas, com ênfase nas políticas de saúde que garantam a universalidade de acesso, integralidade da assistência, resolutividade, preservação da autonomia das pessoas, participação da comunidade, hierarquização e descentralização político-administrativa dos serviços de saúde. O cuidado da Enfermagem se fundamenta no conhecimento próprio da profissão e nas ciências humanas, sociais e aplicadas e é executado pelos profissionais na prática social e cotidiana de assistir, gerenciar, ensinar, educar e pesquisar.

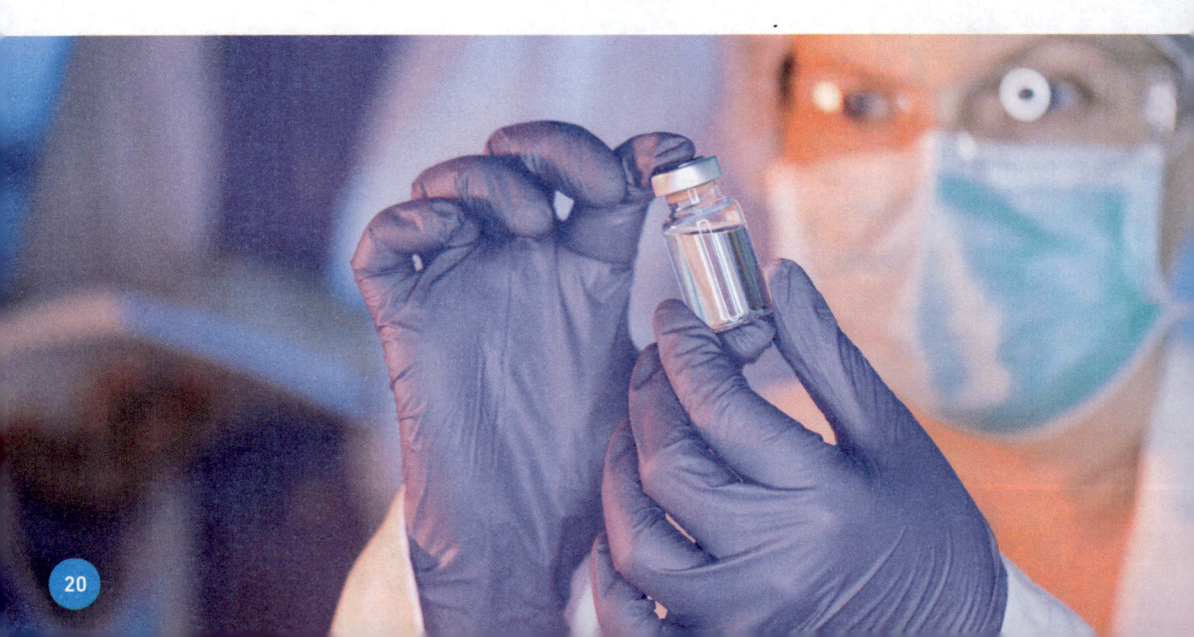

CAPÍTULO I – DOS DIREITOS

Art. 2º Exercer atividades em locais de trabalho livre de riscos e danos e violências física e psicológica à saúde do trabalhador, em respeito à dignidade humana e à proteção dos direitos dos profissionais de Enfermagem.

Art. 14 Aplicar o processo de Enfermagem como instrumento metodológico para planejar, implementar, avaliar e documentar o cuidado à pessoa, família e coletividade.

Art. 22 Recusar-se a executar atividades que não sejam de sua competência técnica, científica, ética e legal ou que não ofereçam segurança ao profissional, à pessoa, à família e à coletividade.

CAPÍTULO II – DOS DEVERES

Art. 24 Exercer a profissão com justiça, compromisso, equidade, resolutividade, dignidade, competência, responsabilidade, honestidade e lealdade.

Art. 26 Conhecer, cumprir e fazer cumprir o Código de Ética dos Profissionais de Enfermagem e demais normativos do Sistema Cofen/Conselhos Regionais de Enfermagem.

Art. 41 Prestar assistência de Enfermagem sem discriminação de qualquer natureza.

Art. 45 Prestar assistência de Enfermagem livre de danos decorrentes de imperícia, negligência ou imprudência.

Art. 46 Recusar-se a executar prescrição de Enfermagem e Médica na qual não constem assinatura e número de registro do profissional prescritor, exceto em situação de urgência e emergência.

§ 1º O profissional de Enfermagem deverá recusar-se a executar prescrição de Enfermagem e Médica em caso de identificação de erro e/ou ilegibilidade da mesma, devendo esclarecer com o prescritor ou outro profissional, registrando no prontuário.

§ 2º É vedado ao profissional de Enfermagem o cumprimento de prescrição a distância, exceto em casos de urgência e emergência e regulação, conforme Resolução vigente.

CAPÍTULO III – DAS PROIBIÇÕES

Art. 62 Executar atividades que não sejam de sua competência técnica, científica, ética e legal ou que não ofereçam segurança ao profissional, à pessoa, à família e à coletividade.

Art. 78 Administrar medicamentos sem conhecer indicação, ação da droga, via de administração e potenciais riscos, respeitados os graus de formação do profissional.

Art. 79 Prescrever medicamentos que não estejam estabelecidos em programas de saúde pública e/ou em rotina aprovada em instituição de saúde, exceto em situações de emergência.

Art. 80 Executar prescrições e procedimentos de qualquer natureza que comprometam a segurança da pessoa.

Art. 88 Registrar e assinar as ações de Enfermagem que não executou, bem como permitir que suas ações sejam assinadas por outro profissional.

CAPÍTULO IV – DAS INFRAÇÕES E PENALIDADES

Art. 108 As penalidades a serem impostas pelo Sistema Cofen/Conselhos Regionais de Enfermagem, conforme o que determina o art. 18, da Lei nº 5.905, de 12 de julho de 1973, são as seguintes:

I – Advertência verbal;

II – Multa;

III – Censura;

IV – Suspensão do Exercício Profissional;

V – Cassação do direito ao Exercício Profissional.

§ 1º A advertência verbal consiste na admoestação ao infrator, de forma reservada, que será registrada no prontuário do mesmo, na presença de duas testemunhas.

§ 2º A multa consiste na obrigatoriedade de pagamento de 01 (um) a 10 (dez) vezes o valor da anuidade da categoria profissional à qual pertence o infrator, em vigor no ato do pagamento.

§ 3º A censura consiste em repreensão que será divulgada nas publicações oficiais do Sistema Cofen/Conselhos Regionais de Enfermagem e em jornais de grande circulação.

§ 4º A suspensão consiste na proibição do exercício profissional da Enfermagem por um período de até 90 (noventa) dias e será divulgada nas publicações oficiais do Sistema Cofen.

§ 5º A cassação consiste na perda do direito ao exercício da Enfermagem por um período de até 30 anos e será divulgada nas publicações do Sistema Cofen.

§ 6º As penalidades aplicadas deverão ser registradas no prontuário do infrator.

§ 7º Nas penalidades de suspensão e cassação, o profissional terá sua carteira retida no ato da notificação, em todas as categorias em que for inscrito, sendo devolvida após o cumprimento da pena e, no caso da cassação, após o processo de reabilitação.

CAPÍTULO 3

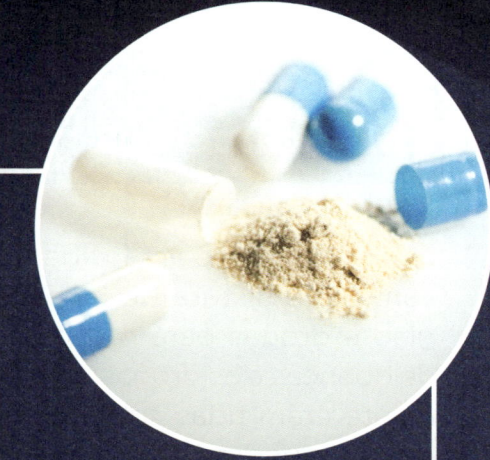

Farmacologia

Origem dos Medicamentos

As civilizações antigas usavam uma mistura de magia, religião e drogas para o tratamento de doenças e as drogas frequentemente eram tidas como mágicas, sendo oriundas de plantas ou animais. Aquele que detinha o conhecimento sobre as drogas e poções era respeitado e temido.

O conhecimento das drogas cresceu paralelamente ao conhecimento das funções orgânicas como anatomia, fisiologia, bioquímica, e ao desenvolvimento da química.

Dessa forma, Farmacologia é a ciência voltada para o estudo das drogas sob todos os aspectos, desde as suas origens até os seus efeitos no homem. Atualmente, a Farmacologia é estudada em seus aspectos de Farmacodinâmica e Farmacocinética.

Farmacodinâmica e Farmacocinética

Farmacocinética é o caminho que o medicamento faz no organismo. Não se trata do estudo do seu mecanismo de ação, mas sim as etapas que a droga sofre desde a administração até a excreção, que são: absorção, distribuição, biotransformação e excreção. Note também que uma vez que se introduza a droga no organismo, essas etapas ocorrem de forma simultânea sendo essa divisão apenas de caráter didático.

Farmacocinética

A atividade terapêutica, ou uma eventual toxicidade, de um medicamento depende da permanência de seu princípio ativo ou substância ativa no organismo. O estudo de seu trajeto no organismo constitui, portanto, uma etapa indispensável do conhecimento do perfil do fármaco e também para a eleição da melhor forma farmacêutica que se adapte à obtenção dos efeitos terapêuticos requeridos.

Em geral, um princípio ativo só pode exercer seu efeito farmacológico a nível tissular, depois de ter sido transportado para o sangue. A circulação sistêmica é, portanto, a grande responsável pela trajetória do fármaco no organismo. A absorção, primeira fase farmacocinética, assegura sua penetração no sangue, o qual o conduzirá aos diferentes tecidos e órgãos, lugares estes de ação farmacológica, armazenamento, biotransformação e eliminação.

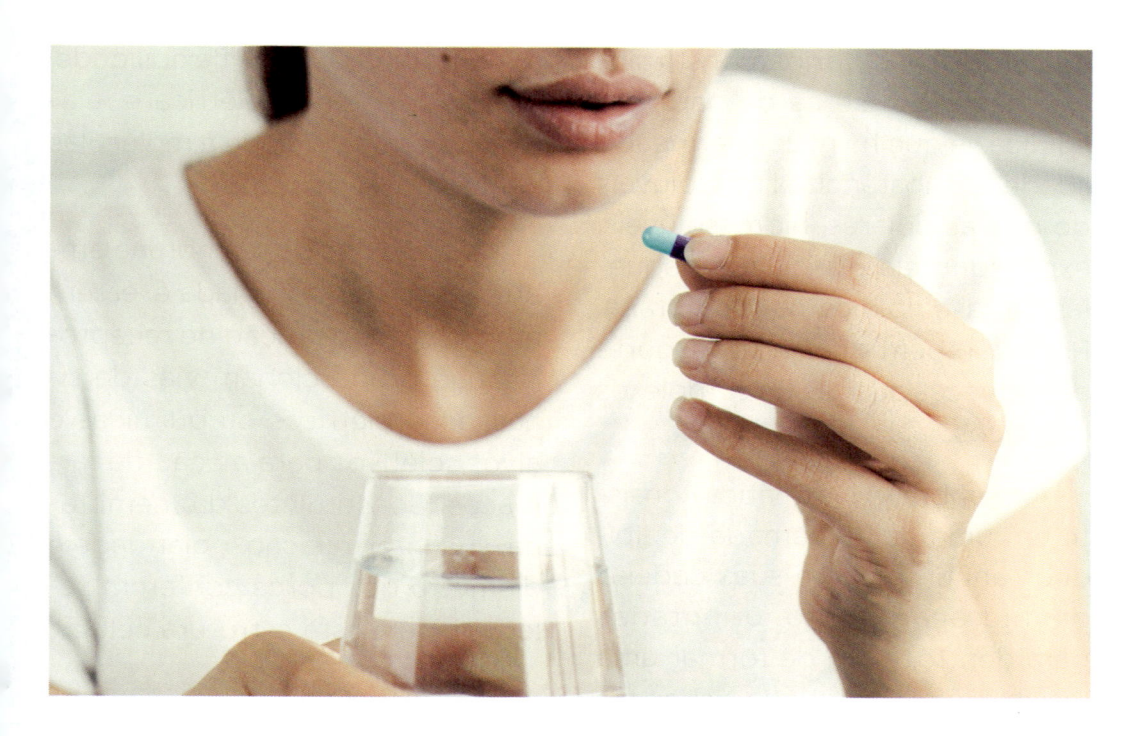

Devemos estar atentos para o fato de que o fármaco, seja em sua penetração ou em sua saída da circulação geral, nos respectivos processos de absorção, distribuição e/ou eliminação, está repetindo sempre o mesmo fenômeno sob aparências diversas: o de atravessar membranas biológicas sob influência das características físico-químicas de ambos. Assim sendo, em um primeiro momento, devemos relembrar as características dessas "barreiras" biológicas, bem como os mecanismos que regem a passagem dos fármacos através delas.

Os fármacos em geral passam através das células e não dos espaços intercelulares que são diminutos, permitindo apenas o trânsito de água, sais e compostos de baixo peso molecular. A membrana celular é uma estrutura dinâmica, mutável e adaptável à passagem de diferentes substâncias. Seu comportamento funcional é bastante variável no organismo, o que explica as diferenças observadas na velocidade, quantidade e tipo de substâncias transportadas pelas diversas membranas celulares.

Dentre seus vários constituintes, destacam-se os de natureza lipídica, já que há maior permeabilidade às substâncias lipossolúveis do que às polares, hidrossolúveis, explicada pela dissolução daquelas na fase lipídica na membrana. Pode também ocorrer transporte de fármacos através de complexos protéicos.

A membrana plasmática consiste em uma dupla camada de lipídeos anfifílicos com suas cadeias de hidrocarboneto orientadas para dentro, a fim de formar uma fase hidrófoba contínua e suas cabeças hidrófilas voltadas para fora. Cada molécula de lipídeo na camada dupla pode movimentar-se no sentido lateral, conferindo à membrana fluidez, flexibilidade, grande resistência elétrica e relativa impermeabilidade a moléculas altamente polarizadas.

As proteínas da membrana embutidas na dupla camada exercem muitas vezes a função de receptores que proporcionam vias de sinalização elétricas ou químicas e alvos seletivos para a ação de fármacos. Constituintes da membrana, sua inter-relação, polaridade e diâmetro dos poros conferem seletividade a esta estrutura celular.

Os fármacos atravessam as membranas por processos passivos ou por mecanismos que envolvem a participação ativa dos componentes da membrana.

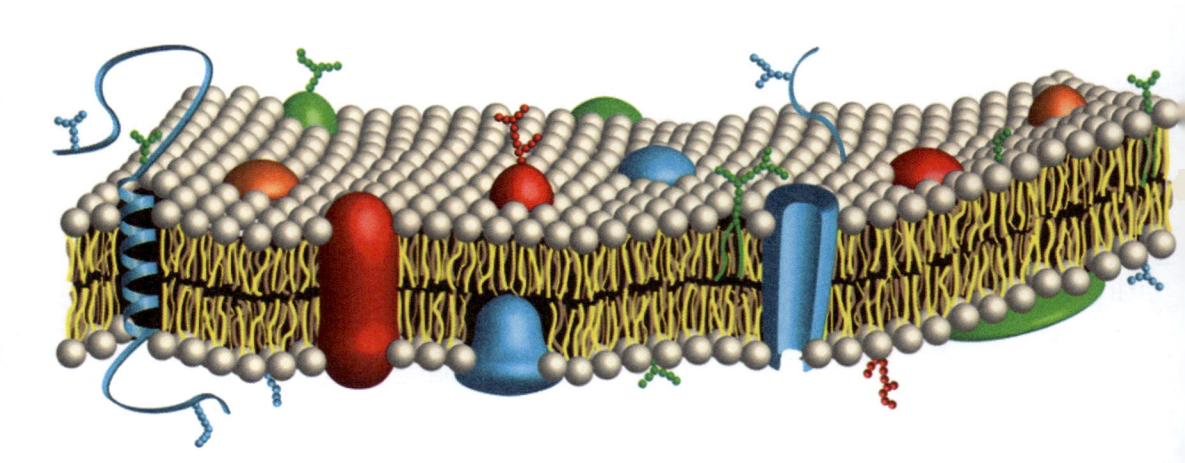

Fig. 1: A membrana celular é formada por uma bicamada lipídica em que proteínas estão inseridas

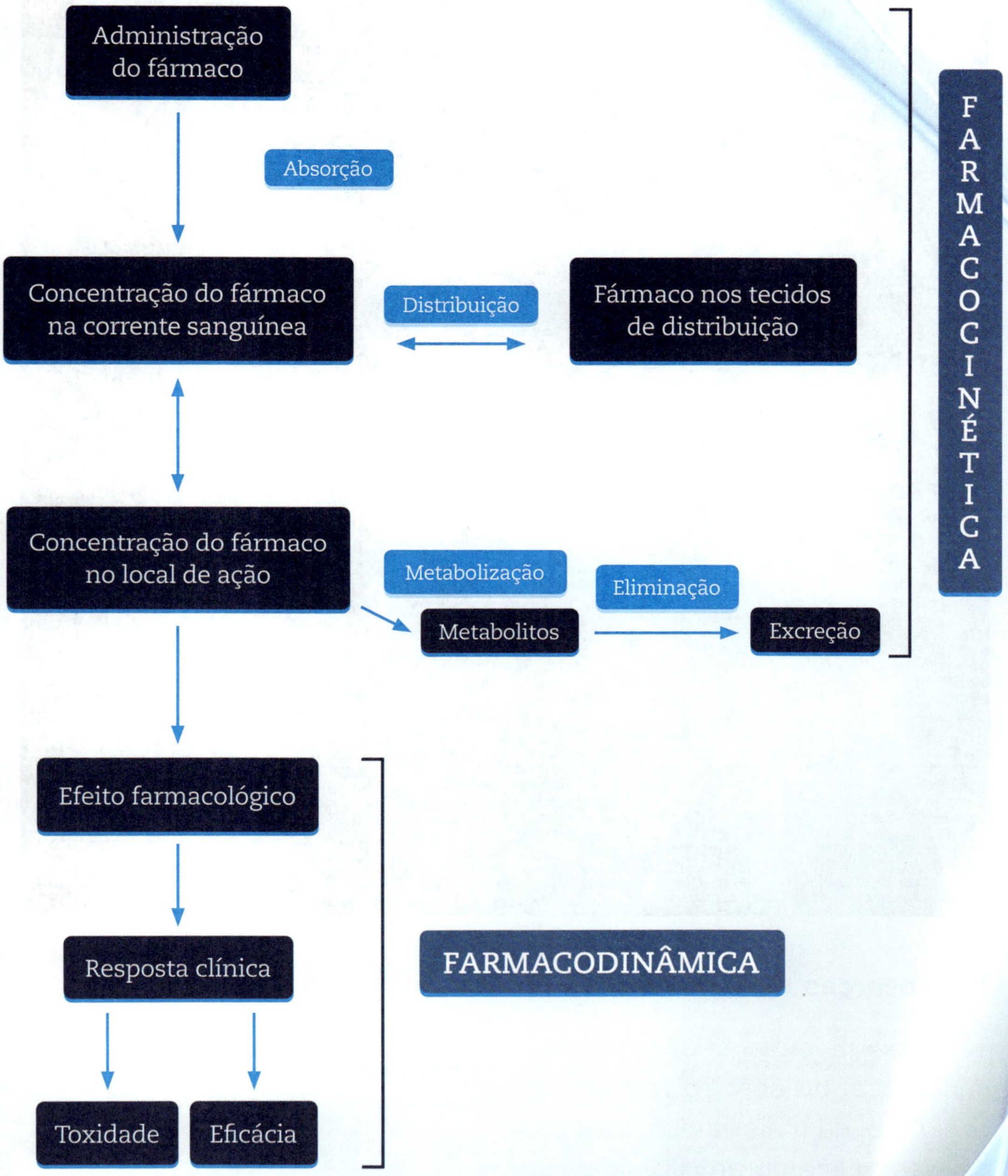

CAPÍTULO 3 — FARMACOLOGIA

```
                    ┌──────────────────┐
                    │  Administração   │
                    │    do fármaco    │
                    └────────┬─────────┘
                         Absorção
                             ↓
    ┌──────────────────────┐   Distribuição   ┌──────────────────────┐
    │ Concentração do fármaco │ ←──────────→ │ Fármaco nos tecidos  │
    │  na corrente sanguínea  │              │   de distribuição    │
    └──────────┬───────────┘                  └──────────────────────┘
               ↕
    ┌──────────────────────┐   Metabolização        Eliminação
    │ Concentração do fármaco │ ──────→ Metabolitos ──────→ Excreção
    │    no local de ação     │
    └──────────┬───────────┘
               ↓
    ┌──────────────────┐
    │ Efeito farmacológico │
    └────────┬─────────┘
             ↓
    ┌──────────────────┐              FARMACODINÂMICA
    │  Resposta clínica │
    └────┬─────────┬───┘
         ↓         ↓
    ┌────────┐ ┌────────┐
    │Toxidade│ │Eficácia│
    └────────┘ └────────┘
```

FARMACOCINÉTICA

Fig. 2: Esquema geral farmacocinética e farmacodinâmica

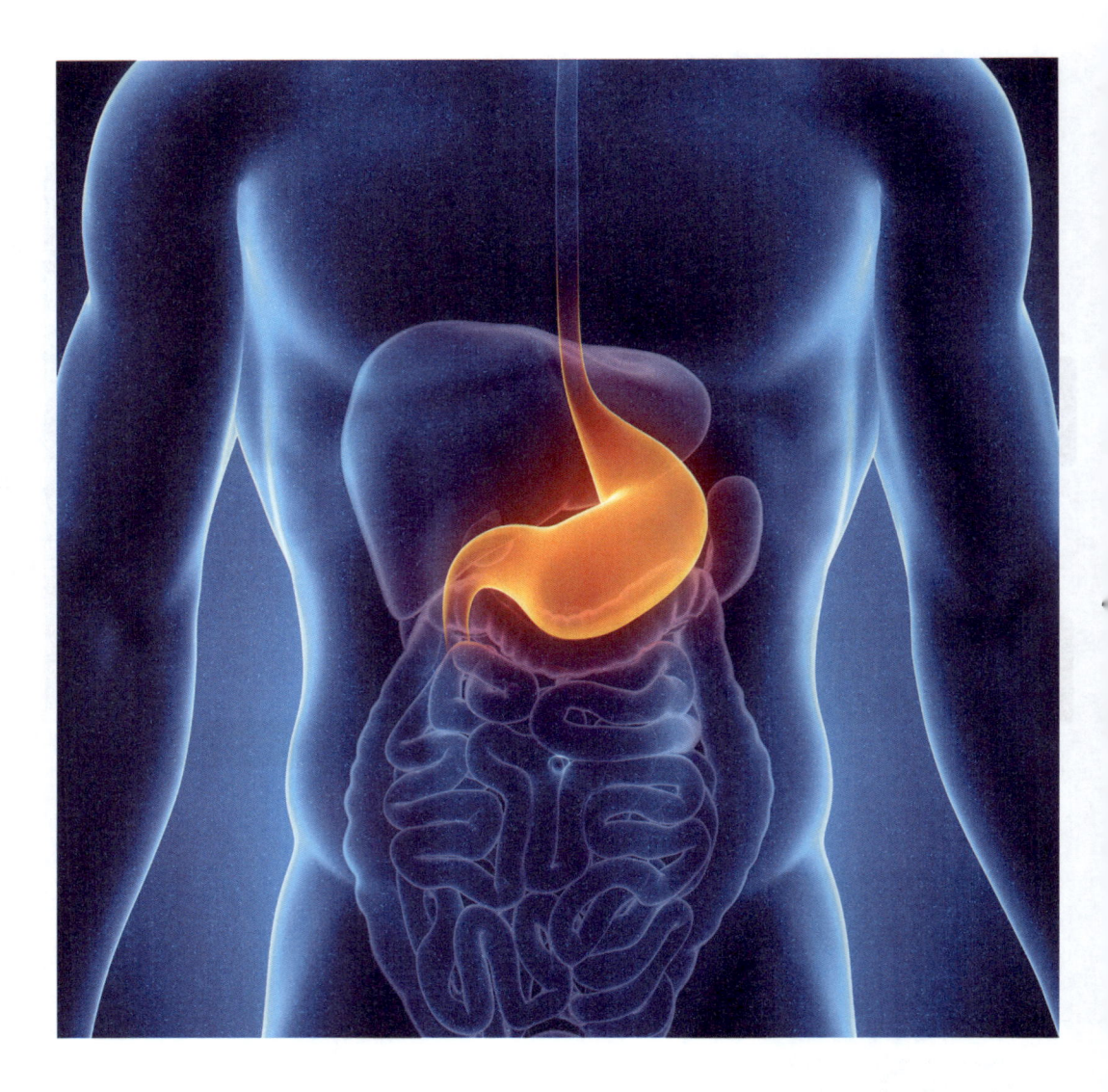

1.1- Absorção de fármacos

Como já citado, para alcançar o local de ação, o fármaco é obrigado, na maioria dos casos, a atravessar membranas biológicas como o epitélio gástrico e intestinal, ou o endotélio vascular, ou ainda as membranas plasmáticas celulares. Quando essa travessia se dá do local de administração do fármaco ao sangue, temos o **processo de absorção**, primeiro movimento de aproximação do sítio de ação, uma vez que permite a passagem desta substância ao meio circulante.

Assim, o processo de absorção tem por finalidade transferir o fármaco do local onde é administrado para os fluidos circulantes, representados especialmente pelo sangue. Por exemplo, um fármaco injetado no músculo terá que se difundir a partir do local de injeção e atravessar o endotélio dos vasos sanguíneos mais próximos, para alcançar a circulação sistêmica e, portanto, ser absorvido.

Sem abordar o problema da biodisponibilidade que será discutida à frente, a importância deste processo de absorção reside essencialmente na determinação do período entre a administração do fármaco e o aparecimento do efeito farmacológico, bem como na determinação das doses e escolha da via de administração do medicamento.

Vários são os **fatores que podem influenciar esse processo de absorção** e devem, por isso, ser aqui apresentados e analisados.

VAMOS PENSAR JUNTOS:

Por que na via endovenosa dizemos que não há absorção?

A área da superfície absortiva a qual o fármaco é exposto é um dos determinantes mais importantes da velocidade de absorção. Em superfícies com grandes áreas, o fármaco é absorvido com maior rapidez; como exemplos temos o epitélio alveolar pulmonar e a mucosa intestinal. A superfície absortiva é determinada em grande parte pela via de administração.

> **VOCÊ SABIA?**
> A área de superfície absorvente dos intestinos é cerca de 800 vezes maior que a do estômago!

A circulação no local de administração também afeta a absorção do fármaco. O aumento do fluxo sanguíneo, determinado por massagens, ou aplicação local de calor, potencializa a velocidade de absorção do fármaco. Por outro lado, a diminuição do fluxo sanguíneo determinado por vasoconstritores, choque ou outros fatores patológicos, pode retardar a absorção.

Vários **fatores podem alterar a solubilidade** de um fármaco em seu local de absorção e, indiretamente, podem afetar esse processo:

pH no local de absorção

Altera a solubilidade da substância, especialmente no TGI. O ácido acetilsalicílico (AAS) é um exemplo de fármaco relativamente insolúvel em meio ácido-gástrico.

Tamanho das partículas do fármaco

Fármacos administrados na forma de partículas de tamanho reduzido, em geral, dispersam-se mais rapidamente por toda a superfície de contato para absorção, o que favorece a velocidade de dissolução e consequentemente o processo de absorção do fármaco, especialmente se este é limitado pela dissolução. As indústrias vêm utilizando amplamente pós micronizados (5,0 mm ou menor) em suas preparações sólidas.

No entanto, algumas vezes o decréscimo no tamanho das partículas pode causar interferência no movimento destas, trocas no potencial elétrico, impermeabilização de suas ligações por camadas moleculares de solvente e outras influências indesejáveis, acarretando aumento das propriedades hidrofóbicas. Nestes casos, pequenas partículas podem causar diminuição na velocidade de dissolução.

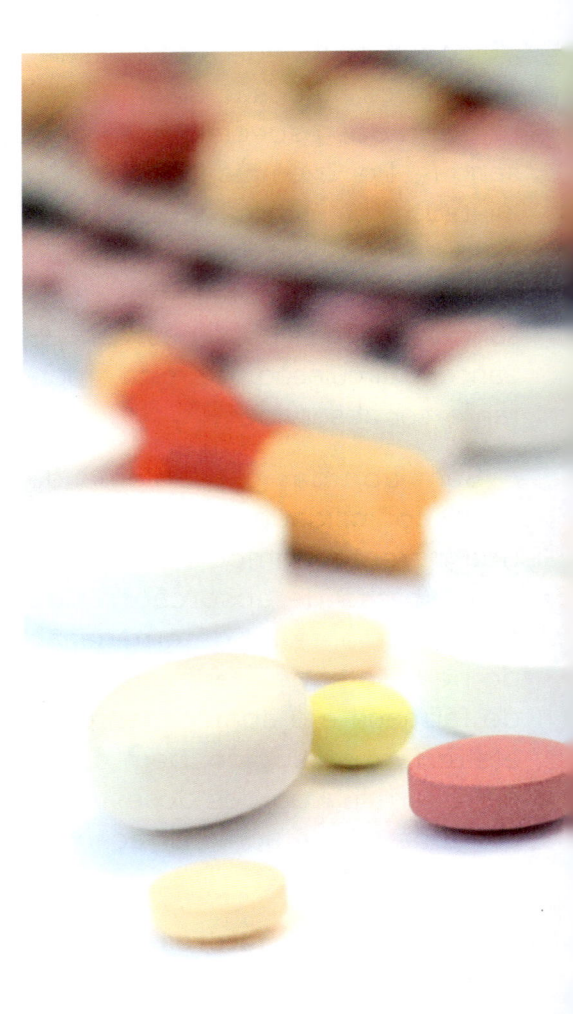

Adjuvantes farmacotécnicos ou forma farmacêutica

A presença de adjuvantes nas diferentes formas farmacêuticas que veiculam as substâncias ativas pode interferir na dissolução dessa substância e consequentemente em sua absorção. Diluentes, desintegrantes, aglutinantes, estabilizantes, lubrificantes, são exemplos desses adjuvantes.

Comprimidos: Desintegração, Dissolução e Absorção

Concentração do fármaco

A concentração do fármaco em seu local de absorção influencia diretamente sua velocidade de absorção. Fármacos administrados em soluções altamente concentradas são absorvidos mais rapidamente do que aqueles administrados em soluções de baixa concentração.

Tempo de trânsito intestinal

Esvaziamento gástrico: O aumento da motilidade intestinal diminui o tempo disponível para absorção do fármaco. Apesar da teoria de partição, a maioria dos fármacos são absorvidos no intestino, devido ao maior tempo de permanência do fármaco nesse órgão, em comparação ao estômago e, principalmente, devido à ampla superfície de absorção desse órgão que é, aproximadamente, 200 vezes maior que a do estômago; ácidos fracos são absorvidos na primeira porção do intestino onde o pH é de aproximadamente 4,5 a 5,0. O ritmo de esvaziamento gástrico pode ser alterado por: nervosismo, hiperacidez, tipo de alimento presente e presença de outros fármacos.

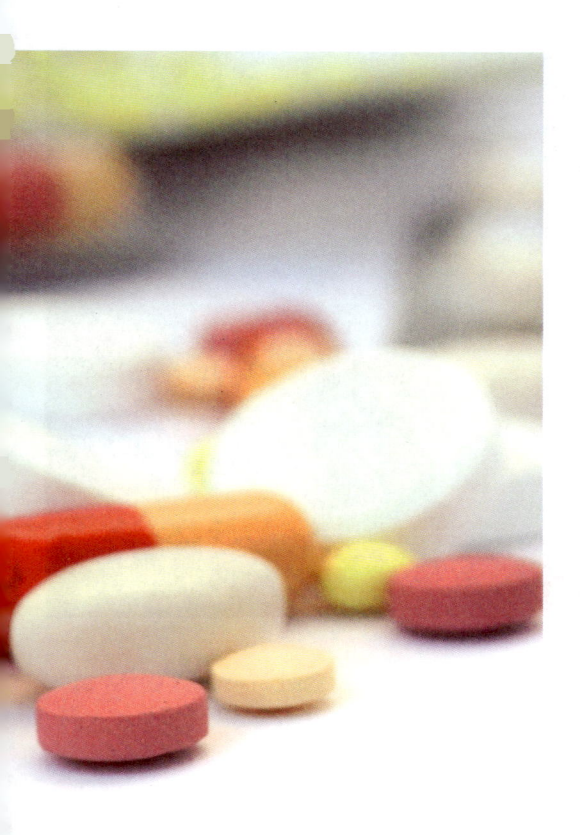

> Nas formas farmacêuticas de uso oral tem-se a seguinte ordem de liberação da substância ativa para absorção:

Solução, Xarope, Suspensão Pó, Cápsula, Comprimidos e Drágeas

Ainda em relação às formas farmacêuticas de uso oral, as mais comumente usadas, devemos salientar também a diferença entre as sólidas (comprimidos) e as líquidas, no que se refere à etapa de desintegração.

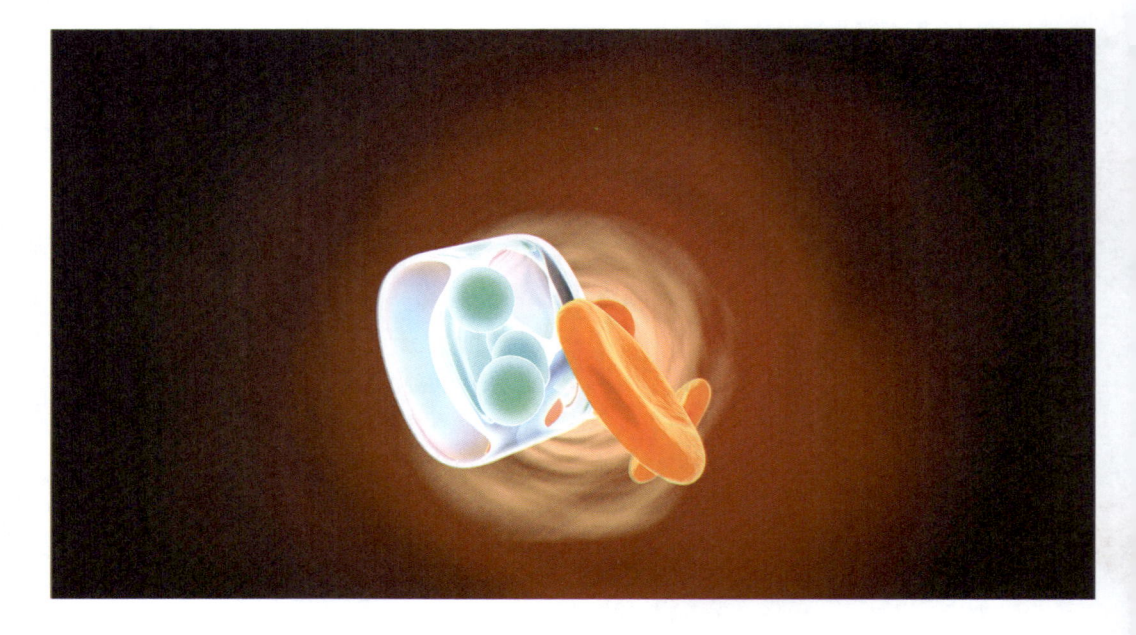

Metabolismo de primeira passagem: Diminui a quantidade de fármaco biodisponível para ação.

Por que será que fármacos endovenosos e sublinguais não sofrem metabolismo de primeira passagem?

1.2- Distribuição de fármacos no organismo

O termo distribuição se refere à transferência reversível do fármaco de um local a outro dentro do organismo. Informações precisas da distribuição de um fármaco requerem seu doseamento em relação aos diferentes tecidos.

Esses dados têm sido obtidos em animais, mas são difíceis de se obter em humanos. Desta forma, a maioria dos dados sobre velocidade e extensão da distribuição de fármacos em humanos tem sido derivada de observações das variações da concentração destes no soro ou plasma. Depois de absorvido ou injetado na corrente sanguínea, o fármaco pode distribuir-se para os líquidos intersticial e celular. Os padrões de distribuição de um fármaco refletem alguns fatores fisiológicos, como fluxo sanguíneo tecidual e características da membrana de transporte, bem como de suas propriedades físico-químicas.

Quando as características do fármaco propiciam sua fácil passagem através da membrana endotelial, a velocidade de distribuição depende da taxa de perfusão. Assim os fármacos se distribuem mais rapidamente em tecidos altamente perfundidos, como o pulmão; o contrário ocorre nos de baixa perfusão, como o músculo em repouso. Se características do fármaco, como polaridade e grande peso molecular, dificultam seu transporte através da membrana celular, a velocidade de distribuição é limitada pela taxa de difusão. A distribuição também pode ser limitada pela ligação do fármaco às proteínas do plasma, em especial a albumina para fármacos ácidos e a 1-glicoproteína ácida no caso de fármacos de característica básica. Uma substância ativa extensa e fortemente ligada a estas proteínas tem pouco acesso a locais de ação intracelulares e pode ser lentamente biotransformada e eliminada.

Os fármacos podem acumular-se nos tecidos em concentrações maiores que as esperadas a partir do equilíbrio estável de difusão, como resultado dos gradientes de pH, da ligação a componentes intracelulares ou da distribuição nos lipídeos. O acúmulo de um fármaco em determinado tecido pode atuar como um reservatório que prolonga sua ação nesse mesmo tecido e em um local distante atingido pela circulação.

Em relação à pequena diferença de pH entre os líquidos intracelular e extracelular (7,0 vs. 7,4), resulta em um gradiente de concentração também relativamente pequeno do fármaco através da membrana plasmática. As bases fracas concentram-se um pouco mais dentro das células, enquanto a concentração dos ácidos fracos é discretamente menor nas células do que nos líquidos extracelulares. A queda do pH do líquido extracelular aumenta a concentração de ácidos fracos dentro das células e diminui a das bases fracas, desde que o pH intracelular não se modifique também e que a alteração do pH não afete simultaneamente a ligação, a biotransformação ou a excreção do fármaco; o aumento do pH determina, obviamente, efeitos opostos.

Como a velocidade de distribuição de um fármaco no organismo costuma ser menor que a de metabolização e excreção, um pseudoequilíbrio entre plasma e tecido é atingido ao se completar a distribuição, mas a concentração plasmática continua a diminuir graças à eliminação. Um verdadeiro equilíbrio pode ser estabelecido durante a infusão contínua de fármacos.

Ligação às proteínas plasmáticas e teciduais

Fármacos, ao alcançarem a circulação sanguínea, podem se ligar, em diferentes proporções, às proteínas plasmáticas. Essa ligação é uma medida da afinidade do fármaco pelas proteínas do plasma, especialmente, como já foi citado, pela albumina e 1-glicoproteína ácida. Também pode haver ligação com proteínas das membranas dos eritrócitos, lipoproteínas circulantes, leucócitos, plaquetas e as transportadoras específicas, como a globulina transportadora de tiroxina e a transferrina. Os sítios receptores de fármacos em todas essas proteínas são chamados "receptores silenciosos", pois sua interação com aqueles não gera efeitos biológicos.

Uma vez que as proteínas não passam através das paredes capilares, a ligação do fármaco às proteínas pode retê-lo no espaço vascular por um determinado tempo. A fração do fármaco não ligado é que atravessará as membranas tornando-se disponível para interações com receptores, ou seja, é ela que exercerá o efeito farmacológico sendo, assim, chamada de fração farmacologicamente ativa. Já a fração ligada é considerada farmacologicamente inerte.

Porém, a interação do fármaco com a proteína plasmática é um processo rapidamente reversível e, à medida que o fármaco não ligado difunde-se dos capilares para os tecidos, mais fármaco ligado dissocia-se da proteína até que seja alcançado um equilíbrio, onde há concentrações relativamente constantes de forma ligada e não ligada. É uma interação dinâmica, em que complexos continuamente se formam e se desfazem. Valores de ambas as formas podem variar de 0,0 a 1,0 (0 a 100%), dependendo da extensão da ligação.

O complexo fármaco-proteína age como um reservatório temporário na corrente sanguínea, retardando a chegada de fármacos aos órgãos-alvo e sítios de eliminação. Quando a ligação à proteína ocorre fortemente (fração livre < 0,1), ela pode diminuir a intensidade máxima de ação de uma dose única de um fármaco, por diminuir a concentração máxima atingida no receptor, alterando, assim, sua resposta clínica; reciprocamente, a diminuição da ligação pode aumentar a intensidade de ação do fármaco. Quanto aos fármacos com fração livre maior que 0,25%, as consequências da ligação protéica são pouco importantes.

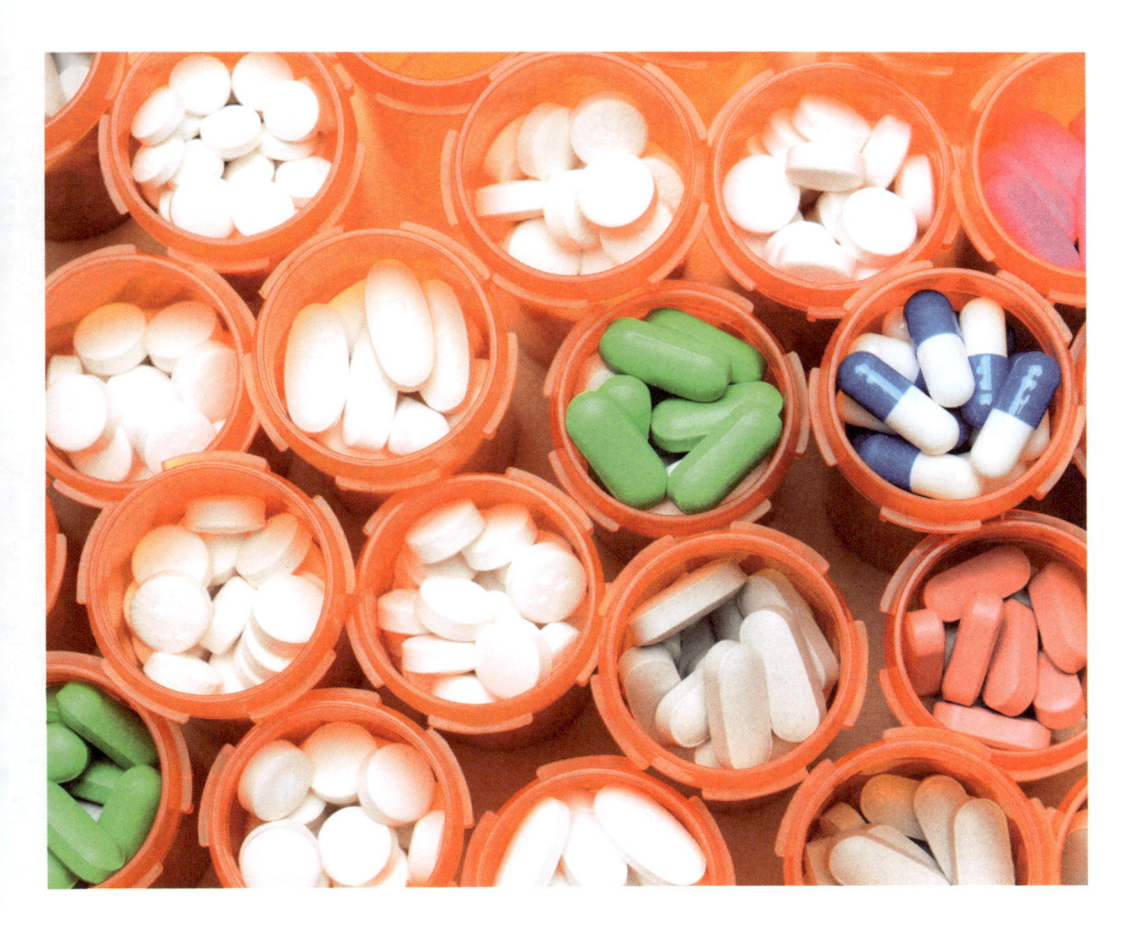

Os sítios protéicos de ligação de fármacos no plasma são passíveis de saturação. À medida que a concentração do fármaco aumenta, também pode aumentar sua forma livre, porque a capacidade de ligação pode estar saturada. No entanto, numa ampla margem de concentrações, a fração livre não se altera porque há abundância de sítios de ligação; a saturação na verdade só ocorre em concentrações muito altas, clinicamente irrelevantes. A relação entre fração livre/fração ligada pode ser influenciada por situações em que ocorrem variações nas concentrações das proteínas plasmáticas, podemos citar as situações de hipoalbuminemia por cirrose, síndrome nefrótica, desnutrição grave e uremia; na gestação, em que há hemodiluição, e em idosos, em que, muitas vezes por menor capacidade de produção de proteínas, o teor de ligação a fármacos torna-se menor.

Fármacos podem competir entre si pelos sítios de ligação protéica, sendo deslocado o que tem menor afinidade, ficando, consequentemente, com a fração livre aumentada no plasma. Também pode ocorrer que, ao ligar-se à proteína, altere a estrutura terciária desta, alterando, assim, a afinidade da proteína por outras substâncias.

O ácido acetilsalicílico (AAS), por exemplo, altera a ligação de fármacos à albumina por meio da acetilação do resíduo lisina da molécula de albumina. Isso modifica a ligação de algumas substâncias ativas ácidas, como a fenilbutazona e o ácido flufenâmico. Esses mecanismos resultam num aumento da fração livre do fármaco deslocado. Assim, o deslocamento de 1% da ligação protéica de um fármaco que liga-se 99% à proteína terá duplicada a percentagem da fração livre, farmacologicamente ativa, podendo por isso ocorrer um aumento de sua atividade farmacológica. Em geral, podemos dizer que a importância quantitativa e clínica do deslocamento das proteínas plasmáticas depende da quantidade total de fármaco ligado à proteína, bem como de seu índice terapêutico.

A competição por locais de ligação não ocorre apenas entre fármacos, mas também entre fármacos e ligantes endógenos. Hormônios, por exemplo, podem ser deslocados de suas proteínas carreadoras por fármacos, porém, normalmente, sem importância clínica. Já o deslocamento de bilirrubina da ligação protéica no neonato, consequente à administração de sulfonamidas, é de importância clínica porque altos níveis de bilirrubina daí resultantes são capazes de atravessar a barreira hematoencefálica imatura, provocando icterícia (*Kernicterus*) e lesão cerebral.

Diferenças individuais na ligação a proteínas podem ocorrer, contribuindo significativamente para a variabilidade na resposta clínica a fármacos. Por exemplo, a fração livre de imipramina no plasma de pacientes deprimidos varia de 5,4 a 21,0%, o que pode explicar uma das dificuldades de correlacionar os níveis plasmáticos de antidepressivos com a resposta clínica. As diferenças interindividuais estão parcialmente sob o controle genético, podendo, porém, ser afetadas por patologias e idade.

Os fármacos também podem interagir com moléculas intra e extracelulares, como as proteínas de membranas celulares, ácidos nucleicos, polipeptídeos e polisacarídeos. Essas ligações podem igualmente influenciar a distribuição.

1.3- Biotransformação de fármacos

A biotransformação submete o fármaco a reações químicas, geralmente mediadas por enzimas, que o converte em um composto diferente do originalmente administrado (metabólito). As reações mais comuns da biotransformação de fármacos são oxidação, redução, hidrólise e conjugação ou acetilação. Frequentemente, a mesma substância pode sofrer biotransformação por diversas vias competitivas; a fração de formação de cada um dos metabólitos é dependente da velocidade relativa de cada uma dessas vias. Um metabólito pode, por sua vez, também sofrer biotransformação; por exemplo, oxidação, redução e hidrólise são frequentemente seguidas de uma reação de conjugação. Essas reações ocorrem em série e são ditas sequenciais; didaticamente, as reações de oxidação, redução e hidrólise são classificadas como de **fase I**; as de conjugação e acetilação, como de **fase II** do processo de biotransformação.

A biotransformação ou metabolização prepara o fármaco para que ele seja excretado!

Conjugações se fazem normalmente com ácido glicurônico e sulfúrico e podem ocorrer sem reações da fase I; já a velocidade das acetilações depende de traço herdado que se denomina "fenótipo acetilador"; a toxicidade, sobretudo hepática, tende a ser maior nos acetiladores lentos, entretanto, o efeito terapêutico não costuma ser diferente entre acetiladores rápidos ou lentos.

Geralmente, o fígado é o maior e algumas vezes o único sítio de biotransformação de fármacos; ocasionalmente o fármaco é biotransformado em outros tecidos como rins, pele, pulmões, sangue e trato gastrintestinal.

Várias dessas reações ocorrem no retículo endoplasmático do fígado e de alguns outros tecidos; após homogeneização desses tecidos, o retículo endoplasmático é rompido, formando-se pequenas vesículas denominadas *microssomas*. Por essa razão, enzimas biotransformadoras do retículo endoplasmático são chamadas enzimas microssomais; dessa forma, a biotransformação de fármacos pode ser classificada como microssomal e não microssomal.

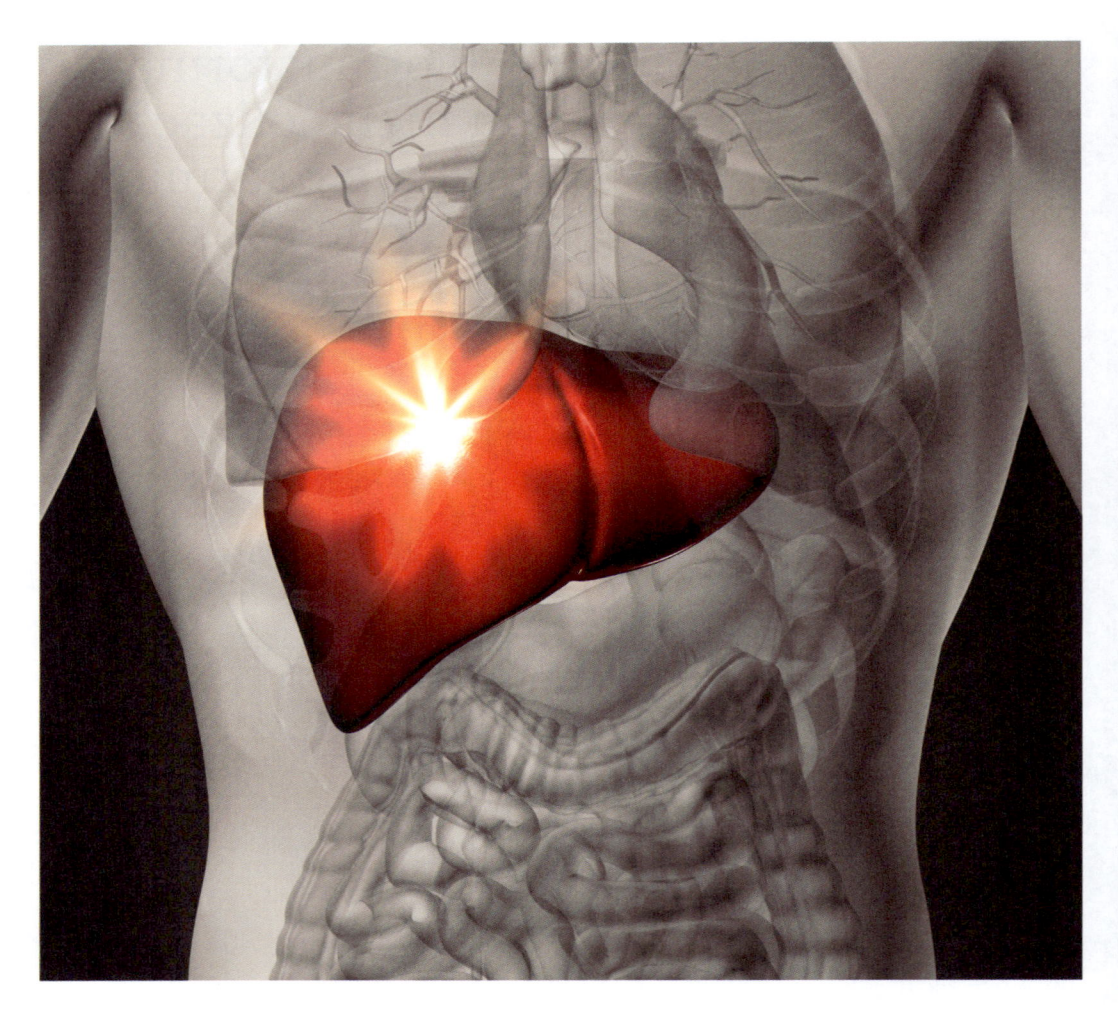

Dentre as enzimas não microssomais que participam da biotransformação de fármacos podemos citar a diaminoxidase (DAO) e monoaminoxidase (MAO), ambas de origem mitocondrial e ligadas às membranas, que desaminam oxidativamente aminas primárias, aldeídos ou cetonas; e estearases solúveis presentes no plasma, que catalisam reações hidrolíticas.

As principais enzimas microssomais responsáveis por oxidação e redução de fármacos pertencem à superfamília de enzimas do citocromo P450. Essa superfamília catalisa uma ampla variedade de reações oxidantes e redutoras, e exerce atividade contra um grupo de substrato quimicamente diferente; o único aspecto estrutural comum do grupo diverso de xenobióticos oxidados pelas enzimas do citocromo P450 é sua grande lipossolubilidade. Foram identificadas 12 famílias de genes do citocromo P450 nos seres humanos, e, com frequência, existem várias enzimas do citocromo P450 em uma única célula.

São várias as consequências da biotransformação de fármacos; ela é um mecanismo pelo qual o organismo se desfaz de compostos estranhos e fármacos (xenobióticos); consiste em carregar eletricamente o fármaco para que, ao passar pelos túbulos renais, não seja reabsorvido, ou ainda torná-lo polar, hidrossolúvel, capaz de ser excretado. Esse processo, em geral, inativa o fármaco, pois, além de modificar pontos fundamentais de sua estrutura, diminui a possibilidade de que chegue aos tecidos suscetíveis. A biotransformação de fármacos e outros xenobióticos em metabólitos mais hidrofílicos é, portanto, essencial para o término de sua atividade biológica, bem como para sua eliminação.

A biotransformação também pode ser um meio de produção de compostos ativos. São conhecidos inúmeros exemplos onde o fármaco administrado (denominado "pró-fármaco") é um produto inativo, o qual é, *in vivo,* convertido na forma farmacologicamente ativa. Frequentemente, a biotransformação pode também originar metabólitos ativos.

A duração e a intensidade da resposta variam com o tempo de duração dessas substâncias no organismo. Assim, para a terapêutica é de extrema importância tanto a farmacocinética dos compostos administrados quanto a de seus metabólitos ativos.

A biotransformação de alguns fármacos pode ser influenciada pela via de administração. Fármacos administrados por via oral ganham acesso à circulação sistêmica quase sempre pelo sistema porta hepático, primeiro apresentador do fármaco ao fígado. Assim, a totalidade de uma dose de fármaco administrado por essa via durante o processo de absorção é exposta ao fígado durante sua primeira passagem pelo organismo; se esse fármaco está sujeito a uma elevada depuração hepática (é rapidamente metabolizado pelo fígado), uma fração substancial pode ser extraída do sangue portal e biotransformada antes de alcançar a circulação sistêmica. Isso é conhecido como metabolismo ou efeito de primeira passagem e pode ocasionar em uma perda significativa na biodisponibilidade do fármaco. O próprio trato gastrintestinal pode também proporcionar a biotransformação de fármacos ao colocá-lo em contato com enzimas; é o exemplo da grande biotransformação realizada pela CYP3A4 neste local, que hoje sabemos contribuir para a péssima biodisponibilidade por via oral de muitos fármacos.

A capacidade de biotransformação de fármacos pode ainda ser alterada ou influenciada por fatores fisiológicos como idade (principalmente períodos neonatal e senil), gestação e sexo; fatores patológicos como cirrose, hepatite, insuficiência cardíaca, desnutrição e alcoolismo; fatores genéticos como polimorfismo geneticamente determinado que classifica indivíduos como metabolizadores rápidos ou lentos; fatores ambientais como a exposição a poluentes; e por fim o uso concomitante de outros fármacos, que proporcionam a ocorrência de indução e inibição enzimática, importante tipo de interações medicamentosas farmacocinéticas no que se refere à biotransformação de fármacos e por isso estão comentadas a seguir:

Indução enzimática

Certos fármacos induzem um aumento da síntese de proteínas. Essa indução determina maior velocidade de biotransformação e reduções correspondentes na disponibilidade do próprio fármaco indutor ou de outro fármaco que esteja sendo administrado concomitantemente e utilize a mesma via; um exemplo bem caracterizado é a autoindução com o anticonvulsivante carbamazepina. A aceleração da biotransformação do fármaco pode acarretar redução em intensidade e duração da resposta aos fármacos; ou, por outro lado, pode associar-se ao aumento da toxicidade no caso dos fármacos que são metabolizados a formas ativas ou tóxicas.

De maneira geral, indutores são específicos para determinada família do citocromo P450. Podemos citar os glicocorticoides e anticonvulsivantes para a família CYP3A4 e a isoniazida, a acetona e o consumo crônico de etanol para a CYP2E1. Muitos indutores de citocromo P450s também induzem enzimas envolvidas em biotransformações da fase II como as glicuronosil transferases e as glutation transferases.

Inibição enzimática

A inibição de enzimas que participam na biotransformação resulta em níveis elevados do fármaco original, efeitos farmacológicos prolongados e maior incidência da de toxicidade do fármaco, principalmente durante administração crônica. A competição de dois ou mais fármacos pelo local ativo da mesma enzima pode diminuir a biotransformação de um desses agentes, dependendo das concentrações relativas de cada substrato e de suas afinidades pela enzima.

A cimetidina e o cetoconazol são exemplos clássicos inibidores de reações oxidativas de biotransformação, por formarem um complexo muito forte com o ferro hêmico do citocromo P450. A depleção de cofatores necessários à atividade de algumas enzimas da fase II é um mecanismo comum de inibição enzimática.

1.4- Excreção de fármacos

Como foi mencionado anteriormente, a eliminação dos fármacos pode ser realizada por biotransformação ou excreção, sendo que a maioria deles passa por ambos os processos. Por excreção se entende a passagem dos fármacos da circulação sanguínea para o meio externo; é através desse processo que os compostos são efetivamente removidos do organismo. As leis gerais de passagem através de membranas também aqui se aplicam, só que em sentido contrário ao dos processos de absorção e distribuição.

Os órgãos de excreção de fármacos são denominados vias de excreção ou emunctórios e incluem rins, pulmões, suor, glândulas lacrimais e salivares, mama (leite materno) e tubo digestivo (fezes e secreção biliar); desses, o rim se destaca nessa função e os demais, afora os pulmões para as substâncias voláteis, são quantitativamente menos importantes.

As substâncias ativas excretadas nas fezes são ingeridas por via oral e em grande parte não absorvidas pelo trato gastrintestinal ou são metabólitos excretados ativamente pelo fígado através da bile e não reabsorvidos pelo circuito êntero-hepático; a reintrodução da substância ativa na circulação sistêmica por esse circuito pode prolongar seus efeitos. Pela via biliar normalmente são excretados fármacos de alto peso molecular, os muito polares e aqueles que são ativamente englobados em micelas de sais biliares, colesterol e fosfolipídeos.

A excreção de fármacos no leite materno é importante porque pode produzir efeitos farmacológicos indesejados no bebê em sua fase de amamentação. Já a excreção pulmonar, por sua vez, é importante na eliminação dos gases e vapores anestésicos.

Excreção renal

Os mecanismos que asseguram a excreção renal de fármacos são os mesmos que intervêm na formação da urina; papel este que, como sabemos, é função do néfron, unidade anatomofisiológica dos rins. Esses mecanismos compreendem a **filtração glomerular, a secreção tubular ativa e a reabsorção tubular passiva.**

Em um primeiro momento, o fármaco é filtrado ou secretado para a luz tubular; em um próximo passo, pode ser eliminado com a urina ou reabsorvido ativa ou passivamente pelo epitélio tubular.

A quantidade de fármaco que entra na luz tubular por **filtração**, bem como a velocidade com que ocorre esse processo, depende de sua fração ligada à proteína plasmática, da taxa de filtração glomerular e do fluxo plasmático renal. Já a **secreção tubular ativa** não é afetada pelo teor de ligação a proteínas plasmáticas, é um transporte mediado por carreadores que apresenta alta velocidade, podendo ser saturável.

Muitas substâncias de caráter ácido são transportadas por um sistema que secreta substâncias de ocorrência natural, como o ácido úrico. Já as bases orgânicas são transportadas por um outro sistema que secreta bases endógenas como a histamina; assim pode ocorrer competição entre ácidos ou entre bases orgânicas pelo sítio de ligação de seu carreador; por exemplo, a probenicida retarda a excreção urinária da benzilpenicilina, o que aumenta sua vida média no organismo e consequentemente a duração de seu efeito farmacológico. Ambos os sistemas de transporte podem ser bidirecionais, entretanto, o transporte de substâncias exógenas é predominantemente secretor.

A **reabsorção tubular** renal de ácidos e bases fracas em suas formas não ionizadas (lipossolúveis) se processa por difusão passiva nos túbulos proximal e distal, sendo potencialmente bidirecional; porém, como a água é progressivamente abstraída do lúmen tubular ao longo do néfron, o aumento da concentração intralumial do fármaco cria um gradiente de concentração para retrodifusão. Esse mecanismo é influenciado pelas propriedades físico-químicas do fármaco e pH urinário. Ácidos orgânicos fracos, por não se dissociarem em pH ácido, são reabsorvidos; podemos acelerar a excreção alcalinizando a urina, o que os converte em formas ionizadas não livremente difusíveis. A alcalinização da urina teria efeito oposto na excreção de bases fracas. Esses artifícios podem ser utilizados, como já comentado, em casos de intoxicação.

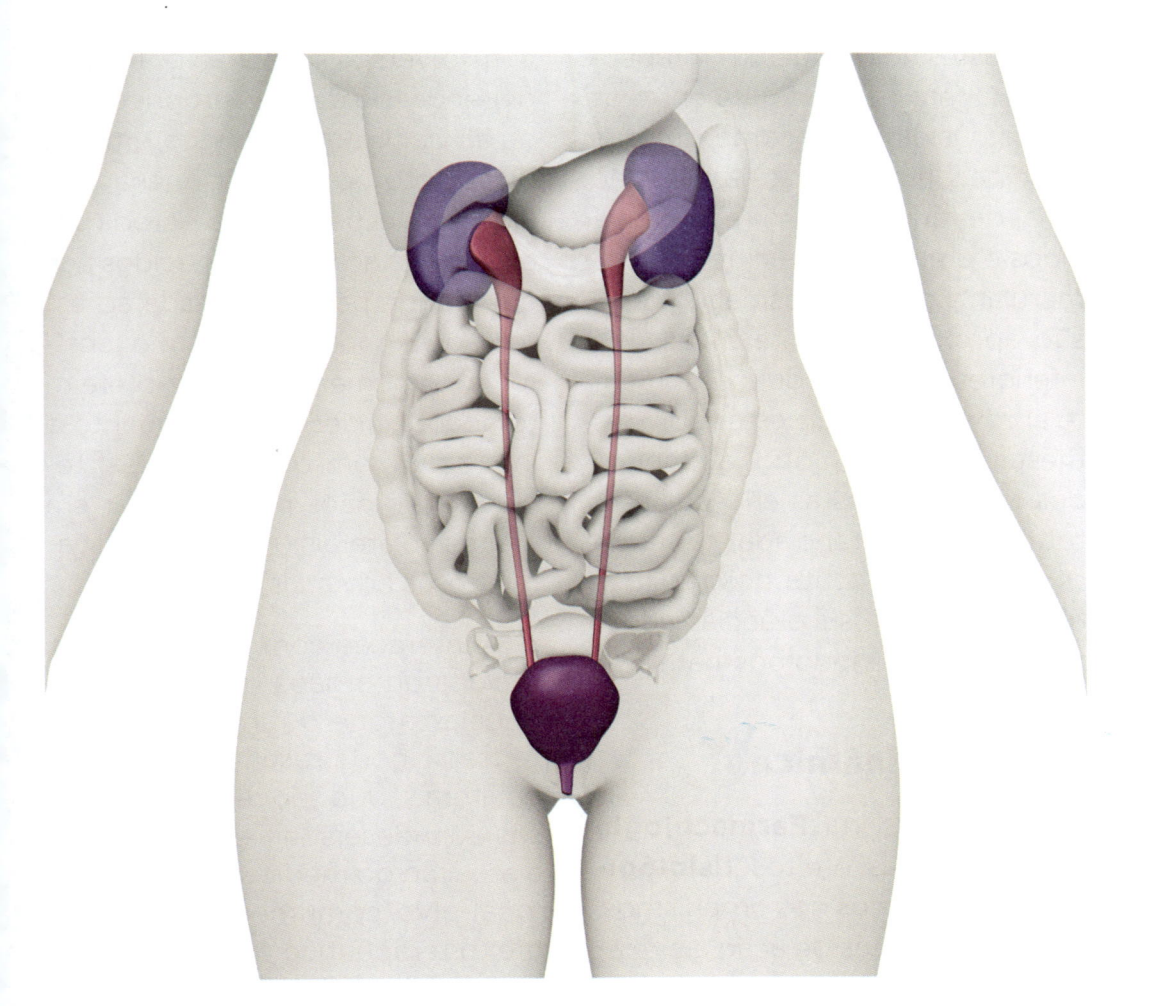

Fatores fisiológicos ou patológicos que alterem a função renal influenciam decisivamente a excreção de fármacos por essa via. Em presença de insuficiência renal, fármacos e metabólitos ativos excretados fundamentalmente pelo rim podem acumular-se, ocasionando efeitos tóxicos. Para evitar tal ocorrência, são necessários ajustes nos esquemas terapêuticos. O fator idade figura entre os fatores fisiológicos como um dos principais interferentes na excreção renal de fármacos. Em recém-nascidos e prematuros, a filtração glomerular e o fluxo plasmático renal são aproximadamente 30 a 40% inferiores aos dos adultos, somente aproximando-se a estes aos três meses de idade. Logo, a cinética dos fármacos nestas crianças será totalmente diferenciada, devendo ser levada em conta nos regimes terapêuticos de substâncias administradas no período pós-natal.

Farmacodinâmica

É o campo da **Farmacologia** que estuda os efeitos **fisiológicos** dos **fármacos** nos organismos, seus mecanismos de ação e a relação entre **concentração** do fármaco e **efeito**. De forma simplificada, podemos considerar Farmacodinâmica como o estudo do efeito da droga nos tecidos.

A Farmacodinâmica descreve uma infinidade de modos pelos quais as substâncias afetam o corpo. Depois de terem sido engolidos, injetados ou absorvidos através da pele, quase todos os medicamentos entram na corrente sanguínea, circulam pelo corpo e interagem com diversos locais-alvo. Porém, dependendo de suas propriedades ou da via de administração, um medicamento pode atuar apenas em uma área específica do corpo (por exemplo, a ação dos antiácidos fica em grande parte confinada ao estômago). A interação com o local-alvo comumente produz o efeito terapêutico desejado, enquanto a interação com outras células, tecidos ou órgãos pode resultar em efeitos colaterais (reações medicamentosas adversas).

A interação com outras células, tecidos ou órgãos que não sejam aquelas a que o fármaco promete tratar pode resultar em efeitos colaterais, que são reações adversas ou indesejadas, enquanto que a atuação do medicamento no seu local-alvo comumente produz o efeito terapêutico desejado.

Seletividade da ação dos medicamentos

Alguns medicamentos são relativamente não seletivos, atuando em muitos tecidos ou órgãos diferentes. Exemplificando, a atropina, uma substância administrada com o objetivo de relaxar os músculos no trato gastrointestinal, também pode relaxar os músculos do olho e do trato respiratório, além de diminuir a secreção das glândulas sudoríparas e mucosas. Outros medicamentos são altamente seletivos e afetam principalmente um órgão ou sistema isolado.

Um encaixe perfeito

Um receptor de superfície celular tem uma configuração que permite a uma substância química específica, por exemplo, um medicamento, hormônio ou neurotransmissor, ligar-se ao receptor, porque a substância tem uma configuração que se encaixa perfeitamente ao receptor.

Receptores

Muitas drogas aderem (se ligam) às células por meio de receptores existentes na superfície celular. A maioria das células possui muitos receptores de superfície, o que permite que a atividade celular seja influenciada por substâncias químicas como os medicamentos ou hormônios localizados fora da célula.

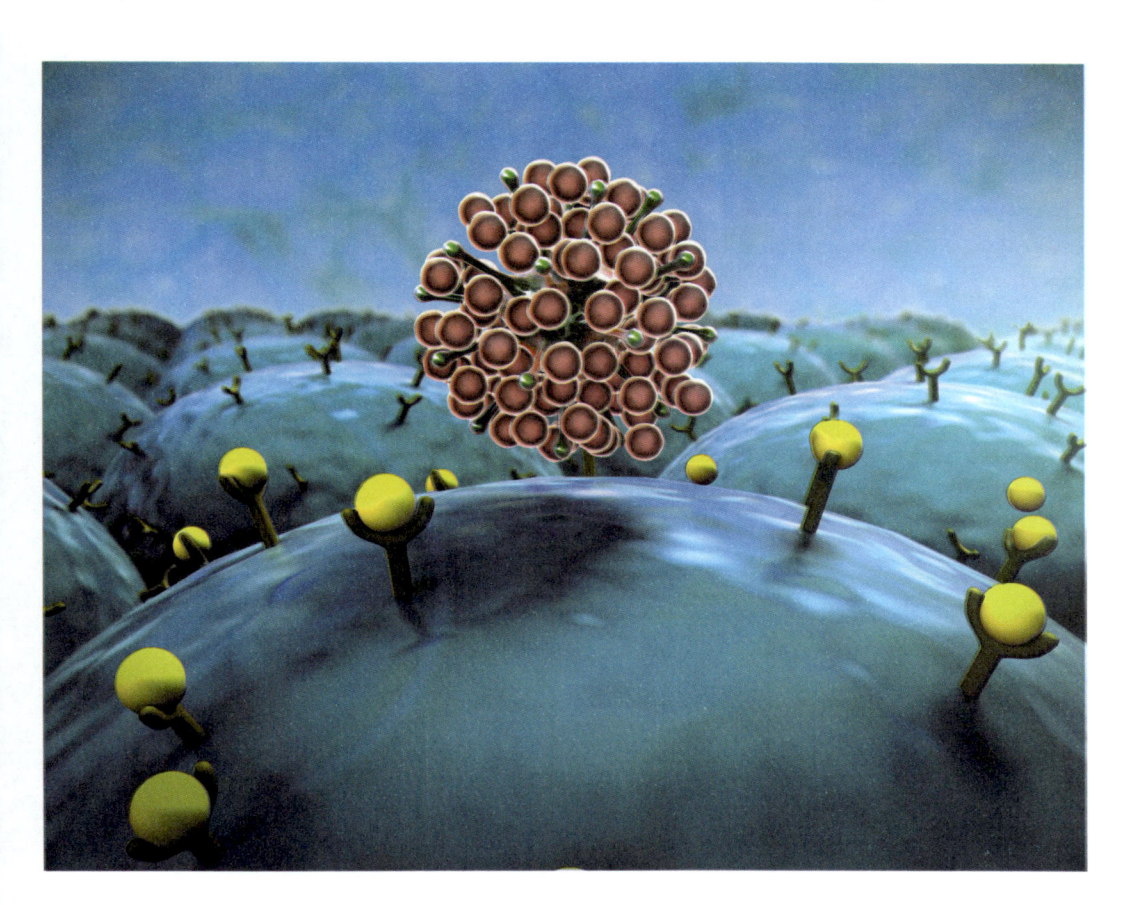

O receptor tem uma configuração específica, permitindo que somente uma droga que se encaixe perfeitamente possa ligar-se a ele como uma chave que se encaixa em uma fechadura. Frequentemente a seletividade da droga pode ser explicada por quão seletivamente ela se fixa aos receptores. Algumas drogas se fixam a apenas um tipo de receptor; outras são como chaves-mestras e podem ligar-se a diversos tipos de receptores por todo o corpo. Provavelmente a natureza não criou os receptores para que, algum dia, os medicamentos pudessem ser capazes de ligar-se a eles.

Os receptores têm finalidades naturais (fisiológicas), mas os medicamentos tiram vantagem dos receptores. Exemplificando, morfina e drogas analgésicas afins ligam-se aos mesmos receptores no cérebro utilizados pelas endorfinas (substâncias químicas naturalmente produzidas que alteram a percepção e as reações sensitivas). Uma classe de drogas chamadas agonistas ativa ou estimula seus receptores, disparando uma resposta que aumenta ou diminui a função celular.

Outra classe de drogas chamadas antagonistas bloqueia o acesso ou a ligação dos agonistas a seus receptores. Os antagonistas são utilizados principalmente no bloqueio ou diminuição das respostas celulares aos agonistas (comumente neurotransmissores) normalmente presentes no corpo.

Os antagonistas são mais efetivos quando a concentração local de um agonista está alta. Esses agentes operam de forma muito parecida à de uma barreira policial em uma autoestrada. Do mesmo modo, betabloqueadores em doses que têm pouco efeito na função cardíaca normal podem proteger o coração contra elevações súbitas dos hormônios do estresse.

Afinidade e atividade intrínseca

Duas propriedades importantes para a ação de uma droga são a afinidade e a atividade intrínseca. A afinidade é a atração mútua ou a força da ligação entre uma droga e seu alvo, seja um receptor ou enzima. A atividade intrínseca é uma medida da capacidade da droga em produzir um efeito farmacológico quando ligada ao seu receptor.

Medicamentos que ativam receptores (agonistas) possuem as duas propriedades, devem ligar-se efetivamente (ter afinidade) aos seus receptores, e o complexo droga-receptor deve ser capaz de produzir uma resposta no sistema-alvo (ter atividade intrínseca). Por outro lado, drogas que bloqueiam receptores (antagonistas) ligam-se efetivamente (têm afinidade com os receptores), mas têm pouca ou nenhuma atividade intrínseca – sua função consiste em impedir a interação das moléculas agonistas com seus receptores.

Potência e eficácia

A potência refere-se à quantidade de medicamento (comumente expressa em miligramas) necessária para produzir um efeito, como o alívio da dor ou a redução da pressão sanguínea. A eficácia refere-se à resposta terapêutica máxima potencial que um medicamento pode produzir.

Medicamento

Medicamento: Ao conceito de medicamento têm sido atribuídas diferentes definições consoante o contexto em que é utilizado, levando por vezes a uma sobreposição de significado com o termo fármaco. Contudo, uma definição clara define medicamento como toda a substância ou associação de substâncias apresentada como possuindo propriedades curativas ou preventivas de doenças em seres humanos ou dos seus sintomas ou que possa ser utilizada ou administrada no ser humano com vista a estabelecer um diagnóstico médico, ou exercendo uma ação farmacológica, imunológica ou metabólica, a restaurar, corrigir ou modificar funções fisiológicas.

Já a Farmacopeia brasileira dá a seguinte definição: "produto farmacêutico, tecnicamente obtido ou elaborado com finalidade profilática, curativa, paliativa ou para fins de diagnóstico. É uma forma farmacêutica terminada que contém o fármaco, geralmente em associação com adjuvantes farmacotécnicos." (Resolução RDC, nº 84/02).

Remédio: Um remédio é qualquer substância ou recurso utilizado para obter cura ou alívio. Diferentemente de fármaco, a substância utilizada não necessita ser conhecida quimicamente. Ex.: Chás, aromaterapia, massagem, fisioterapia.

Os medicamentos e suas classificações:

Ético: Um **medicamento ético** é aquele prescrito por um médico, que pela força da lei, não pode ter seu marketing voltado para a população em geral. Os éticos são controlados por tarjas vermelha e preta no Brasil e exigem apresentação de receita médica. A propaganda é voltada para publicações especializadas, focando apenas o médico, por meio de profissionais do marketing dos laboratórios farmacêuticos.

Genérico: medicamento com a mesma substância ativa, forma farmacêutica e dosagem e com a

CAPÍTULO 3 — FARMACOLOGIA

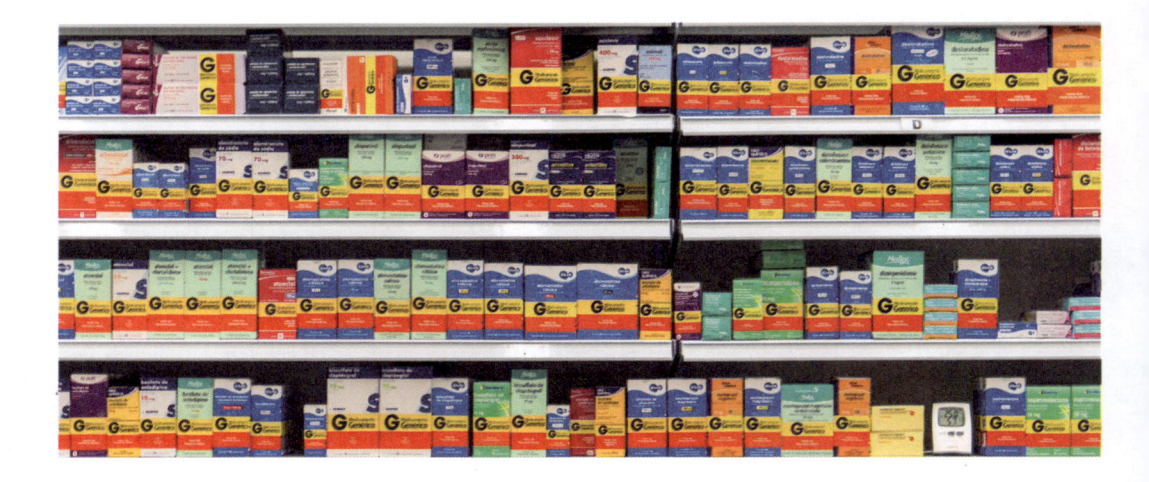

mesma indicação que o medicamento original, de marca. E principalmente, são intercambiáveis em relação ao medicamento de referência, ou seja, a troca pelo genérico é possível.

É mais barato porque os fabricantes de genéricos, ao produzirem medicamentos após o período de proteção de patente dos originais, não precisam investir em pesquisas e refazer os estudos clínicos que dão cobertura aos efeitos colaterais, que são os custos inerentes à investigação e descoberta de novos medicamentos, visto que estes estudos já foram realizados para a aprovação do medicamento pela indústria que primeiramente obtinha a patente. Assim, podem vender medicamentos genéricos com a mesma qualidade do original que detinha a patente a um preço mais baixo.

Similar: Segundo a Anvisa, um similar é aquele medicamento que contém o mesmo ou os mesmos princípios ativos, apresenta a mesma concentração, forma farmacêutica, via de administração, posologia e indicação terapêutica, preventiva ou diagnóstica, do medicamento de referência registrado no órgão federal responsável pela vigilância sanitária, podendo diferir somente em características relativas ao tamanho e forma do produto, prazo de validade, embalagem, rotulagem, excipientes e veículos, devendo sempre ser identificado por nome comercial ou marca.

Seu registro só é liberado e publicado pela Anvisa mediante a apresentação dos testes de equivalência farmacêutica e de biodisponibilidade relativa exigidos pelo Ministério da Saúde no cumprimento da Resolução RDC nº 72, de 7 de abril de 2004. No entanto, não é realizado o teste de bioequivalência. Esse teste garante a intercambialidade dos genéricos e devido a isso os medicamentos similares não são intercambiáveis.

Ético e similar apresentam um nome de marca seguido do nome genérico logo abaixo. Os genéricos não tem marca, apenas o nome genérico. Geralmente são mais baratos.

Manipulado: É o fármaco na sua forma farmacêutica (cápsulas, cremes, xaropes, comprimidos etc). É o resultado do aviamento de receita prescrita por um profissional gabaritado pelo seu conselho de classe, como: médico, nutricionista, dentista, veterinário. Feito artesanalmente, dentro das boas práticas de manipulação, permite a individualização da fórmula prescrita. Manipulado: Feito com as mãos.

> **Atenção:** Medicamento pode ser feito em escala industrial (industrializado) ou feito um a um (manipulado) seguindo um pedido (receita prescrita).

Fitoterápico: segundo a RDC n°48, de 16 de março de 2004, da Anvisa, é o medicamento obtido empregando-se exclusivamente matérias-primas ativas vegetais. É caracterizado pelo conhecimento da eficácia e dos riscos de seu uso, assim como pela reprodutibilidade e constância de sua qualidade. Sua eficácia e segurança são validadas por levantamentos etnofarmacológicos de utilização, documentações tecnocientíficas em publicações ou ensaios clínicos fase 3. Não se considera medicamento fitoterápico aquele que, na sua composição, inclua substâncias ativas isoladas, de qualquer origem, nem as associações destas com extratos vegetais.

Homeopático: são medicamentos dinamizados preparados com base nos fundamentos da homeopatia, cujos métodos de preparação e controle estejam descritos na Farmacopeia Homeopática Brasileira, edição em vigor, outras farmacopeias homeopáticas, ou compêndios oficiais reconhecidos pela ANVISA, com comprovada ação terapêutica descrita nas matérias médicas homeopáticas ou nos compêndios homeopáticos oficiais reconhecidos pela ANVISA, estudos clínicos, ou revistas científicas.

O medicamento homeopático pode ser derivado de plantas, animais ou minerais. O farmacêutico homeopata transforma essas substâncias em medicamentos homeopáticos por meio de uma técnica especial chamada dinamização. Essa técnica libera as propriedades medicinais da substância original. Existem aproximadamente 2000 substâncias cujos efeitos específicos no corpo foram testados. Os medicamentos homeopáticos estão disponíveis em diferentes formas farmacêuticas (preparações): tabletes, glóbulos, líquidos, pós, comprimidos, entre outras. Não são medicamentos homeopáticos: essências, florais, medicamentos antroposóficos, cromoterapia, aromaterapia, acupuntura, reiki, iridologia, *shiatsu*, dentre outros.

O Significado das Tarjas

Os medicamentos atuam e provocam alterações em diversos sistemas no organismo, desde os mais simples até os mais complexos. Portanto, são classificados conforme o grau de risco que o seu uso pode oferecer à saúde do paciente. Para essa classificação, foi adotado o critério de tarjas (faixas), que são facilmente identificadas nas embalagens dos medicamentos. Veja a seguir o significado de cada uma delas:

Tarja vermelha sem retenção da receita

Representa os medicamentos vendidos mediante a apresentação da receita, que não fica retida na farmácia. Esses medicamentos têm contraindicações e podem provocar efeitos colaterais graves. Na tarja vermelha está impressa a mensagem "venda sob prescrição médica".

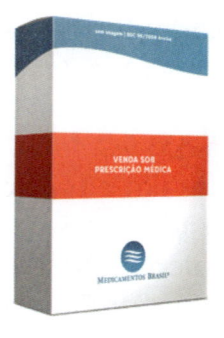

Fig. 3: Caixa de medicação tarja vermelha

Tarja vermelha com retenção da receita

Representa os medicamentos que necessitam de retenção da receita, conhecidos como medicamentos psicotrópicos. Por isso, na tarja vermelha está impresso "venda sob prescrição médica – só pode ser vendido com retenção de receita". Só podem ser vendidos com receituário especial de cor branca.

Tarja preta

Representa os medicamentos que exercem ação sedativa ou que ativam o sistema nervoso central e que, portanto, também fazem parte dos chamados psicotrópicos. Por isso, a tarja preta vem com a inscrição "venda sob prescrição médica – o abuso deste medicamento pode causar dependência". Tais medicamentos apenas podem ser vendidos com receituário especial de cor azul.

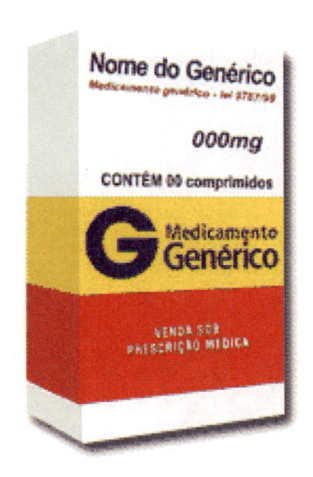

Fig. 5: Caixa de medicação tarja amarela

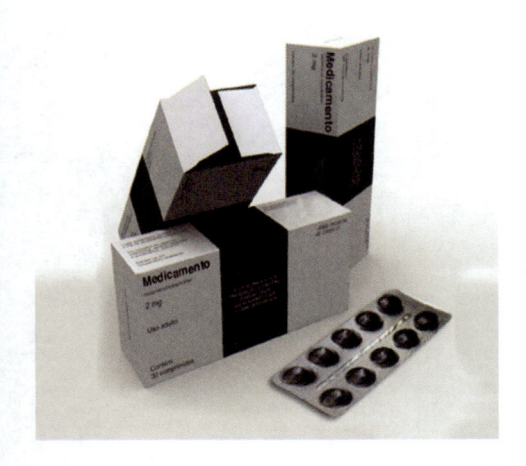

Fig. 4: Caixa de medicação tarja preta

Tarja amarela

Representa os medicamentos genéricos e deve conter a inscrição "Medicamento Genérico", na cor azul.

Não tarjados

Os não tarjados ou Medicamentos Isentos de Prescrição (MIPs) apresentam poucos efeitos colaterais ou contraindicações, desde que usados corretamente e sem abusos, por isso podem ser dispensados sem a prescrição médica. Os MIPs são utilizados para o tratamento de sintomas ou males menores (resfriados, azia, má digestão, dor de dente, etc.). É importante ressaltar que esses produtos estão isentos de prescrição médica porque a instância sanitária reguladora federal considerou que suas características de toxicidade apontam para inocuidade ou são significativamente pequenas. Porém, a utilização deve ser feita dentro de um conceito de automedicação responsável.

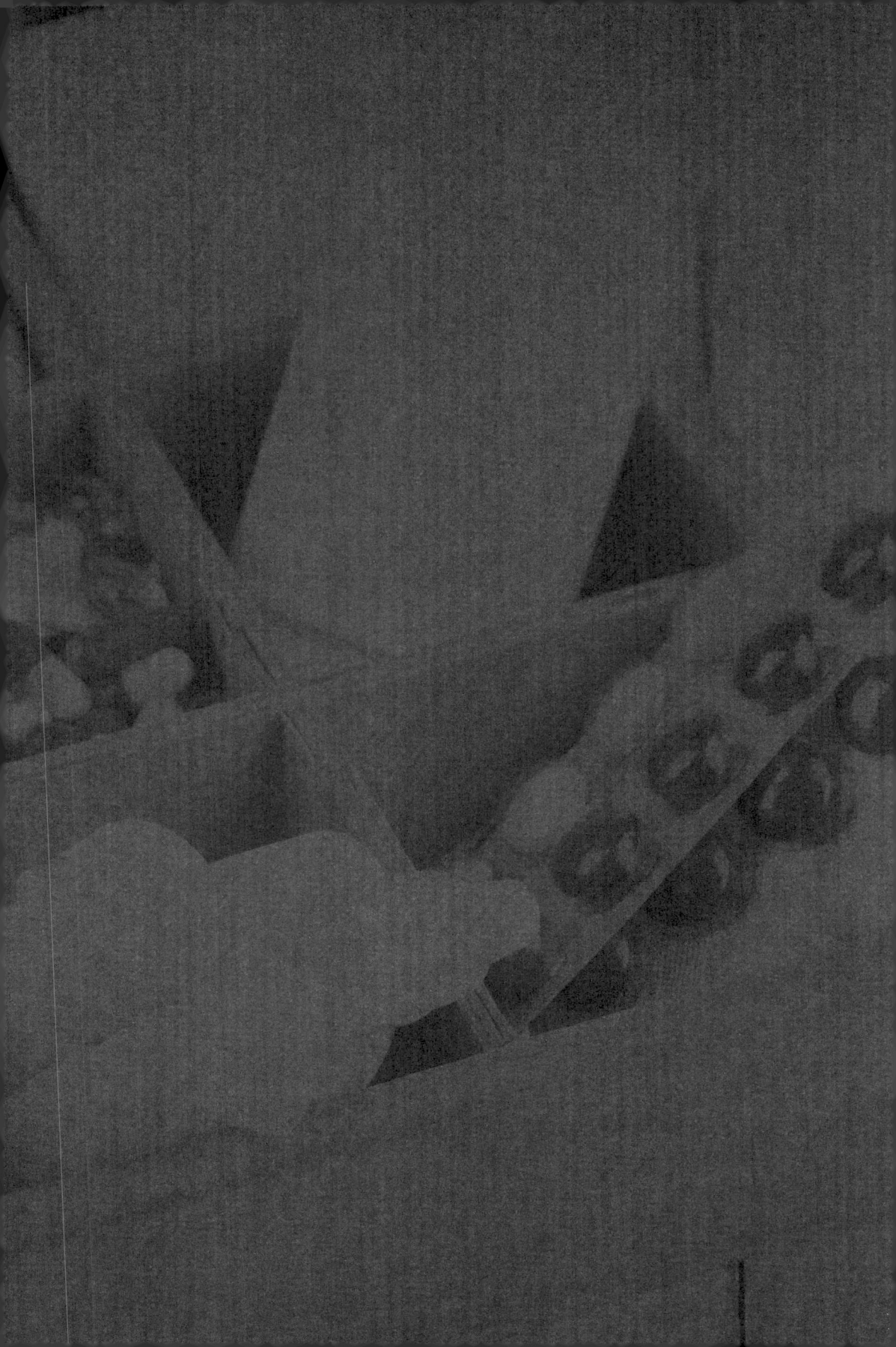

CAPÍTULO 4

Formas de Apresentação dos Medicamentos

Forma farmacêutica é o estado final que as substâncias ativas apresentam depois de serem submetidas às operações farmacêuticas necessárias, a fim de facilitar a sua administração e obter o maior efeito terapêutico desejado. A sujeição das substâncias ativas às operações farmacêuticas deve-se ao fato da maioria das substâncias ativas não poderem ser diretamente administradas ao doente.

Forma na qual o medicamento se apresenta para dispensação:

- comprimidos
- cápsulas
- drágeas
- pílulas
- soluções
- suspensão
- emulsão
- óvulos
- pomadas
- supositórios, entre outras.

A escolha da forma farmacêutica

Depende principalmente:

- da natureza físico-química do fármaco;
- do mecanismo de ação;
- do local de ação do medicamento;
- da dosagem – quantidade de fármaco na forma farmacêutica.

As formas farmacêuticas

Podemos definir FORMAS FARMACÊUTICAS (ou *preparações medicamentosas*) como um medicamento disposto para seu uso imediato e resultante da mistura de substâncias adequadas e convenientes para determinada finalidade terapêutica.

" Forma farmacêutica é a forma final de como um medicamento se apresenta: comprimidos, cápsulas, injetáveis, etc. Normalmente as drogas não são administradas aos pacientes, no seu estado puro ou natural, mas sim como parte de uma formulação, ao lado de uma ou mais substâncias não medicinais que desempenham varias funções farmacêuticas. Esses adjuvantes farmacêuticos têm por finalidade solubilizar, suspender, espessar, diluir, emulsionar, estabilizar, preservar, colorir e melhorar o sabor da mistura final. Com a finalidade de deixar o fármaco agradável ao paladar e eficiente". Rang, Humphrey Peter, 2016.

Pós são preparações farmacêuticas que se caracterizam pela mistura de fármacos e/ou substâncias químicas finamente divididas e na forma seca. Alguns pós são destinados ao uso interno e outros ao uso externo. Os pós podem ser administrados sob a forma simples ou serem ponto de partida para outras formas farmacêuticas como papéis e cápsulas.

Grânulos são formas farmacêuticas compostas de um pó ou uma mistura de pós umedecidos e submetidos à secagem para produzir grânulos de tamanho desejado.

Cápsulas são formas farmacêuticas sólidas, nas quais uma ou mais substâncias medicinais e/ou inertes são acondicionadas em um invólucro à base de gelatina. As cápsulas gelatinosas podem ser duras ou moles. São administradas por via oral e possuem propriedades de desintegrarem-se e dissolverem-se no tubo digestivo.

Tabletes ou comprimidos são formas farmacêuticas sólidas de forma variável, cilíndrica ou discoide, obtidas por compressão de medicamentos mais o excipiente.

Drágeas são formas farmacêuticas obtidas pelo revestimento de comprimidos. Para esse fim, se utiliza diversas substâncias, como: queratina, ácido esteárico e gelatina endurecida com formaldeído.

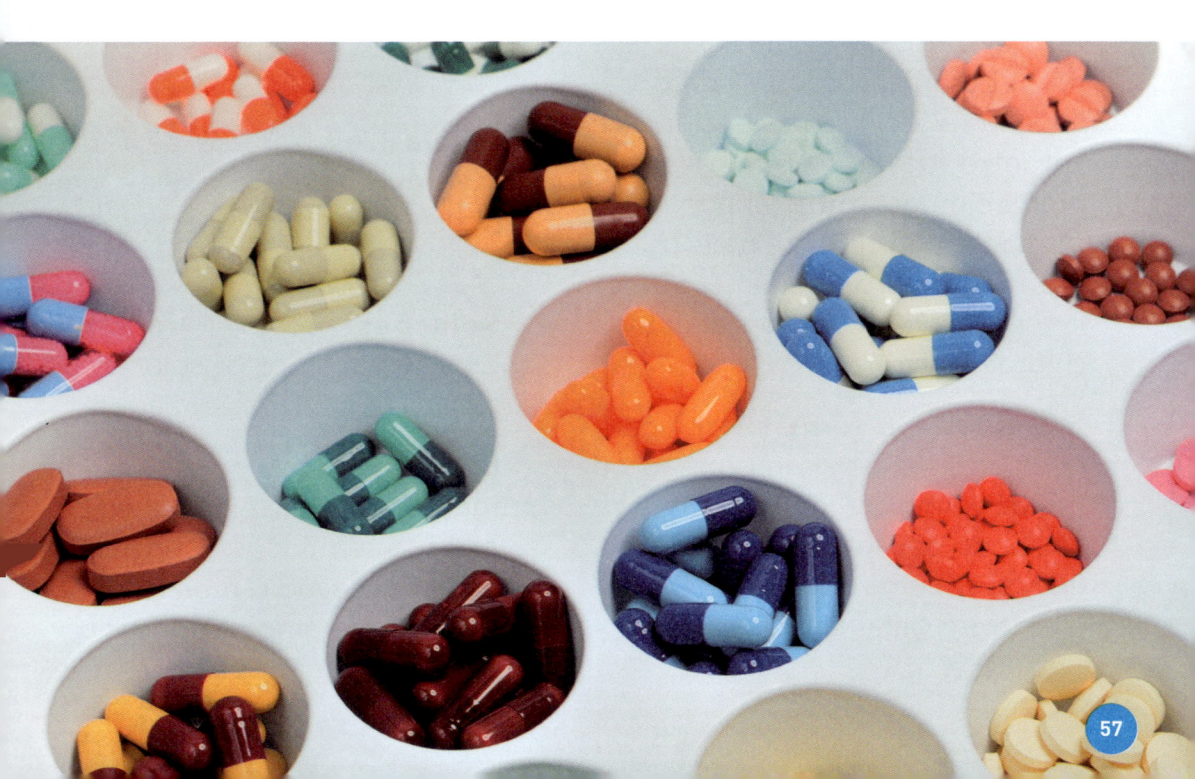

Pastilhas são formas sólidas destinadas a se dissolverem lentamente na boca, constituídas por grande quantidade de açúcar e mucilagens associadas a princípios medicamentosos.

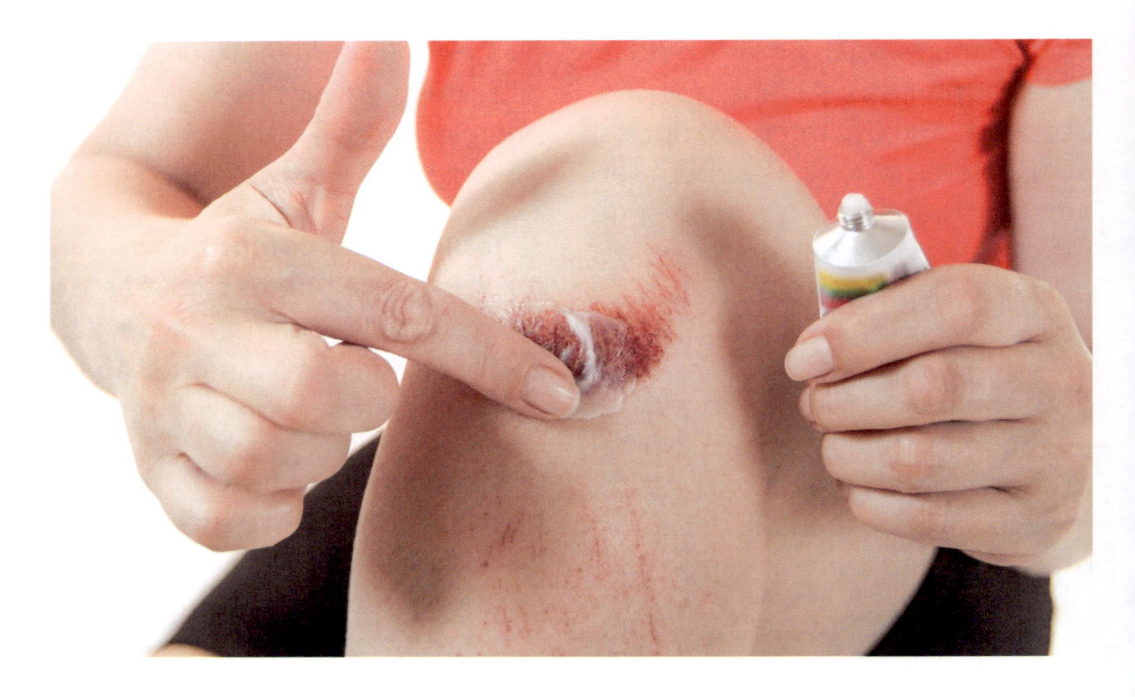

Supositórios são preparações farmacêuticas sólidas, à base de substância fundível pelo calor natural do corpo, destinado a ser introduzido no reto, gerando amolecimento ou dissolução do fármaco. O excipiente mais usado é a manteiga de cacau (lipossolúvel) com a glicerina gelatinada (hidrossolúvel).

Óvulos são formas farmacêuticas obtidas por compressão ou moldagem para aplicação vaginal, onde devem se dissolver para exercerem uma ação local. O excipiente em geral é a glicerina.

Pomadas são preparações de consistência pastosa, destinada ao uso externo.

Cremes são emulsões líquidas viscosas do tipo óleo e água ou água e óleo.

Emplastros trata-se de forma farmacêutica que se dissolve à temperatura do corpo, aderindo à pele. São usados como esparadrapos.

Soluções são preparados líquidos obtidos por dissolução de substâncias químicas em água.

Loções são soluções que impregnam na pele; veículo é aquoso e usado sem fricção. Sua fluidez permite aplicação rápida e uniforme sobre uma ampla superfície.

Emulsão é uma forma farmacêutica líquida de aspecto cremoso feito com a mistura de um líquido em óleo. Como agentes emulsionantes, utilizam-se a goma arábica e a gelatina.

Suspensão são formas farmacêuticas que contêm partículas finas de substâncias ativas em dispersão relativamente uniforme. Deve ser agitado antes do uso.

Extratos fluidos são soluções hidroalcoólicas de constituintes solúveis de drogas vegetais.

Injeções são preparações estéreis de soluções, emulsões ou suspensões destinadas à administração parenteral.

Classificação das formas farmacêuticas

Podemos destacar vários tipos de classificações das formas farmacêuticas, tais como:

- Uso interno, externo e parenteral;
- Sólidos, semi-sólidos e líquidos (Farmacotécnica);
- Vias de administração de fármacos (Farmacologia).

Uma forma farmacêutica, como mistura que é, contém diversas substâncias que, consoante a sua função, tem nomenclatura diferente:

- **Substância ativa** é a parte farmacologicamente ativa de uma determinada forma farmacêutica. No caso de haver mais do que uma substância ativa, teremos:

- **Base** é a substância ativa, considerada de maior atividade farmacológica, quer pelo seu potencial de ação, quer pelo seu volume ou quantidade. Ex.: AAS.

- **Adjuvante(s)** é a outra, ou outras, substâncias ativas que vão complementar ou reforçar a ação de base. Ex.: cafeína.

- **Veículo** o veículo é a parte da forma farmacêutica que lhe confere a forma e o volume, e que confere ao preparado uma maior estabilidade física. Não tem ação farmacológica.

- **Excipiente** é o veículo que unicamente tem uma ação passiva, pois destina-se a dar forma e a aumentar o volume da forma farmacêutica até lhe dar um valor manuseável.

- **Intermédio** (ou *intermediário*) é o veículo que vai conferir à forma farmacêutica uma maior estabilidade física (ou seja, confere-lhe homogeneidade). Normalmente são usados nas formas farmacêuticas líquidas ou pastosas em que os diversos componentes têm, por vezes, tendência a separar-se por diferenças de osmolaridade. Os intermédios mais correntemente empregados são substâncias tensoativas.

- **Corretivo** é uma substância que se junta à forma farmacêutica para lhe modificar as suas características organolépticas (características que podem ser percebidas pelos sentidos humanos, como a cor, o brilho, a luz, o odor, a textura, o som e o sabor) e visuais.

- **Edulcorantes** são os corretivos que conferem um sabor agradável à preparação (açúcar, mel, sal etc.).

- **Corantes** dão cor.

Classificação dos Medicamentos

Antibióticos: Os antibióticos são medicamentos que inibem ou anulam o crescimento das bactérias. Não são ativos contra os vírus que causam doenças como gripe, constipação e bronquite aguda. Essas infecções virais geralmente são de resolução espontânea e

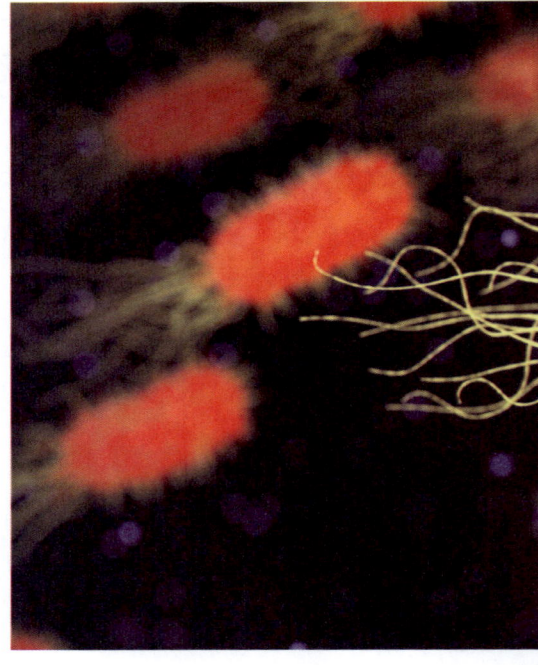

Bactérias

não exigem o tratamento com antibióticos. O primeiro antibiótico, a penicilina, foi descoberto por Alexander Fleming em 1928. Existem dois tipos de antibióticos:

1. Antibióticos com estreito espectro de ação

Estes são antibióticos ativos contra bactérias específicas. São prescritos quando a bactéria que causa a infecção é conhecida. O fato de estes antibióticos serem menos ativos contra as bactérias comensais e saprófitas do organismo humano que são protetoras ou inofensivas constituem uma vantagem relativamente aos antibióticos de largo espectro.

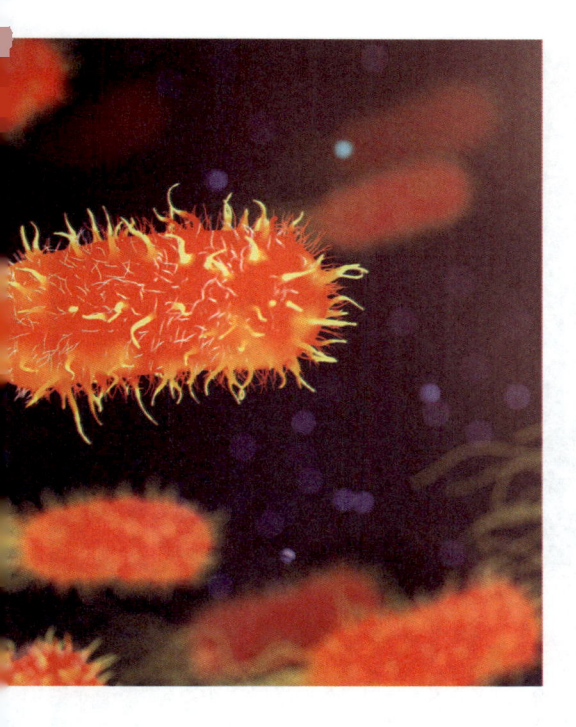

2. Antibióticos com largo espectro de ação

Estes antibióticos são ativos contra um maior número de bactérias. São usados quando não se conhece qual a bactéria que está a causar a infecção ou quando esta é causada por diversas bactérias. Infelizmente, também eliminarão mais bactérias protetoras ou inofensivas do que os antibióticos de estreito espectro.

Ambos os tipos de antibióticos podem causar efeitos secundários, como reações alérgicas, diarreia, ou dor de estômago.

Antimicóticos: Os fármacos antimicóticos (ou antifúngicos) podem ser aplicados diretamente na zona onde se desenvolve uma infecção por fungos, na pele ou em outra superfície, como a vagina ou o interior da boca. Podem também ser administrados por via oral ou injetados. Em regra, estes fármacos causam mais efeitos secundários do que os antibióticos. Costumam também ser menos eficazes, por isso as infecções micóticas são difíceis de tratar e habitualmente tornam-se duradouras (crônicas). O tratamento costuma durar várias semanas e pode ser repetido diversas vezes.

Antivirais: Um antiviral é uma classe de medicamento usado especificamente para tratar infecções virais. Como os antibióticos para as bactérias, antivirais específicos são usados para vírus específicos. Podem também distinguir-se de viricidas, que desativam partículas do vírus fora do corpo. Atuam em eventos específicos da replicação viral, inibição da síntese de ácidos nucleicos ou proteínas do vírus, dado que utilizam a maquinária celular para sua reprodução. A maioria dos antivirais disponíveis atualmente são para lidar com o HIV, vírus da herpes, hepatite B e C e influenza A e B, mas cientistas querem estender o alcance dos antivirais para outras famílias de patógenos.

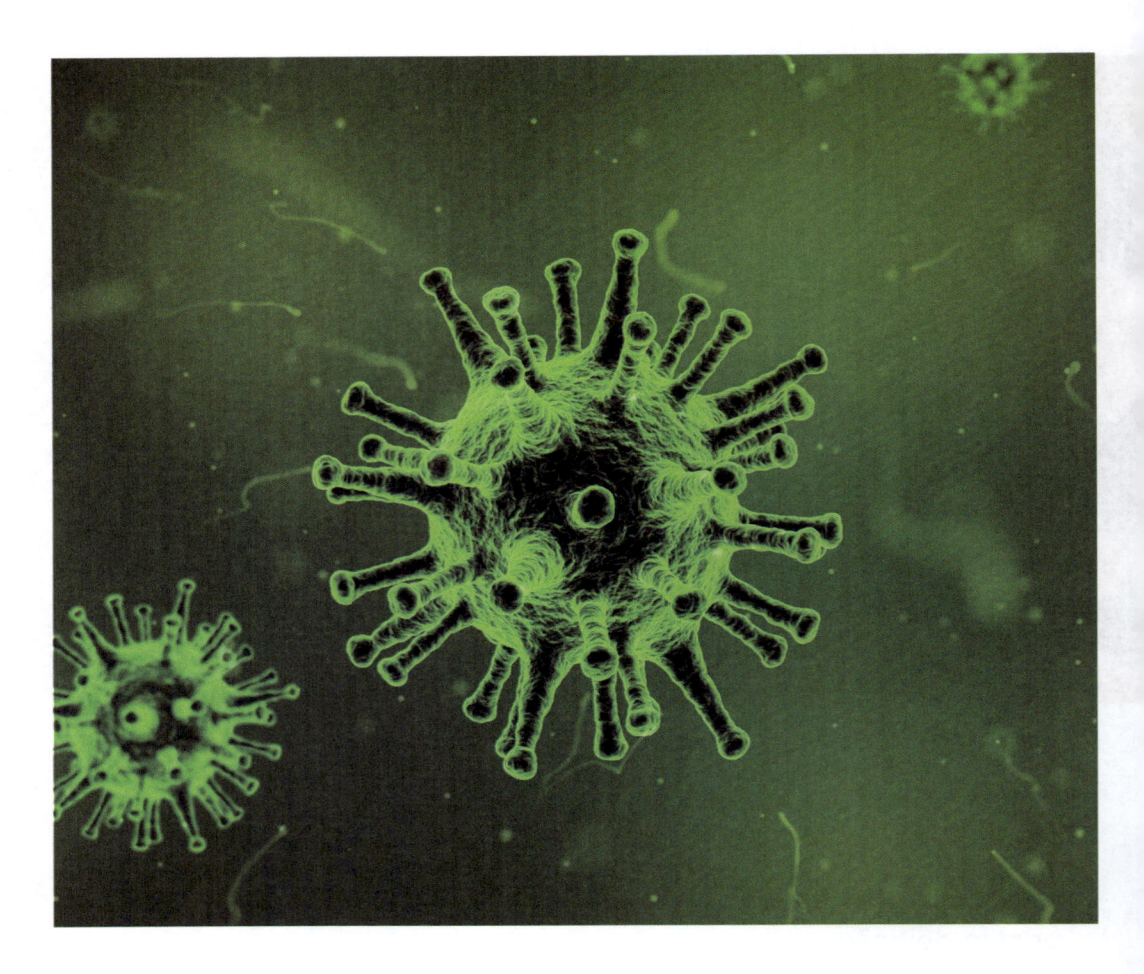

Antiparasitários: É um grupo de medicamentos que combatem ou controlam as doenças parasitárias também chamadas de verminoses.

Sulfonamidas: Também conhecidas como Sulfas, agem no combate da infecção, impedindo o crescimento das bactérias e de outros microorganismos; são drogas sintéticas que se assemelham ao ácido para-aminobenzoico (PABA).

Anti-histamínico: Anti-histamínico é o nome de uma classe de medicamentos usados no alívio dos sintomas das manifestações alérgicas, como na rinite, conjuntivite alérgica, gripe (com muita coriza), urticária, reações de hipersensibilidade, enjoos e vômitos. Age bloqueando os receptores "H" da histamina. Existem três classes de antagonistas da histamina: os antagonistas dos receptores H1 H2 e H3. Os antagonistas dos receptores H1 foram introduzidos inicialmente por Daniel Bovet e colaboradores, na década de 1930, época em que a classificação ainda não havia sido explicada. O termo anti-histamínico refere-se aos antagonistas dos receptores H1 que afetam diversos mecanismos inflamatórios e alérgicos. Os antagonistas dos receptores H2 desempenham efeito principal na secreção gástrica. Os agonistas e antagonistas dos receptores H3 que possuem possibilidades para uso clínico em distúrbios do SNC ainda estão sendo estudados.

Antitussígeno e expectorantes: São medicamentos utilizados para o alívio da tosse, podem estar associados a expectorantes que liquefazem o muco nos brônquios e facilitam a expulsão de secreção do sistema respiratório. Tipos: Benzonatato, Codeína, Bromidrato de dextrometorfano.

Broncodilatadores: Promovem a dilatação dos brônquios, favorecendo a melhor troca gasosa e consequentemente uma melhor oxigenação dos tecidos. Podemos ter nesse grupo drogas realizadas por via inalatória. Tipos: Aminofilina, Oxtrifilina, Glicenato de teofilina sódica.

Cardiotônicos ou inotrópicos: Aumentam a contratilidade do músculo cardíaco. Tipos: Glicosídeo Digitálico.

Inibidores da Enzima de Conversão da Angiotensina (ECA): São substâncias que inibem a ECA, utilizadas em Insuficiência Cardíaca Congestiva (ICC), também tem ação anti-hipertensiva (evitando a conversão da ECA I na ECA II - substância vasoconstritora). Seus efeitos ainda são estudados, porém, parecem minimizar ou evitar a dilatação ou disfunção ventricular esquerda após Infarto Agudo do Miocárdio (IAM).

Antagonista do receptor da Angiotensina II: É uma substância com efeito similar aos inibidores da ECA, utilizada em pacientes que apresentam sensibilidade ou que não o toleram.

Betabloqueadores: São substâncias que bloqueiam os receptores beta-adrenérgicos. Podem ser seletivos (Atenolol, Acebutolol) ou não seletivos (Carvedilol, Propanolol).

Vasoconstritores: São medicamentos que atuam na constrição do vaso sanguíneo. São usados para diminuir hemorragias superficiais, elevar a pressão arterial e aumentar a força de contração cardíaca.

Vasodilatadores: São medicamentos que causam a amplitude da parede do vaso sanguíneo, são auxiliares no tratamento de doenças vasculares periféricas, patologias cardíacas e hipertensão.

Anti-hipertensivo: São os medicamentos que promovem a vasodilatação. Há cinco tipos:

• Inibidores da conversão da ECA I na ECA II e que promovem constrição (Captopril, Lisinopril, Ramipril etc.);

• Bloqueadores dos receptores beta-adrenérgicos que causam diminuição dos impulsos simpáticos do encéfalo para o sistema circulatório periférico (Pindolol, Carvedilol, Atenolol etc.);

• Alfa-agonista central causando o efeito vasodilatador com redução da resistência periférica (Catapes, Cloridrato de clonidina, Cloridrato de quanfacina);

• Alfabloqueador causando o efeito vasodilatador com redução da resistência periférica (Cloridrato de prazosina, Cloridrato de terazosina, Mesilato de doxazosina).

Os bloqueadores do íon Cálcio extracelular, nas células musculares lisas vasculares e miocárdias, causam redução do débito cardíaco e da resistência periférica total, diminuindo a pressão arterial (Nifesipina, Felodipina, Isradipina etc.).

Coagulantes: São medicamentos que aceleram o processo de coagulação. Tipos: Sais de cálcio, Vitamina K, Fitonadiona.

Anticoagulantes: São medicamentos que aumentam o tempo de coagulação sanguínea, interferem na produção de trombina e na subsequente formação de fibrina a partir do fibrinogênio. São utilizadas nos distúrbios de tromboembolismo. Tipos: Heparina sódica injetável, Lepirudina, Ardeparina sódica etc.

Antitrombóticos para infarto agudo do miocárdio: São utilizados para dissolver o trombo/coágulo que está causando obstrução vascular. Tipos: Alteplase, Uroquinase, Estreptoquinase.

Antiagregador plaquetário: São medicamentos utilizados para interferir na agregação plaquetária em pacientes portadores de aterosclerose (formação de placa de ateroma nas paredes dos vasos sanguíneos), evitando a formação de trombos e êmbolos que obstruam o vaso sanguíneo (Ácido Acetilsalicílico).

Antilipêmicos: São medicamentos que auxiliam na redução dos valores de colesterol na corrente sanguínea (Lovastatina, Sinvastatina, Genfibrozila).

Estimulantes do sistema nervoso central: São medicamentos que estimulam o aumento da atividade do Sistema Nervoso Central (SNC) (Cafeína, Pemolina).

Depressores do sistema nervoso central: São medicamentos que deprimem o SNC, podendo ser: gerais ou específicos.

Hipnóticos e sedativos: São medicamentos utilizados para promover sedação ou hipnose. Os mais utilizados são os barbitúricos que podem causar sedação leve, hipnose (Fenobarbital, Pentobarbital, Secobarbital).

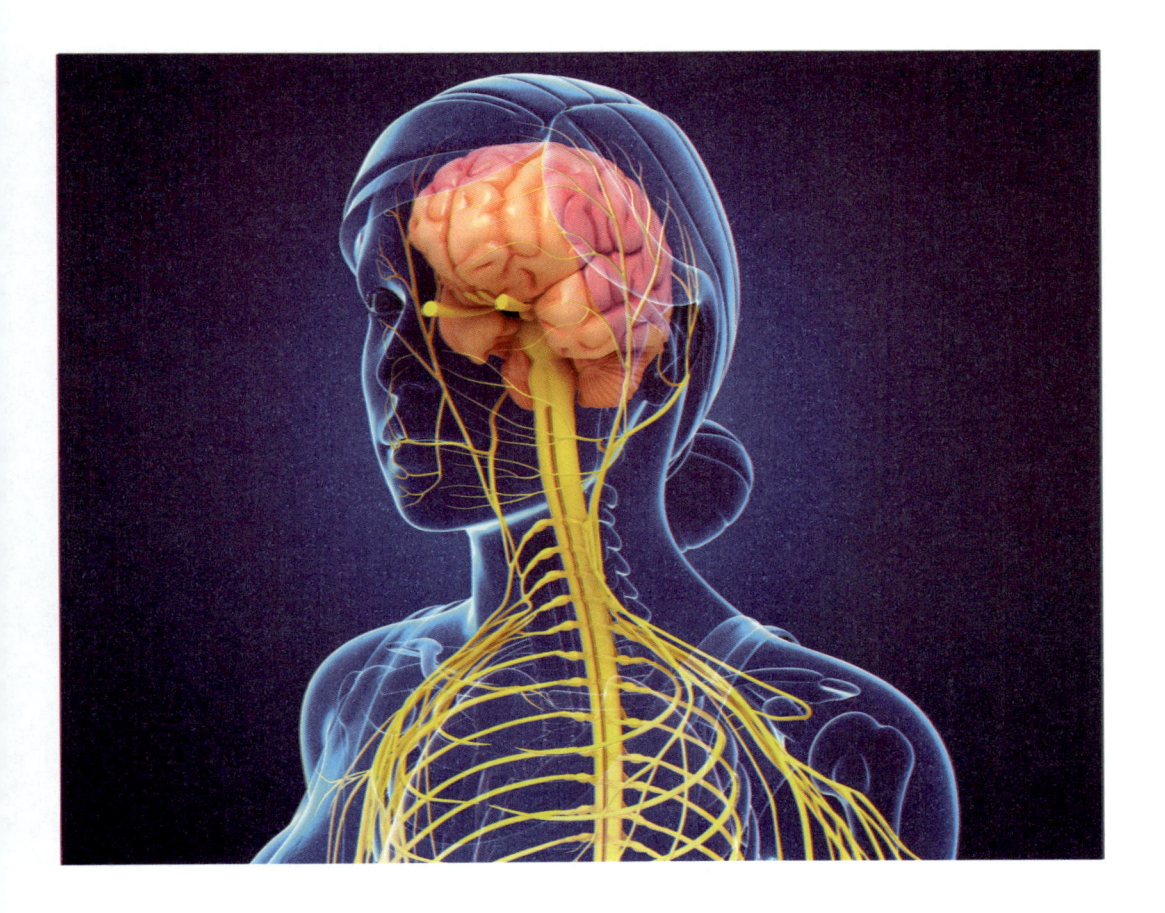

Analgésicos opioides: São substâncias com grande potência para diminuir a dor, que agem no SNC. Podem causar dependência, devendo ser utilizadas com cautela. São derivados de ópio. Atualmente temos três alcaloides derivados, sendo utilizados: Morfina, Codeína e Papaverina.

Antagônico dos opioides sintéticos e da morfina: É um medicamento utilizado em casos de superdosagem, é um antagonista dos efeitos da Morfina. Tipo: Naloxona.

Analgésicos não narcóticos ou não opioides: São substâncias utilizadas para diminuir a dor, que agem no nível periférico (Acetaminofeno, Cloridrato de Nalbufina).

Anticonvulsivantes: São utilizados no controle da convulsão, trata-se de um medicamento psicotrópico, controlado e pode causar dependência (Fenotoína, Clorazepan, Diazepan).

Antiparkinsoniano: São utilizados no controle dos sintomas da Doença de Parkinson (Levodopa, Carbidopa).

Tranquilizantes: São medicamentos utilizados para tranquilizar, acalmar; trata-se de psicotrópico controlado e pode causar dependência (Meprobamato, Loxapina).

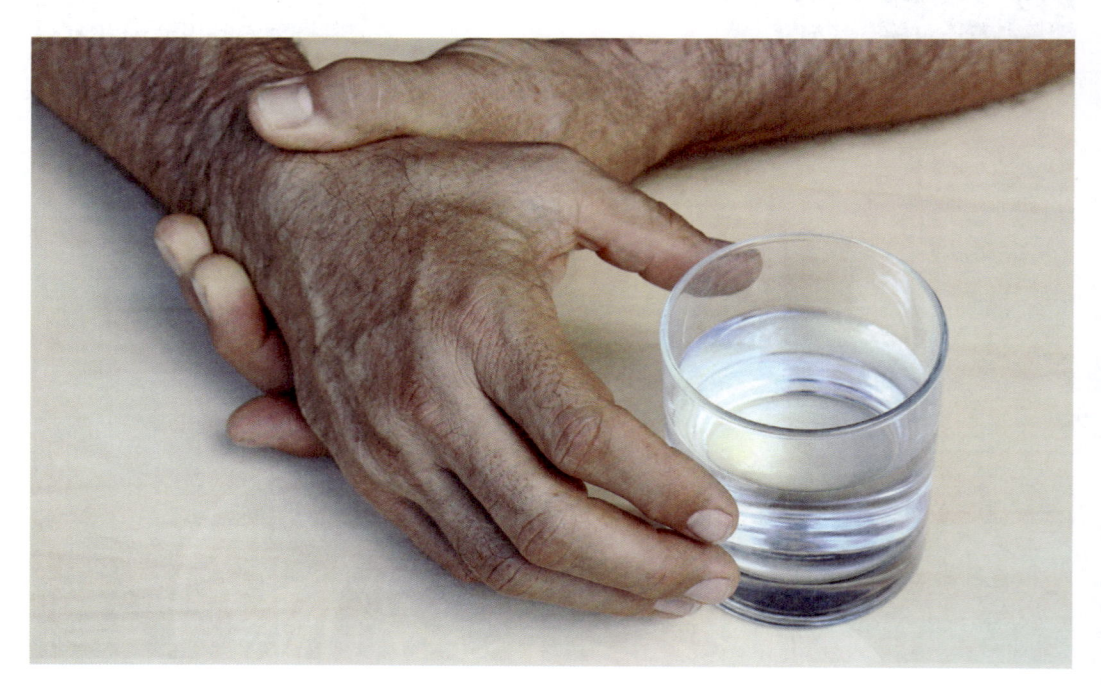

Antidepressivos: São medicamentos que melhoram os sintomas da depressão, tais como: tristeza, desânimo, fadiga, insônia ou hipersonia, perda ou ganho de peso, lentidão ou agitação, entre outros.

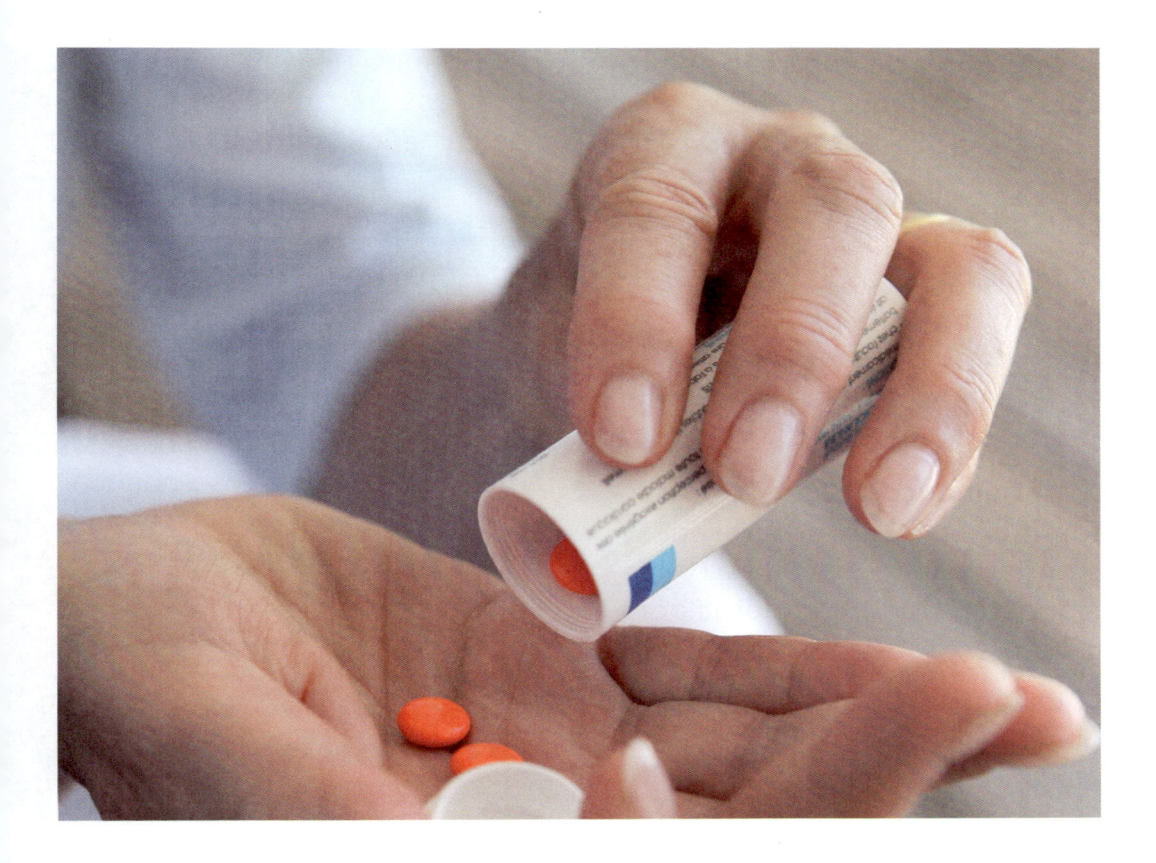

Ansiolíticos: São medicamentos que diminuem a ansiedade (Cloridrato de Buspirona).

Anti-inflamatórios não esteroidais: São utilizados para inibir a Cicloxigenase, consequentemente, as prostaglandinas, atuando assim na cascata inflamatória, diminuindo o processo de inflamação.

Antissecretores gástricos: São medicamentos utilizados para inibir a secreção gástrica indiretamente.

Antiácidos: Atuam diretamente no estômago, neutralizando o ácido gástrico (hidróxido de Alumínio).

Substâncias digestivas: São medicamentos utilizados para auxiliar ou promover o processo de digestão (Ácido Clorídrico, Pancreatina, Pancrelipase).

Estimulantes do apetite: São medicamentos utilizados para estimular o apetite (Acetado de Megestrol).

Inibidores da absorção no processo digestivo: São inibidores no processo digestivo, no geral utilizados no tratamento da obesidade (Orlistat).

Eméticos: São medicamentos que auxiliam na promoção do vômito, são utilizados em casos de envenenamento e/ou intoxicação (Xarope de Ipeca).

Antieméticos: São medicamentos que auxiliam na prevenção, controle e alívio do vômito (Dimenidrinato, Cloridrato Metoclopramida etc.).

Laxantes: São medicamentos que auxiliam no alívio da constipação (óleo mineral).

Antidiarreicos: São medicamentos que auxiliam no controle e alívio da diarreia, lentificando a motilidade intestinal (Cloridrato de Loperamida).

Hormônios: São medicamentos utilizados na terapia de reposição hormonal.

Hipoglicemiante via oral: São medicamentos utilizados no controle e regulação da glicemia, é considerado um antidiabético.

Diuréticos: São medicamentos utilizados para aumentar a excreção da água e de eletrólitos pelos rins. No geral, são utilizados no tratamento da Hipertensão Arterial Sistêmica (HAS). Os principais diuréticos são utilizados como medicamentos cardiovasculares.

Prescrição de Medicamentos

Para que o paciente receba o tratamento medicamentoso adequado para sua condição, é necessário que haja uma prescrição por profissional capacitado. Somente na presença desta ordem escrita os profissionais de saúde, sejam eles enfermeiros, técnicos ou farmacêuticos serão capazes de preparar a medicação adequadamente.

A prescrição deve conter:

- **Dados de identificação:** Data, nome do paciente, hospital ou unidade de saúde.

- **Dados da medicação:** Nome do medicamento, dose do medicamento, horário de administração e/ou intervalos entre as medicações (8/8, 12/12 etc.) e a via de administração.

- **Dados do profissional prescritor:** Assinatura do médico, dentista, nutricionista ou outro profissional qualificado e carimbo, contendo seu registro no conselho regional de sua categoria.

> **PONTO CRÍTICO:** A prescrição deve ser LEGÍVEL! Em casos de prescrições ilegíveis, solicite a correção. Na dúvida, NÃO FAÇA!

Tipos de Prescrição Médica (PM)

Prescrição padrão: Estabelece o quanto do medicamento o paciente deve receber e por quanto tempo; permanece em efeito por tempo indefinido ou prazo determinado. Exemplo: uso contínuo de medicações.

Prescrição única: Deve conter a prescrição do medicamento a ser administrado uma única vez. Exemplo: medicamentos de dose única.

Prescrição imediata: Deve conter a prescrição de um medicamento que o paciente deve receber imediatamente. Exemplo: atendimentos em urgência e emergência.

Prescrição permanente: Em geral essas prescrições são elaboradas e executadas por equipes treinadas, obedecendo a protocolos específicos de cada instituição; esses protocolos são destinados ao tratamento de patologias específicas. Exemplo: tratamento de tuberculose.

Prescrição a distância: Não é o tipo de prescrição ideal, deve ser evitada ao máximo, pois traz riscos iminentes de erros, inclusive, é vedada pelo conselho de enfermagem. As prescrições a distância são mais comuns em situações de urgência e emergência. Exemplo: prescrições verbais ou via telefônica.

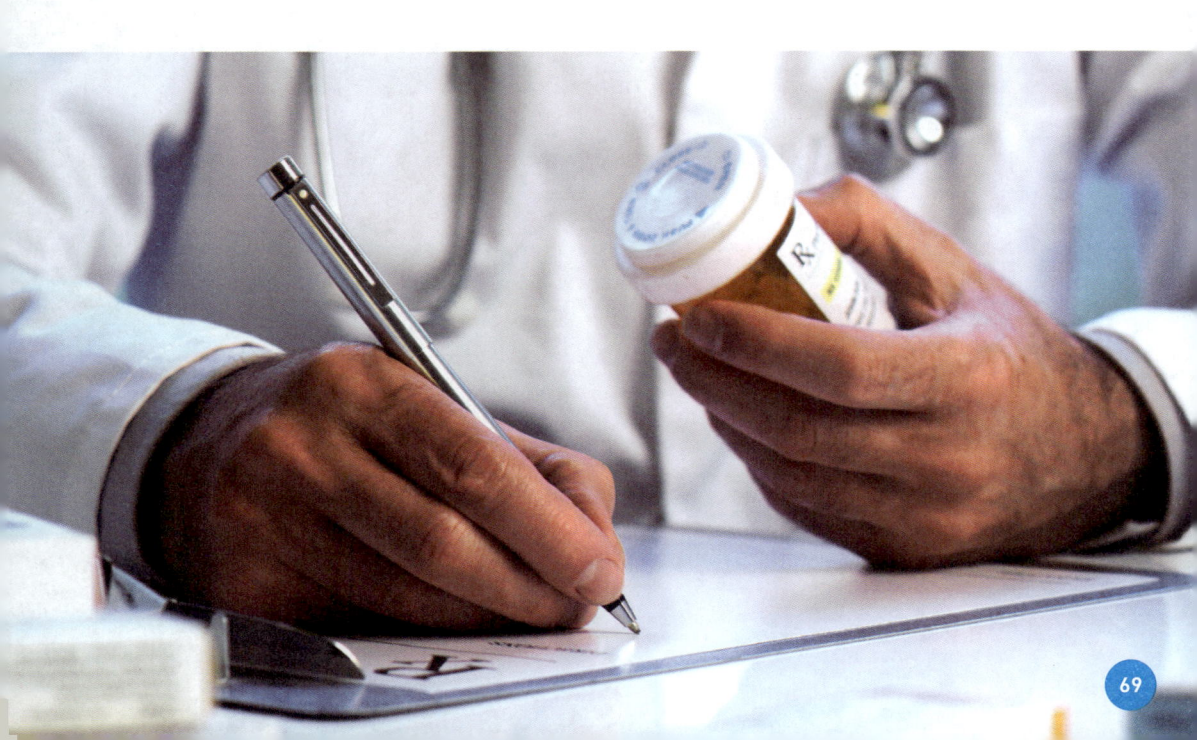

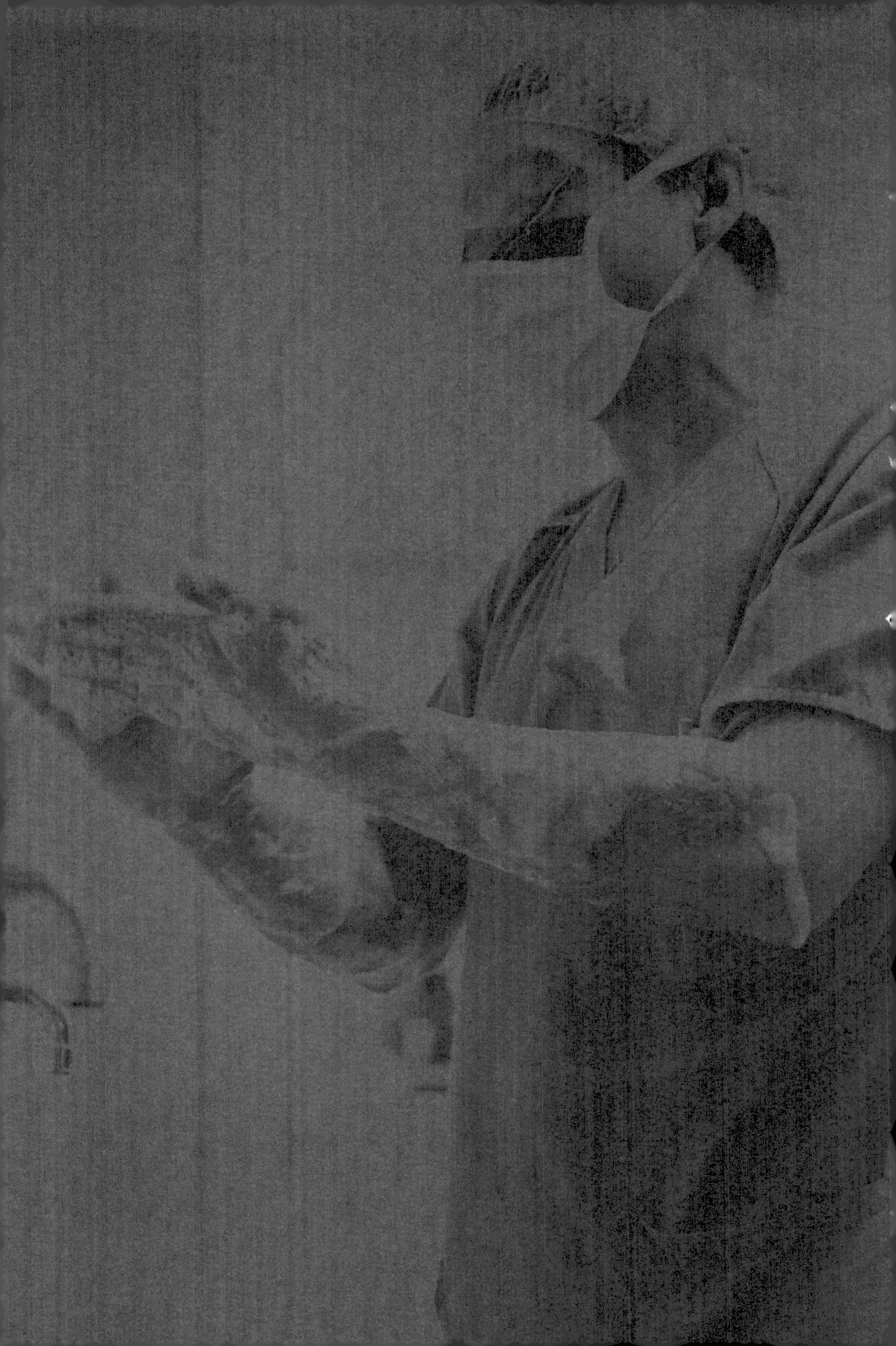

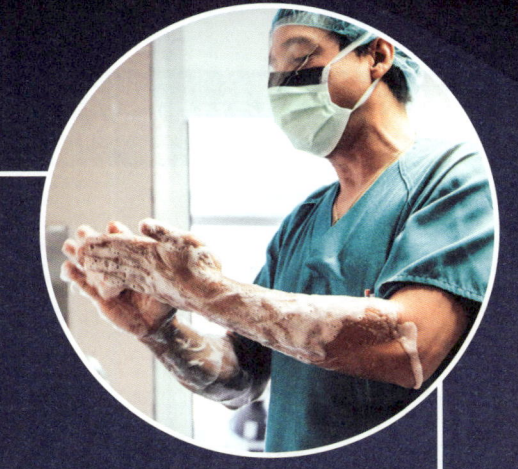

CAPÍTULO 5

Segurança na Administração de Medicamentos

BIOSSEGURANÇA

Agora que já conhecemos mais um pouco sobre a Farmacologia e seus processos, precisamos entender em detalhes como realizar as medicações de forma segura.

A Biossegurança é o conjunto de procedimentos adotados em qualquer área de atuação profissional, a fim de garantir a segurança à vida do trabalhador e de todos os seres vivos que direta ou indiretamente estão relacionados com as atividades desenvolvidas. O objetivo principal da biossegurança é criar um ambiente de trabalho onde se promova a contenção do risco de exposição a agentes potencialmente nocivos ao trabalhador, cliente e meio ambiente, de modo que este risco seja minimizado ou eliminado. Os métodos utilizados para se obter essa contenção representam as bases da biossegurança e são ditos primários ou secundários. A contenção primária, ou seja, a proteção do trabalhador e do ambiente de trabalho contra a exposição a agentes infecciosos, é obtida por meio das práticas microbiológicas seguras e pelo uso adequado dos equipamentos de segurança. O uso de vacinas, como a vacina contra a hepatite B, incrementa a segurança do trabalhador e faz parte das estratégias de contenção primária. A contenção secundária compreende a proteção do ambiente externo contra a contaminação proveniente do ambiente e/ou setores que manipulam agentes nocivos. Essa forma de contenção é alcançada tanto pela adequada estrutura física do local como também pelas rotinas de trabalho, tais como descarte de resíduos sólidos, limpeza e desinfecção de artigos e áreas.

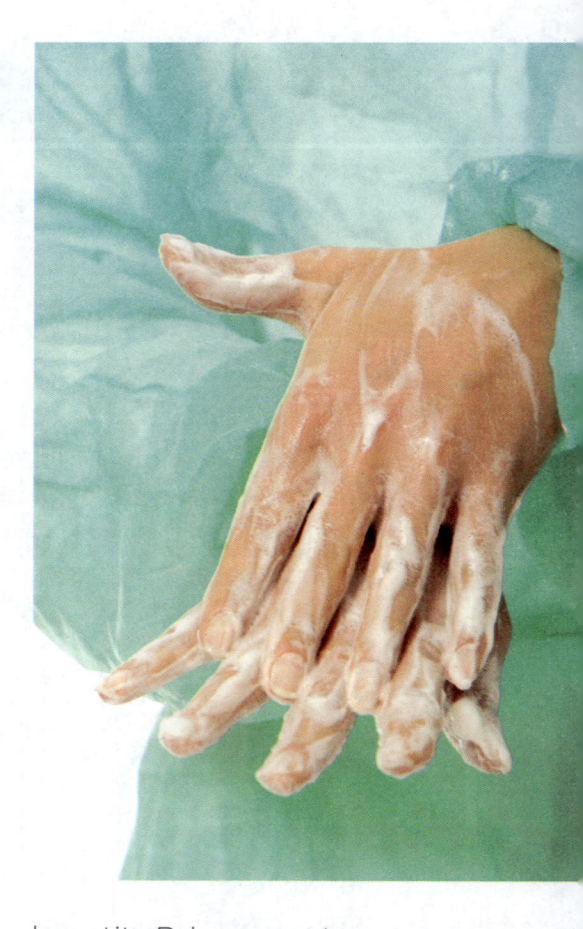

> **CAPÍTULO 5** SEGURANÇA NA ADMINISTRAÇÃO DE MEDICAMENTOS

Atenção para a técnica correta – Lavagem das Mãos

TÉCNICA BÁSICA DE LAVAGEM DAS MÃOS

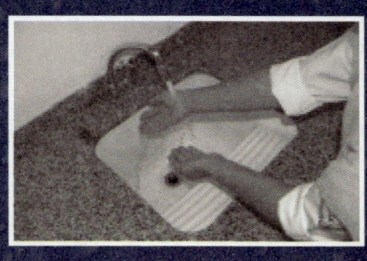

- Retirar anéis, relógios e outros adornos.
- Posicionar-se à frente da pia, sem encostar ou tocar em nada.
- Abrir a torneira e molhar as mãos no sentido dos punhos para os dedos, evitando esguichar água para fora.

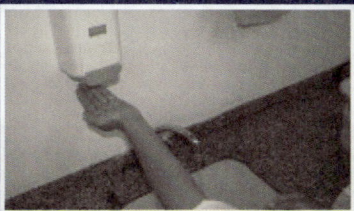

- Aplicar de 3 a 5 ml de sabão líquido na palma de uma das mãos, ensaboando-as em seguida.

Fig. 6 Lavagem das mãos 1ª etapa

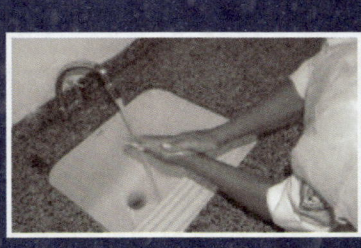

- Iniciar a lavagem das mãos fazendo fricções, durante 15 segundos, no movimento palma a palma.

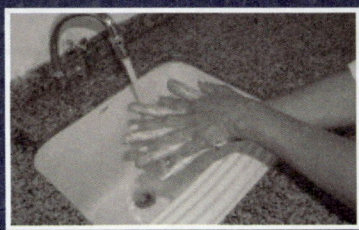

- Em seguida, nos sulcos interdigitais.

Fig. 7 Lavagem das mãos 2ª etapa

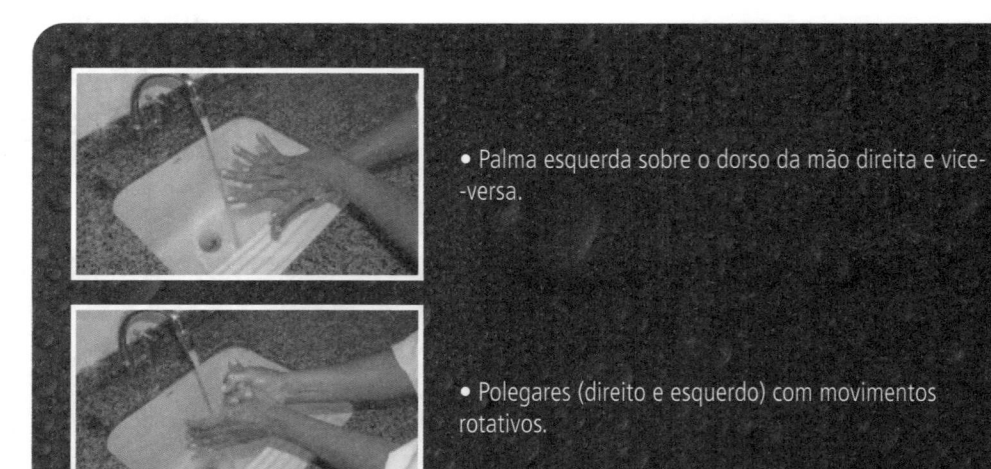

CAPÍTULO 5   SEGURANÇA NA ADMINISTRAÇÃO DE MEDICAMENTOS

- Palma esquerda sobre o dorso da mão direita e vice-versa.

- Polegares (direito e esquerdo) com movimentos rotativos.

Fig. 8 Lavagem das mãos 3ª etapa

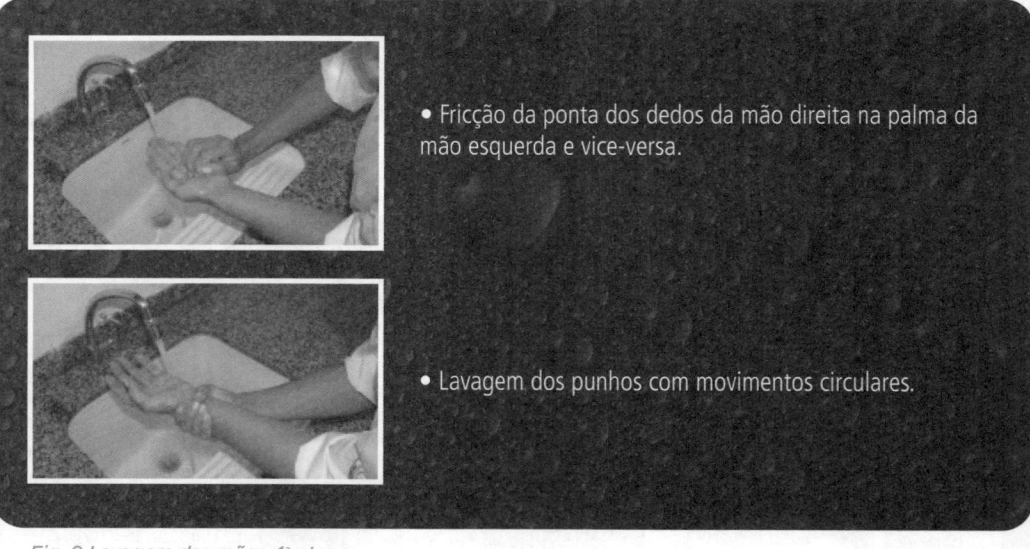

- Fricção da ponta dos dedos da mão direita na palma da mão esquerda e vice-versa.

- Lavagem dos punhos com movimentos circulares.

Fig. 9 Lavagem das mãos 4ª etapa

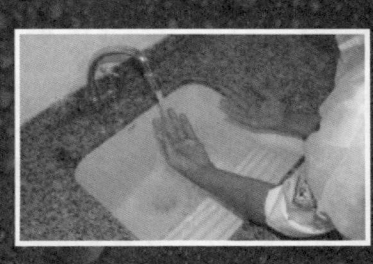

- Enxaguar rigorosamente as mãos e punhos em água corrente.

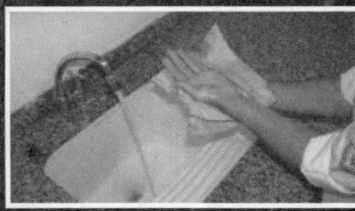

- Enxugar criteriosamente, com papel toalha descartável.

Fig. 10 Lavagem das mãos 5ª etapa

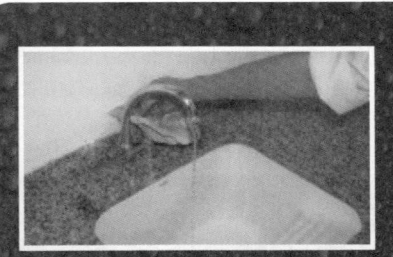

- Caso necessário, fechar a torneira com papel toalha, evitando nova contaminação das mãos.

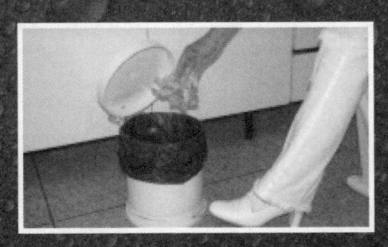

- Desprezar o papel toalha em lixeira com tampa e pedal.
- Durante e ao final de todo o procedimento, deve-se manter o local limpo e em ordem.

Fig. 11 Lavagem das mãos 6ª etapa

CALÇANDO LUVA ESTÉRIL

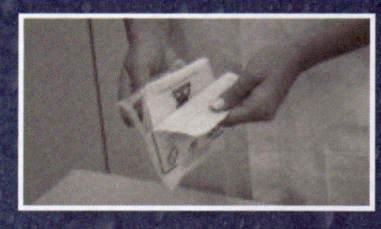

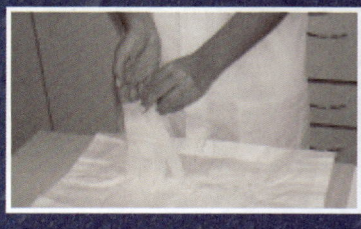

- Abra o pacote de luvas sobre uma superfície plana e limpa.

- Segure e eleve a luva direita, segurando a dobra do punho da luva com a mão esquerda.

Fig. 12 Calçando luvas estéreis 1ª etapa

É preciso ter atenção a cada passo para que não ocorra CONTAMINAÇÃO das luvas estéreis ou danos às luvas de procedimento, tais como, fissuras, rasgos ou dobras. Caso isso ocorra, estarão paciente e profissional expostos a riscos de contaminação.

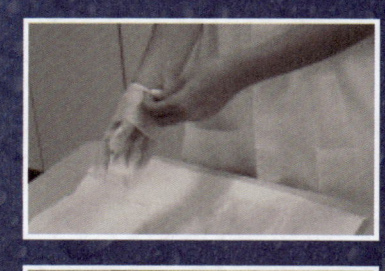

- Insira a mão direita dentro da luva sem tocar a roupa à parte externa da luva.
- Não faça o ajuste final do posicionamento da luva agora.

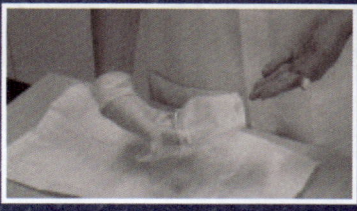

- Eleve a luva esquerda introduzindo os dedos da mão enluvada dentro do punho dobrado da luva esquerda.

Fig. 13 Calçando luvas estéreis 2ª etapa

ATENÇÃO: As luvas de procedimento são utilizadas para a realização de técnicas LIMPAS, ou seja, NÃO ESTÉREIS.

As luvas ESTÉREIS são utilizadas em procedimentos nos quais o risco de contaminação e infecção do paciente é grande como, por exemplo, em cirurgias. São exemplos também procedimentos invasivos estéreis como: cateterismo vesical de demora, passagem de cateteres centrais ou coletas especiais.

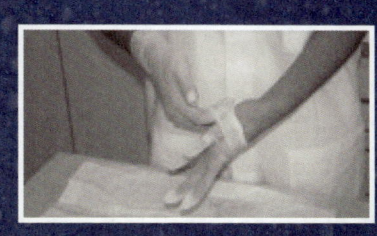

- Com os dedos enluvados ainda dentro da dobra do punho da luva, introduza a mão esquerda dentro da luva e desdobre seu punho.

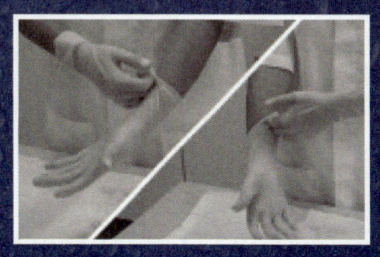

- Agora que as duas mãos estão enluvadas, faça os ajustes finais do posicionamento das luvas.

Fig. 14 Calçando luvas estéreis 3ª etapa

ATENÇÃO! Na hora do ajuste não toque as pontas dos dedos, já enluvados, na pele dos braços! Caso isso aconteça, retire as luvas e descarte. Recomece o procedimento.

Segurança em primeiro lugar!

Atualmente, utilizamos 13 medidas de controle para a segurança na medicação, os chamamos 13 Certos!

1- Prescrição correta: Nome completo do paciente; Data de nascimento; Número do atendimento; Número da prescrição; Data atualizada.

2- Paciente certo: Conferir a pulseira de identificação do paciente: nome completo e data de nascimento.

3- Medicamento certo: Verificar qual o medicamento está prescrito e se o paciente não possui alergia ao composto.

4- Validade certa: Observar a data de validade antes de administrar o medicamento.

5- Forma/apresentação certa: Verificar se o medicamento está na sua forma de apresentação correta.

6- Dose certa: Observar com atenção a dose prescrita.

7- Compatibilidade certa: Verificar se a medicação administrada pode ter interação com outras drogas em uso.

8- Orientação ao paciente: Comunicar o paciente quando for medicá-lo, avisando qual é o medicamento e a via.

9- Via de administração certa: Observar atentamente qual a via de administração do medicamento conforme prescrição médica, pois alguns medicamentos possuem diversas vias de administração.

10- Horário certo: Deve-se administrar o medicamento no horário correto.

11- Tempo de administração certo: É de extrema importância que o medicamento seja infundido no tempo certo.

12- Ação certa: Observar se o paciente irá apresentar uma reação adversa ao medicamento durante sua administração.

13- Registro certo: Registrar em prontuário do paciente o medicamento administrado, com a hora, a dose e a via, e se o paciente apresentou alguma reação adversa.

Atenção redobrada para o preparo do material, que deve ser realizado da seguinte forma:

Abra a seringa no local indicado, da forma adequada, não rasgue ou estoure a embalagem, pois irá contaminá-la.

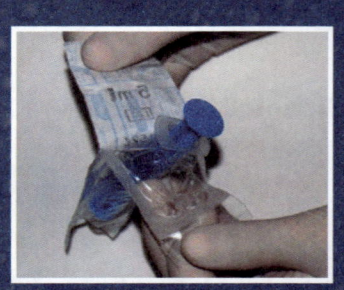

Fig. 15 Abertura de embalagem estéril

Reserve a seringa. Abra a agulha utilizando a mesma técnica.
Acople o canhão da agulha ao bico da seringa. Empurre o êmbolo no sentido do bico da seringa, para facilitar o manejo.

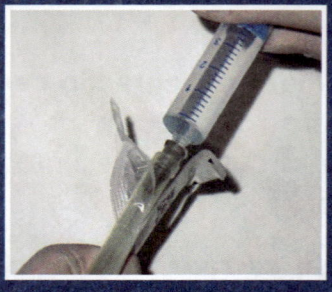

Fig. 16 Agulha acoplhada à seringa

CAPÍTULO 5 — SEGURANÇA NA ADMINISTRAÇÃO DE MEDICAMENTOS

Faça a desinfecção do gargalo da ampola, utilizando uma bola de algodão embebida em álcool 70%.

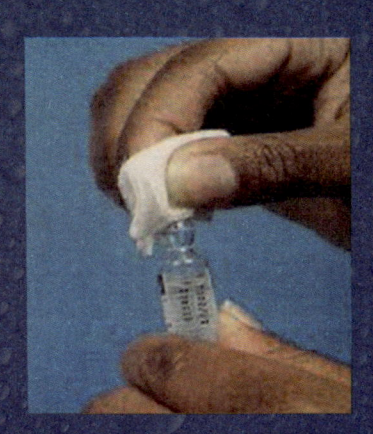

Fig. 17 Álcool 70% e algodão para desinfecção do frasco

Para abrir a ampola, proteja o gargalo com uma gaze e force para trás para quebrar.

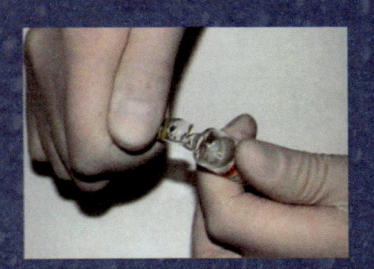

Fig. 18 Quebrando a ampola

Retire o protetor da agulha e o deixe sobre a embalagem. Faça a aspiração do medicamento. Aspire o conteúdo do medicamento contido na ampola, retire o ar e bolhas. Troque a agulha pela agulha correta de aplicação e proceda a aplicação.

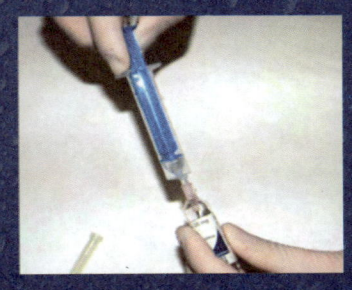

Fig. 19 Aspiração de medicação

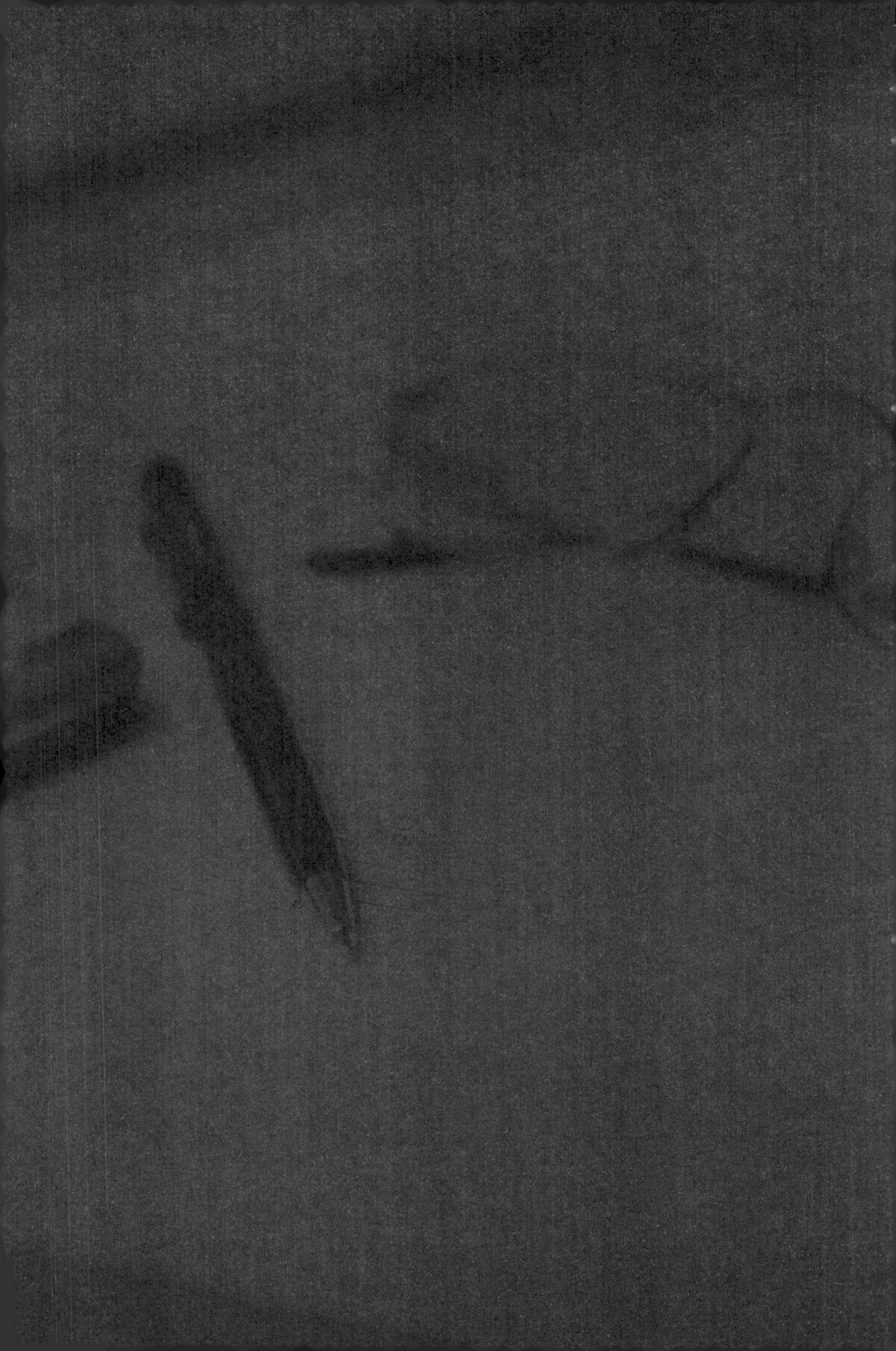

CAPÍTULO 6

Revisão Matemática

CAPÍTULO 6 — REVISÃO MATEMÁTICA

Estamos quase prontos para iniciar a parte de Cálculos de Medicações, que é nosso objetivo maior, porém, para que não ocorram erros durante as nossas situações problema, precisamos relembrar alguns fundamentos matemáticos simples, que serão de grande ajuda no decorrer de nossos exercícios e na execução das tarefas do nosso dia a dia em Enfermagem.

Vamos revisar?

Adição

Nos cálculos de adição com números decimais, a vírgula é colocada uma embaixo da outra. Realize a operação.

Exemplo:

$$3{,}03 + 4{,}32 + 0{,}30 = \begin{array}{r} 3{,}03 \\ 4{,}32 \\ +\ 0{,}30 \\ \hline 7{,}65 \end{array}$$

Exercícios:

1. 15,8 + 233,3 =
2. 1,1 + 999,9 =
3. 789,10 + 123,4 =
4. 12,34 + 12,34 =
5. 22,567 + 43,34 =
6. 42,3 + 52,33 =
7. 54,55 + 33,7 =
8. 77,88 + 899,90 =
9. 123,45 + 234,56 =
10. 369,369 + 258,258 =

Subtração

Nos cálculos de subtração com números decimais, também se coloca vírgula embaixo de vírgula, com atenção para que o número maior seja colocado primeiro e dele seja subtraído o número menor.

Exemplo:

$$6{,}231 - 5{,}35 = \begin{array}{r} 6{,}231 \\ -\ 5{,}35 \\ \hline 0{,}881 \end{array}$$

Exercícios:

1. 1,23 − 54,3 =
2. 777,7 − 767,7 =
3. 23,23 − 51,7 =
4. 54,87 − 45,6 =
5. 7856,4 − 4,4 =
6. 55,44 − 33,33 =
7. 123,45 − 123,23 =
8. 9999,9 − 876,5 =
9. 25,8 − 67,9 =
10. 89,98 − 99,99 =

Multiplicação

Nos cálculos de multiplicação, as vírgulas não precisam estar uma embaixo da outra. A multiplicação deve ser realizada, após efetuar a operação, deve-se somar as casas decimais da direita do multiplicador e do multiplicando, e, no resultado, contar da direita para a esquerda esse total de casas e colocar a vírgula no resultado.

Exemplo:

2,363 → multiplicando
x 3,1 → multiplicador

2363
7089+
7,3253 → quatro casas a partir da direita

Exercícios:

1. 31,8 x 5,5 =
2. 78,7 x 3,4 =
3. 9,88 x 1,23 =
4. 65,76 x 7,8
5. 9,89 x 3,3 =
6. 2,1 x 4,4 =
7. 123,56 x 123 =
8. 4,6 x 7,7 =
9. 7,2 x 3,4 =
10. 22,54 x 45,6 =

Divisão

Tanto o divisor como o dividendo devem de ser transformados em números inteiros. Para que isso ocorra, os dois precisam ter o mesmo número de casas após a vírgula. Isso será obtido adicionando um ou mais zeros ao número que tiver menos casas, até igualá-las. A seguir, basta cortar as vírgulas. A conta é efetuada da forma habitual, até duas casas após a vírgula (suficiente para os cálculos aplicados na Enfermagem).

Exemplo: 12,7 : 10

dividendo ↑

```
 12,7    | 100  → divisor
-100     | 1,27
 0270
-200
 700
-700
 000
```

ATENÇÃO!
Temos 12,7 dividendos (1 casa após a vírgula é retirada e acrescenta-se 1 zero no divisor que passa de 10 para 100, assim igualamos as casas após a vírgula com zero e procedemos a divisão).

Exercícios:

1. 23,5 : 1,2 =
2. 32,5 : 2,2 =
3. 45,5 : 4,4 =
4. 54,5 : 3,4 =
5. 72,8 : 6,1 =
6. 123,9 : 5,3 =
7. 23,4 : 2,3 =
8. 45,45 : 4,5 =
9. 35,0 : 3,5 =
10. 50,0 : 2,4 =

Regra de Três Simples

A regra de três simples serve para resolver problemas que relacionam dois valores de uma grandeza, que chamaremos de "a" e de dois valores de uma outra designada de "b", sendo que, dos quatro valores, conhecemos somente três. O valor desconhecido será tratado por "X". Esquematicamente teríamos:

a1   b1
a2   b2

onde a1 e a2 são os dois valores de **"a"** e b1 e b2 os dois valores de **"b"**. Então, lê-se:

a1 está para **b1**, assim como **a2** está para **b2**

Em nosso cálculo na Enfermagem, utilizaremos a regra de três com duas grandezas proporcionais. Portanto:
a1 ------- b1
a2 ------ b2

As razões são iguais!

Lembre-se da **propriedade fundamental das proporções**. Ela será imprescindível para o cálculo da incógnita "**X**".

Vamos praticar a regra de três e assim aprender melhor:

Exemplo 1:

Fui a uma loja de produtos hospitalares e comprei **24 metros** de atadura não estéril e paguei **R$ 150,00**. Quanto pagarei por **42 metros** da mesma atadura?

Vamos montar o raciocínio juntos?

Nº de metros   preço

24 ---------------- R$ 150,00
42 ---------------- X

Agora a regra de três:

24 ⟶ R$ 150,00
42 ⟶ X

PONTO CRÍTICO: Sempre faça a primeira multiplicação por onde está o X.

> O ponto é o sinal da multiplicação.

ENTÃO: $X \cdot 24 = 42 \cdot 150,00$

Agora é só resolver essa continha:

$X \cdot 24 = 6.300$

$X = \dfrac{6.300}{24} = 262,50$

$X = 262,50$

Resposta: Pagarei R$ 262,50 por 42 metros de atadura não estéril.

Exemplo 2:

Uma lata de cerveja de 350 ml tem 8 ml de álcool. Quanto ingeriu de álcool uma pessoa que bebeu 6 latas de cerveja?

Vamos montar o raciocínio juntos?

Nº de latas   álcool

1 lata 350 ml ----------------- **8 ml**
6 latas 350 ml --------------- **X**

> Primeiro vamos descobrir qual o volume total de cerveja em ml, para podermos prosseguir.

Então:

1 lata ------ 350 ml
6 latas ---- X ml
1x = 2.100
X = 2.100 ml

Agora a regra de três com o volume total de cerveja:

Cerveja em ml   álcool em ml

350 ml ---------------- 8 ml
2.100 ml -------------- X

350 ⬅⟶ 8 ml
2.100 ⟶⬅ X

ENTÃO: X . 350 = 2.100 . 8

Agora é só resolver essa continha:

X = $\frac{16.800}{350}$ = 48

X = 48 ml

Resposta: Uma pessoa que ingeriu 6 latas de cerveja terá consumido 48 ml de álcool.

VAMOS PRATICAR?

1) Se 150 g de gaze estéril custam R$ 300,00, quanto custará 700 g dessa mesma gaze?

2) Se em 10 horas uma máquina produz 240 comprimidos, quantos comprimidos ela produzirá em 8 horas?

3) Um carro consome na estrada 2 litros de álcool para percorrer 16 km. Quantos litros serão necessários para percorrer 100 km?

4) Um técnico de enfermagem fez 40 embalagens estéreis em uma hora, quantas horas ele precisará para fazer 480 embalagens?

5) A técnica de enfermagem Simone, em campanha contra o diabetes, realizou 5 dextros em 4 minutos. Quantos minutos ela precisará para realizar 15 dextros?

GABARITO

1) R$ 1.400,00
2) 192 comprimidos
3) Para percorrer 100 km, precisará de 12,5 litros de álcool
4) 12 horas
5) 12 minutos

Regra de Arredondamento de Números Decimais

Essa norma tem por finalidade estabelecer as regras para arredondamento na numeração decimal. Na Enfermagem utilizamos o arredondamento nos casos de controle de gotejamento na infusão de soluções venosas, pois é preciso estabelecer para gotas e microgotas o arredondamento do número inteiro, viabilizando o controle da infusão que é determinado pelo médico por meio da precisão médica em horas ou em tempo inferior a 1 hora, em minutos.

Vamos entender melhor

Quando o algarismo após a vírgula é menor ou igual a 4, o número se mantém inalterado, então: 43,34 mantém-se 43.

Quando o algarismo após a vírgula é maior ou igual a 5, aumenta-se uma unidade do algarismo, então: 65,78 passa para 66.

CAPÍTULO 6 — REVISÃO MATEMÁTICA

Gabaritos

Adicão

1. 15,8 + 233,3 = 249, 1
2. 1,1 + 999,9 = 1001
3. 789,10 + 123,4 = 912,5
4. 12,34 + 12,34 = 24,68
5. 22,567 + 43,34 = 65,907
6. 42,3 + 52,33 = 94,63
7. 54,55 + 33,7 = 88,25
8. 77,88 + 899,90 = 977,78
9. 123,45 + 234,56 = 358,01
10. 369,369 + 258,258 = 627,627

Multiplicação

1. 31,8 x 5,5 = 174,9
2. 78,7 x 3,4 = 267,58
3. 9,88 x 1,23 = 12,1524
4. 65,76 x 7,8 = 512,928
5. 9,89 x 3,3 = 32,637
6. 2,1 x 4,4 = 9,24
7. 123,56 x 123 = 15.197,88
8. 4,6 x 7,7 = 35,42
9. 7,2 x 3,4 = 24,48
10. 22,54 x 45,6 = 1027,824

Subtração

1. 54,3 − 1,23 = 53,07
2. 777,7 − 767,7 = 10
3. 51,7 − 23,23 = 28,47
4. 54,87 − 45,6 = 9,27
5. 7856,4 − 4,4 = 7.852
6. 55,44 − 33,33 = 22,11
7. 123,45 − 123,23 = 0,22
8. 9999,9 − 876,5 = 9123,4
9. 67,9 − 25,8 = 42,1
10. 99,99 − 89,98 = 10,01

Divisão

1. 23,5 : 1,2 = 19,583
2. 32,5 : 2,2 = 14,772
3. 45,5 : 4,4 = 10,3409
4. 54,5 : 3,4 = 16,029
5. 72,8 : 6,1 = 11,9344
6. 123,9 : 5,3 = 23,3773
7. 23,4 : 2,3 = 10,17391
8. 45,45 : 4,5 = 10,1
9. 35,0 : 3,5 = 10
10. 50,0 : 2,4 = 20,8333

CAPÍTULO 7

Vias de Administração ENTERAL

Cuidados e Cálculos de Medicamentos

Via de administração é o caminho pelo qual uma droga é colocada em contato com o organismo. A via de administração é um constituinte muito importante para a taxa de eficiência da absorção do medicamento. O método de administração dos medicamentos depende da rapidez com que se deseja a ação da droga, da natureza e quantidade da droga a ser administrada e das condições do paciente que determinam, muitas vezes, a via certa de administração de determinadas drogas.

VIA ENTERAL

Constitui a via mais comum de administração. Vejamos algumas vantagens e desvantagens dessas vias no quadro.

VANTAGENS	DESVANTAGENS
A distribuição do fármaco na circulação é lenta, por isso não há ocorrência de rápidos níveis sanguíneos elevados	Interação com alimentos
É o mais seguro, pois as formas posológicas disponíveis para administração não exigem uma técnica estéril	Taxa variável de absorção
Indolor	Pode ocorrer irritação da mucosa gástrica
Menor probabilidade de efeitos adversos	O medicamento pode interferir na digestão e pode haver grande perda da biodisponibilidade
	Efeito demorado

Quadro 1. Vantagens e desvantagens da via enteral

As vias enterais são:

VIA ORAL: Esta via é caracterizada pela ingestão por meio da boca e é considerada a mais conveniente para administrar-se um medicamento, devido ao fato de que a deglutição é um ato natural, realizado todos os dias nas refeições. Além disso, não necessita de ajuda de profissionais de saúde para sua concretização.

CAPÍTULO 7 — VIAS DE ADMINISTRAÇÃO ENTERAL

Formas farmacêuticas: Pílulas, drágeas, comprimidos, soluções, emulsões orais, tabletes, suspensões, granulados, pós, cápsulas.

VANTAGENS	DESVANTAGENS
Possibilidade de reversão da administração	Interação com alimentos
É um meio barato	Se o paciente não puder deglutir, não pode ser utilizada
Indolor	Necessidade da boa vontade do paciente
Mais conveniente	O medicamento pode interferir na digestão e pode haver grande perda da biodisponibilidade
É o mais seguro	Pode causar vômitos e diarreias
	Efeito demorado
	Sabor desagradável
	Irritação gástrica

Quadro 2. Vantagens e desvantagens da via oral

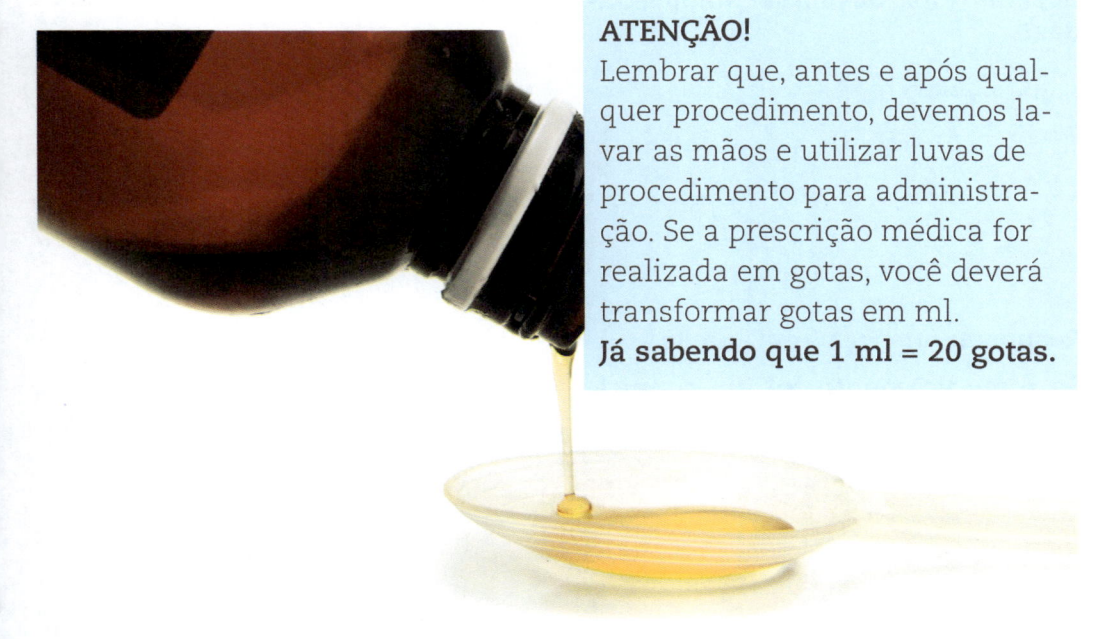

ATENÇÃO!
Lembrar que, antes e após qualquer procedimento, devemos lavar as mãos e utilizar luvas de procedimento para administração. Se a prescrição médica for realizada em gotas, você deverá transformar gotas em ml.
Já sabendo que 1 ml = 20 gotas.

Agora vamos para o cálculo, utilizaremos a regra de três.

Vamos calcular?

Exemplo:

P.M. Dipirona gotas 1,0 grama, VO. Disponível Dipirona gotas 500 mg/ml, quantos ml ou gotas deve ser administrado?

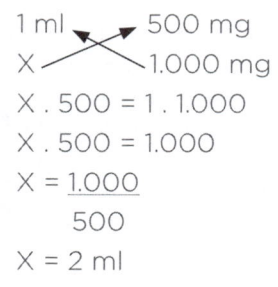

1 ml ⟶ 500 mg
X ⟶ 1.000 mg
X . 500 = 1 . 1.000
X . 500 = 1.000
X = $\frac{1.000}{500}$
X = 2 ml

Resposta: Será administrado 2 ml = 1.000 mg.

Se em 2 ml temos 1.000 mg, então, quantas gotas devem ser administradas?

1 ml --------20 gotas
2 ml -------- X gotas
1 . X = 2 . 20
1 . X = 40
X = $\frac{40}{1}$

Resposta: Administrar 40 gotas.

Se o medicamento for em comprimido, podemos realizar a divisão do comprimido (se ele tiver sulco de divisão), ou cortá-lo em corta-comprimido, ou podemos diluir o comprimido em água filtrada; se diluir, realize o cálculo:

Exemplo:

P.M. Capoten 12,5 mg VO. Disponível Capoten 50 mg/comprimido.

50 mg ⟶ 1 cp
12,5 mg ⟶ X cp
50 . X = 12,5 . 1
50 . X = 12,5
X = $\frac{12,5}{50}$
X = 0,25 cp

Resposta: Administrar 0,25 comp. ou ¼ do comprimido. Para termos precisão na administração, é preciso cortar o comprimido em cortador próprio ou diluir o comprimido em água filtrada, conforme segue:

50 mg ⟶ 4 ml de água filtrada
12,5 mg ⟶ X ml
50 . X = 12,5 . 4
50 . X = 50
X = $\frac{50}{50}$
X = 1 ml

Resposta: Administrar 1 ml da solução.

CAPÍTULO 7 — VIAS DE ADMINISTRAÇÃO ENTERAL

VAMOS PRATICAR?
1) P.M. Paracetamol 1,5 grama VO. Disponível Paracetamol 750 mg/ml, quantas gotas devo administrar?
2) P.M. Dipirona 45 mg VO. Disponível Dipirona gotas 20 mg/ml, quantas gotas devo administrar?
3) P.M. Anti-histamínico 30 mg VO de 24 h. Disponível anti-histamínico em frasco de 100 ml com 50 mg/5 ml, quantos ml deverão ser administrados?
4) P.M. Cloridrato de Ranitidina VO de 8/8 h. Disponível frasco de 120 ml com 150 mg/10 ml, quantos ml deverão ser administrados?
5) P.M. Dipirona gotas 1 VO. Disponível Dipirona gotas 500 mg/ml, quantas gotas devo administrar?
6) P.M. Amoxacilina 300 mg VO de 12/12 h. Disponível Amoxacilina solução VO 100 mg/5 ml, quanto devo administrar?
7) P.M. Metformina 150 mg VO. Disponível Metformina 250 mg/cp, diluir em 4 ml de água filtrada, quanto devo administrar?
8) P.M. Ácido Acetil Salecílico (AAS) 200 mg VO. Disponível comprimido de 100 mg/cp, quanto devo administrar do comprimido?
9) P.M. Ácido Acetil Salecílico (AAS) 150 mg VO. Disponível comprimido de 500 mg/cp, diluir o comprimido em 4 ml de água filtrada, quanto devo administrar da solução?
10) P.M. Cefalexina 450 mg VO de 12/12 h. Disponível Cefalexina solução VO 50 mg/1 ml, quanto devo administrar?

GABARITO
1) Administrar 40 gotas que correspondem a 1,5 g (1.500 mg)
2) Administrar 45 gotas que correspondem a 45 mg.
3) Administrar 3 ml que correspondem a 30 mg.
4) Administrar 3 ml que correspondem a 45 mg.
5) Administrar 40 gotas ou 2 ml que correspondem a 1.000 mg.
6) Administrar 15 ml da solução que correspondem a 300 mg.
7) Administrar 2,4 ml da solução que correspondem a 150 mg.
8) Administrar 2 comprimidos que correspondem a 200 mg de AAS.
9) Administrar 1,2 ml da diluição do AAS que corresponde a 150 mg.
10) Administrar 9 ml que correspondem a 450 mg.

VIA BUCAL: é uma via de administração aplicada no interior das bochechas. Não é muito utilizada, salvo para administração de efeitos locais.

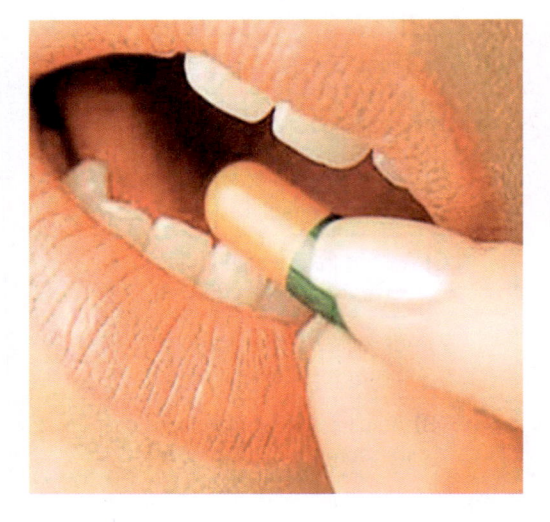

Formas farmacêuticas: Soluções, géis, colutórios, cremes, enxaguantes bucais, pastilhas e pomadas.

VANTAGENS	DESVANTAGENS
Fácil remoção do fármaco em caso de efeitos excessivos ou adversos	Dificuldade de conservar soluções devido à ação diluidora da saliva
	Irritação da mucosa
	Latência curta
	Dificuldade em pediatria

Quadro 3. *Vantagens e desvantagens da via bucal*

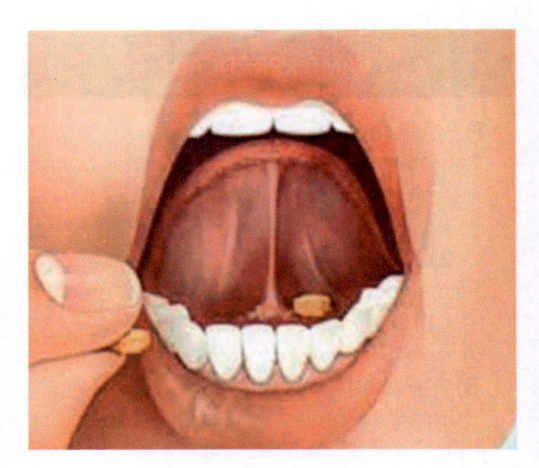

VIA SUBLINGUAL: Consiste na absorção de fármacos por debaixo da língua. Esta via de administração evita o efeito de primeira passagem hepática pois a drenagem venosa é para a veia cava superior. As mucosas situadas na região sublingual são altamente vascularizadas por capilares sanguíneos, motivo pelo qual sua absorção é altamente eficaz. Em comparação com a via oral, sua absorção se dá de uma forma muito mais rápida, devido ao contato quase que direto com os capilares sanguíneos situados nessa região.

Mas, devido a essa rápida absorção, torna-se também uma via com riscos consideráveis. Sua utilização também depende da ionização e lipossolubilidade do fármaco.

Formas farmacêuticas: Comprimidos sublinguais.

VANTAGENS	DESVANTAGENS
Evita a ação destrutiva na absorção e contato com suco gástrico	Dificuldade em pediatria
Ação mais rápida (absorção pela veia cava superior), a droga passa diretamente para a circulação geral	Absorção pode ser incompleta por deglutição acidental
Sem passagem pelo fígado	
Fácil acesso e aplicação	

Quadro 4. Vantagens e desvantagens da via sublingual

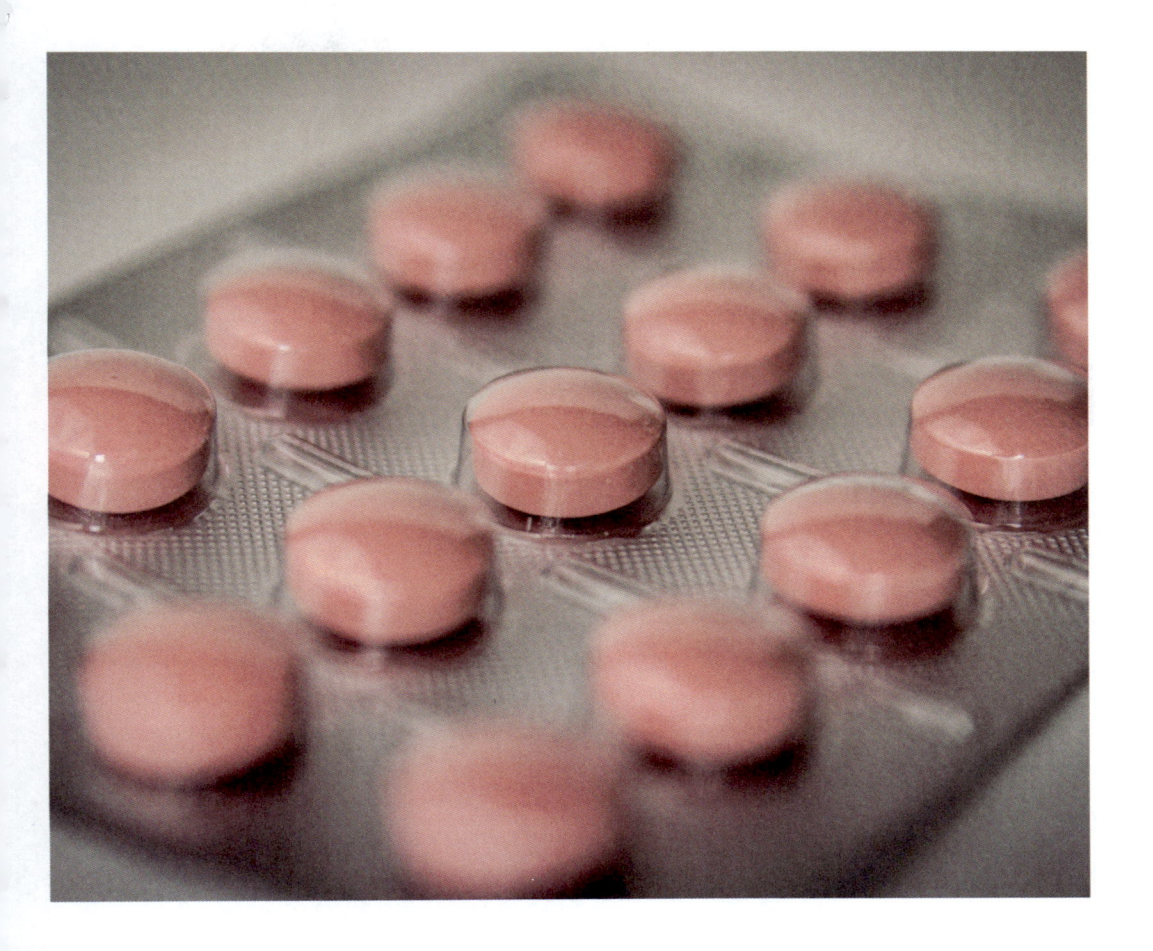

Vamos calcular?

Exemplo: P.M. de Capoten 25 mg SL agora.

Disponível Capoten 50 mg em 1 cp, quanto administrar?

Realize o cálculo sempre utilizando este modelo.
Disponível ----------- comprimido ou volume para diluir
Prescrição médica ------ X da questão

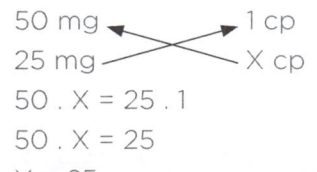

50 mg ⟶ 1 cp
25 mg ⟶ X cp
50 . X = 25 . 1
50 . X = 25
X = 25/50
X = 0,5 cp SL

Resposta: Administrar 0,5 comprimido no espaço sublingual = 25 mg de Capoten.

VAMOS PRATICAR?
1) P.M. Capoten 50 mg SL (sublingual) agora. Disponível Capoten 25 mg/cp.
2) Toragesic 5,0 mg SL agora. Disponível Toragesic 10 mg/cp.
3) Captopril 25 mg SL agora. Disponível Captopril 50 mg/cp.
4) Monocordil 5,0 mg SL agora. Disponível Monocordil 20 mg/cp.
5) Isocord 5,0 mg SL 8/8 h. Disponível Isocrod 2,5 mg/cp.

GABARITO
1) Administrar 2 comprimidos que correspondem a 50 mg.
2) Administrar ½ comprimido que corresponde a 5,0 mg.
3) Administrar ½ comprimido que corresponde a 25 mg.
4) Administrar ¼ comprimido que corresponde a 5,0 mg.
5) Administrar 2 comprimidos que correspondem a 5,0 mg.

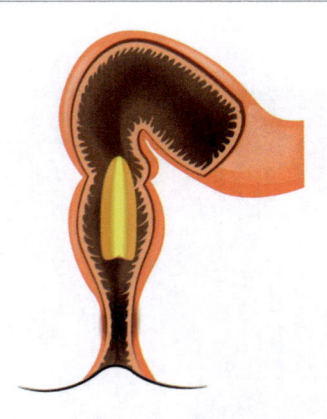

VIA RETAL: A via retal é utilizada quando a ingestão não é possível por causa de vômitos, quando o paciente se encontra inconsciente ou não sabe deglutir. Sua indicação é impopular e desconfortável, onde o fármaco é aplicado acima do esfíncter anal interno e do anel anoretal.

Formas farmacêuticas: Supositório e enema.

CAPÍTULO 7 — VIAS DE ADMINISTRAÇÃO ENTERAL

VANTAGENS	DESVANTAGENS
Efeito rápido	Absorção pode ser errática ou incompleta
Não produz irritação gástrica	Depende da motilidade intestinal
Protege os fármacos suscetíveis da inativação gastrointestinal e hepática	Irritação da mucosa retal
Boa opção para uso pediátrico	Reflexo de defecação
	Desconforto do paciente
	Poucos pacientes aderem a este tipo de via

Quadro 5. Vantagens e desvantagens da via retal

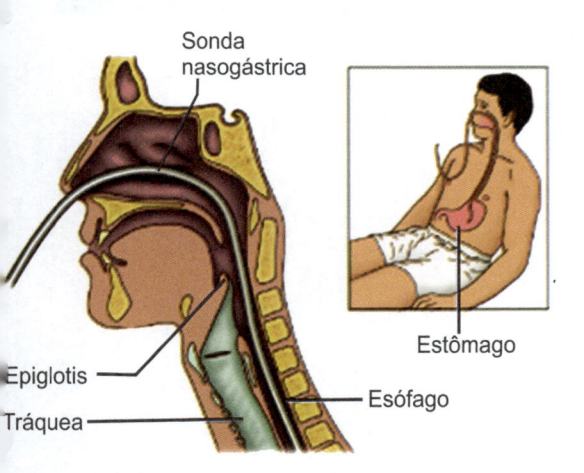

Via Nasogástrica ou Orogástrica: a sonda é passada pelo nariz ou pela boca

VIA GÁSTRICA: Esta via é usada em caso de pacientes inconscientes ou impossibilitados de deglutir. Os medicamentos são diluídos em água e administrados por meio de uma sonda nasogástrica ou tubo de gastrostomia.

Formas farmacêuticas: Drágeas, comprimidos, tabletes (esses todos diluídos) pós para solução, soluções enterais prontas para uso.

VANTAGENS	DESVANTAGENS
Administração de alimentos ou fármacos diretamente na mucosa gástrica ou intestinal	Pessoal treinado
	Equipamentos específicos

Quadro 6. Vantagens e desvantagens da via gástrica

VIA ENTÉRICA ou DUODENAL:

Consiste em colocar o medicamento diretamente no duodeno por meio de uma sonda duodenal. É uma via pouco utilizada, com indicação para os casos de administração de vermífugos.

Formas farmacêuticas: Comprimidos, drágeas, soluções.

VANTAGENS	DESVANTAGENS
A droga escapa da ação do suco gástrico	Irritação da parede do duodeno
	Exige pessoal treinado

Quadro 7. Vantagens e desvantagens da via entérica ou duodenal

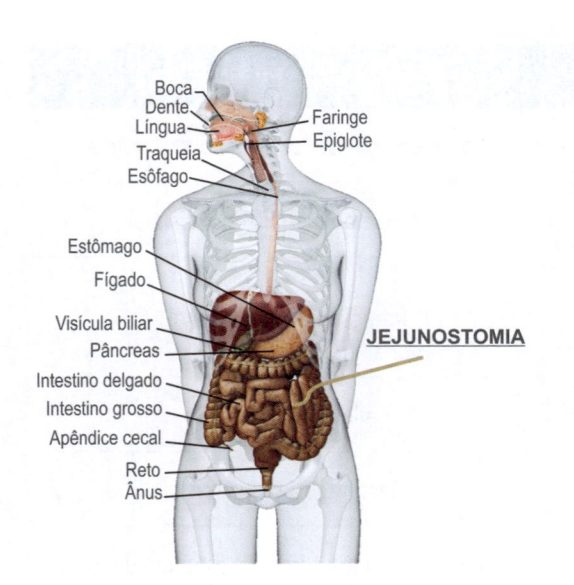

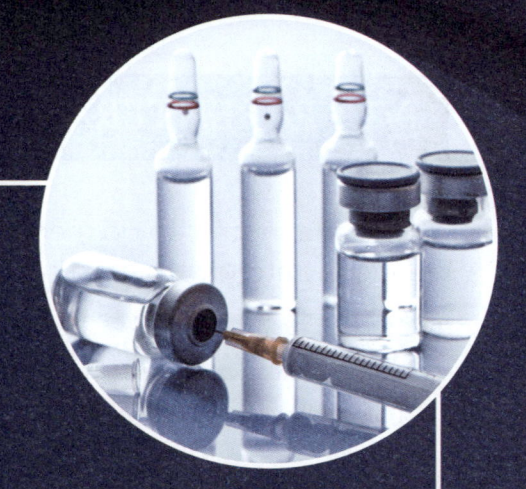

CAPÍTULO 8

Vias de Administração PARENTERAL

Cuidados e Cálculos de Medicamentos

VIA PARENTERAL

É a administração do medicamento através dos **INJETÁVEIS**, não utilizando o trato gastrointestinal.

VANTAGENS	DESVANTAGENS
O fármaco atinge mais rapidamente o local de ação produzindo uma resposta rápida que pode ser necessária em situações de emergência	A absorção mais rápida do fármaco pode resultar em aumento dos efeitos adversos
A dose pode ser administrada com maior precisão	É necessária uma formulação estéril, bem como uma técnica asséptica da administração
Podem ser administrados grandes volumes de medicamentos por via intravenosa	

Quadro 8. *Vantagens e desvantagens da via parenteral*

A administração parenteral pode ser utilizada quando a via enteral é impossível. A disponibilidade é mais rápida e mais previsível. A dose eficaz pode ser escolhida de forma mais precisa. No tratamento de emergências, esse tipo de administração é extremamente valioso.

Cuidados gerais na administração de medicamentos por via parenteral

A via parenteral é muito utilizada em hospitais e unidades de saúde. Para realizarmos um trabalho seguro, precisamos saber manipular muito bem as seringas, saber sua capacidade e graduação, em que: 1 cc = 1 ml. Além disso, devemos ser capazes de escolher o melhor material para punção, por isso a importância de conhecermos os diferentes tipos de seringas, agulhas e dispositivos agulhados.

Seringas, agulhas e dispositivos agulhados periféricos

A seringa é o recipiente utilizado para o preparo e a administração de medicamentos; seus componentes são:

CAPÍTULO 8 — VIAS DE ADMINISTRAÇÃO PARENTERAL

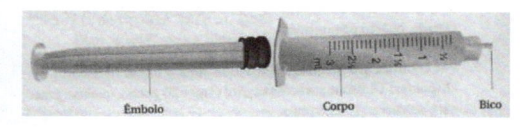

Fig. 20: Componentes da seringa

Vamos saber mais sobre as diferentes graduações de seringas?

Seringa de 20 ml

É dividida em 20 tracinhos que representam a escala desta seringa; portanto, cada tracinho equivale a 1 ml, é, portanto, dividida em números inteiros.

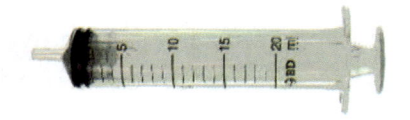

Fig. 21: Seringa 20 ml

Seringa de 10 ml

É dividida em 50 tracinhos, isso significa que entre um tracinho e outro equivale 0,2 ml, portanto, essa seringa não é dividida em números inteiros e sim em números decimais.

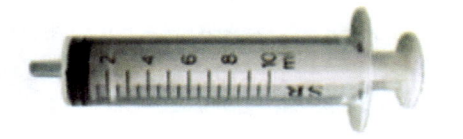

Fig. 22: Seringa 10 ml

Seringa de 5 ml

É dividida em 25 tracinhos, portanto, cada espaço entre os tracinhos vale 0,2 ml.

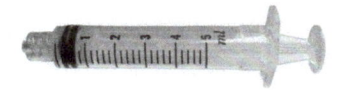

Fig. 23: Seringa 5 ml

Seringa de 3 ml

É dividida em 30 tracinhos, portanto, cada espaço entre os tracinhos equivale a 0,1 ml.

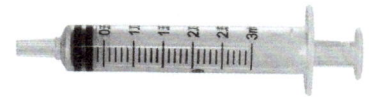

Fig. 24: Seringa 3 ml

Seringa de 1 ml - seringa tuberculina

Essa seringa é graduada em ml, com capacidade de 1 ml. Muito utilizada para administrar pequenas doses, como em pediatria e neonatologia, por exemplo. Nesta seringa, temos 1 ml dividido em 100 tracinhos, ou seja, cada um dos espaços entre um tracinho e outro corresponde a 0,01 ml.

Isso significa que essa seringa é centesimal, assim, evitamos as rediluições e as aproximações, que não são adequadas no cálculo de medicações

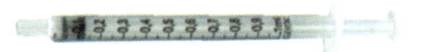

Fig. 25: Seringa tuberculina – 1 ml

Outra seringa de 1 ml conhecida é a graduada em unidades, de uso muito comum entre os pacientes diabéticos. É utilizada para aplicação subcutânea de insulina. Neste caso precisamos redobrar a atenção, porque ela pode se apresentar em 2 graduações diferentes: UI (unidade) ou ml.

Vamos ver em detalhes: a seringa da figura se divide em 50 partes, ou seja, 1 ml dividido em 50 tracinhos, com grupos de 5 em 5, portanto, cada espaço entre os tracinhos equivale a 0,02 ml.

Na seringa graduada por unidades, também dividida em 50 tracinhos, temos o seguinte: cada tracinho equivale a 2 UI.

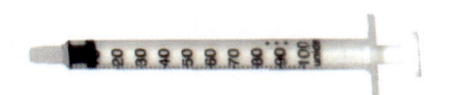

Fig. 26: Seringa 100 UI

Existem no mercado seringas menores para a aplicação de insulina como as de 50 UI e 30 UI. Vamos conhecê-las com mais detalhes.

Seringa de 50 UI tem capacidade para 0,5 ml. Foi dividida em 50 tracinhos, ou seja, 0,5 ml 50 partes = 0,01 ml. Cada espaço entre os tracinhos equivale a 0,01 ml e em unidades cada espaço entre os tracinhos equivale a 1 UI.

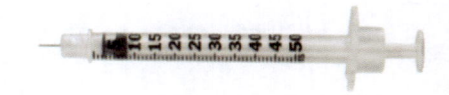

Fig. 27: Seringa de 50 UI

Seringa de 30 UI tem capacidade para 0,3 ml. Foi dividida em 30 partes iguais, ou seja, 0,3 30 = 0,01 ml, em unidades cada tracinho equivale a 1 UI.

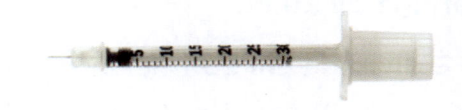

Fig. 28: Seringa 30 UI

Agulhas

As agulhas são as responsáveis pela introdução de fato da medicação no organismo, sem elas não seriamos capazes de atravessar a barreira tissular e aplicar adequadamente cada tipo de medicação em seu tecido correspondente.

Vamos conhecer as agulhas com mais detalhes?

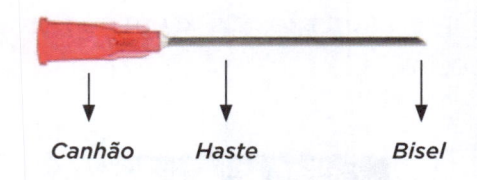

Canhão   Haste   Bisel

As cores do canhão das agulhas mais utilizadas são padronizadas, e cada uma delas tem sua indicação bem definida. Você precisará conhecê-las para escolher a agulha adequada para cada passo, do preparo à administração das medicações. Você precisará levar em consideração a via de administração, o local, o volume, a viscosidade do medicamento e também avaliar as condições do seu paciente como: tamanho da musculatura, peso, condição da pele etc.

Tamanhos e indicações

Agulha 40x12 e 40x10: utilizadas para aspiração e preparo de medicações.

Agulha 30x7 e 25x7: utilizadas para aplicação intravenosa (medicações rápidas ou coleta de sangue) ou intramuscular no paciente adulto. Em pacientes emagrecidos ou com tecido muscular menor, prefira a agulha mais curta, 25x7

Agulha 30x8 e 25x8: utilizadas para aplicação Intravenosa (medicações rápidas ou coleta de sangue) ou intramuscular no paciente adulto, ideal para medicações oleosas. Em pacientes idosos ou emagrecidos, pode não ser adequada.

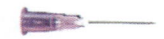

Agulha 20x5,5: utilizadas para aplicação Intravenosa (medicações rápidas ou coleta de sangue) ou intramuscular em crianças.

Agulha 13x4,5 ou 13x4,0: utilizada para aplicação intradérmica ou subcutânea em adultos e crianças, lembrando que para as injeções subcutâneas é imprescindível fazer a prega subcutânea.

Cateteres agulhados e outros dispositivos

Antes de começarmos a aprender sobre a aplicação das medicações é importante conhecermos todos os recursos dos quais iremos conversar a partir do próximo capítulo. Para que possamos realizar um atendimento de excelência, precisamos ter conhecimento de tudo o que podemos utilizar, para assim escolhermos o melhor dispositivo para cada tipo de medicação e adequada aos mais diversos quadros patológicos e pacientes.

Cateter agulhado - Nomenclaturas comuns: *Scalp*, borboleta ou *"butterfly"*.

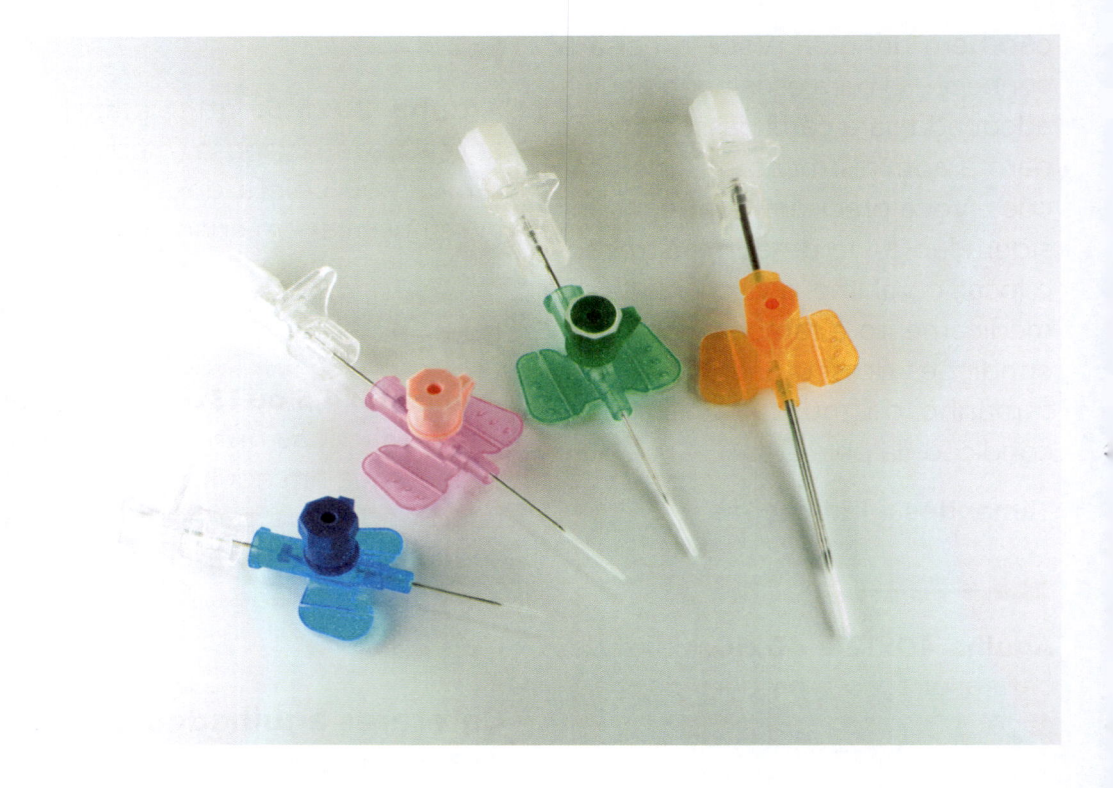

A estrutura do cateter agulhado

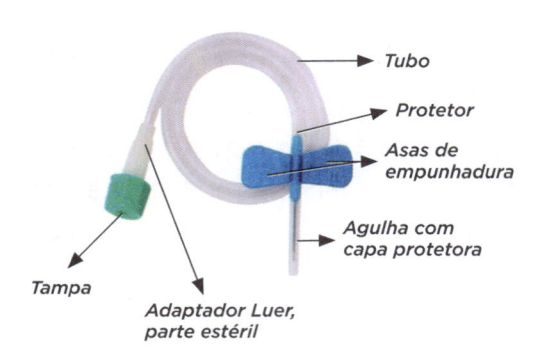

Fig. 29: Cateter agulhado

Como escolher o calibre dos cateteres agulhados?

Dica: Este dispositivo é indicado para medicações de curta duração! Devemos observar com cuidado a rede venosa periférica do paciente, garrotear para facilitar essa visualização e então escolher o cateter mais adequado, baseado no calibre das agulhas, conforme segue:

Cor laranja 25G e **Cor cinza 27G** – adequados para veias de pequeno calibre.

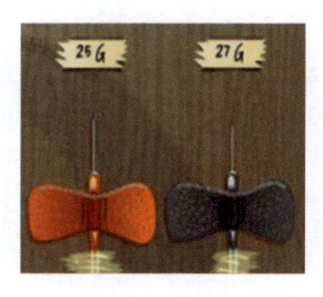

Fig. 30: Cateter agulhado 25 e 27

Cor verde 21G e **Cor azul 23G** – adequados para veias de médio calibre.

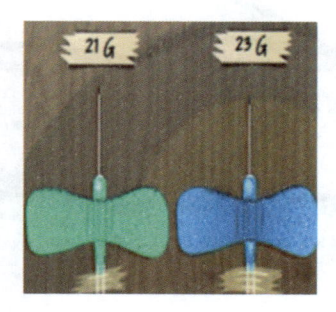

Fig. 31: *Cateter agulhado 21 e 23*

Cor branca ou **amarelo 19G** – adequado para veias de grande calibre.

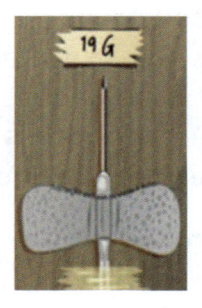

Fig. 32: *Cateter agulhado 19*

Cateter sobre agulha - Nomenclaturas comuns: jelco ou abocath.

A estrutura do cateter sobre agulha:

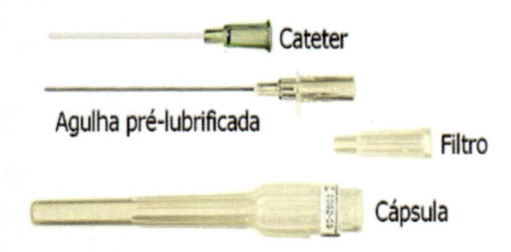

Fig. 33: *Componentes do cateter sobre agulha*

Devemos observar com cuidado a rede venosa periférica do paciente, garrotear para facilitar essa visualização e então escolher o cateter mais adequado, baseado no calibre das agulhas, conforme segue:

Como escolher o calibre dos cateteres sobre agulha?

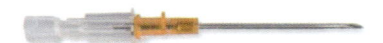

Cateter 14 – *Indicado para veias de grande calibre.*

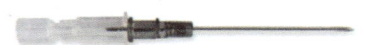

Cateter 16 – *Indicado para veias de grande calibre.*

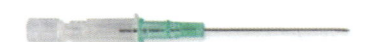

Cateter 18 – *Indicado para veias de médio e grande calibre.*

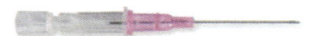

Cateter 20 – *Indicado para veias de médio calibre.*

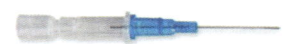

Cateter 22 – *Indicado para veias de pequeno calibre.*

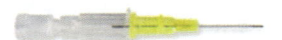

Cateter 24 – *Indicado para veias de pequeno calibre.*

Ganhos com a NR32: Esta Norma Regulamentadora tem por finalidade estabelecer diretrizes básicas para a implementação de medidas de proteção à segurança e à saúde dos trabalhadores dos serviços de saúde, por isso, alguns fabricantes já lançaram no mercado cateteres sobre agulha com travas de segurança, ou seja, após realizada a punção, na retirada da agulha, um pequeno dispositivo de trava se fecha, cobrindo assim a ponta da agulha, promovendo maior segurança ao profissional de saúde.

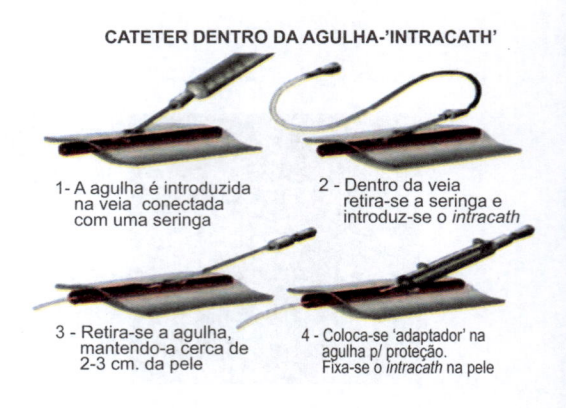

CATETER DENTRO DA AGULHA-'INTRACATH'

1- A agulha é introduzida na veia conectada com uma seringa
2 - Dentro da veia retira-se a seringa e introduz-se o *intracath*
3 - Retira-se a agulha, mantendo-a cerca de 2-3 cm. da pele
4 - Coloca-se 'adaptador' na agulha p/ proteção. Fixa-se o *intracath* na pele

Fig. 36: *Intracath*®

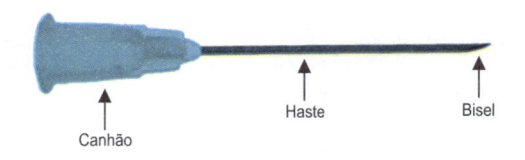

Canhão — Haste — Bisel

Fig. 34: *Componentes da agulha*

Cateteres venosos centrais

São dispositivos de acesso venoso de longa permanência. Sua instalação é feita por médicos (cateteres percutâneos e cateteres venosos centrais tunelizados) e por enfermeiros (cateter central de inserção periférica - PICC).

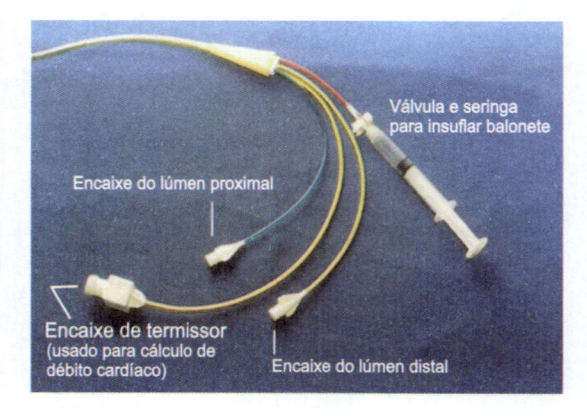

Encaixe do lúmen proximal
Válvula e seringa para insuflar balonete
Encaixe de termissor (usado para cálculo de débito cardíaco)
Encaixe do lúmen distal

Fig. 35: *Cateter central de inserção periférica (PICC)*

Agora que já vimos bastante sobre dispositivos e já sabemos como escolher as ferramentas adequadas para executar de forma correta as medicações, vejamos em detalhes a **Administração de Medicações por Via Endovenosa.**

A **Via Endo** ou **Intravenosa** é a que oferece a mais rápida ação do fármaco administrado, pois se dá pela introdução da medicação diretamente na corrente sanguínea. Os medicamentos injetados na veia devem ser soluções solúveis no sangue. Podem ser líquidos hiper, iso ou hipotônicos, sais orgânicos, eletrólitos, medicamentos não oleosos e não deve conter cristais visíveis em suspensão.

Formas farmacêuticas: Soluções e pós para soluções injetáveis.

VANTAGENS	DESVANTAGENS
Efeito farmacológico imediato. Não existe absorção do medicamento pelo organismo	É necessário que se mantenha assepsia
Possibilidade de liberação controlada do medicamento no organismo	Possui custo elevado
Permite a administração de fármacos irritantes	Pessoal treinado
Evita a ação do suco gástrico e o efeito de primeira passagem	Não aceita todos os tipos de medicamentos
Permite administrar grandes volumes e por tempo prolongado	Existe a probabilidade de ocorrência de reações desfavoráveis
A administração é possível mesmo sem a cooperação do paciente	Infecção, flebite, formação de vesículas no caso de extravasamento. Casos extremos como a necrose ocorrem quando há extravasamento de antineoplásicos
Propiciam meios para restaurar o equilíbrio ácido-base e o volume sanguíneo do organismo	Facilidade de intoxicação
	Acidente tromboembólico
	Não existe recuperação depois que o fármaco é injetado
	Reação anafilática
	Choque pirogênico

Quadro 9. Vantagens e Desvantagens – Via Endovenosa

Região Cefálica: Esta região é muito utilizada em bebês, pois é extremamente fácil visualizar essas veias em recém-nascidos.

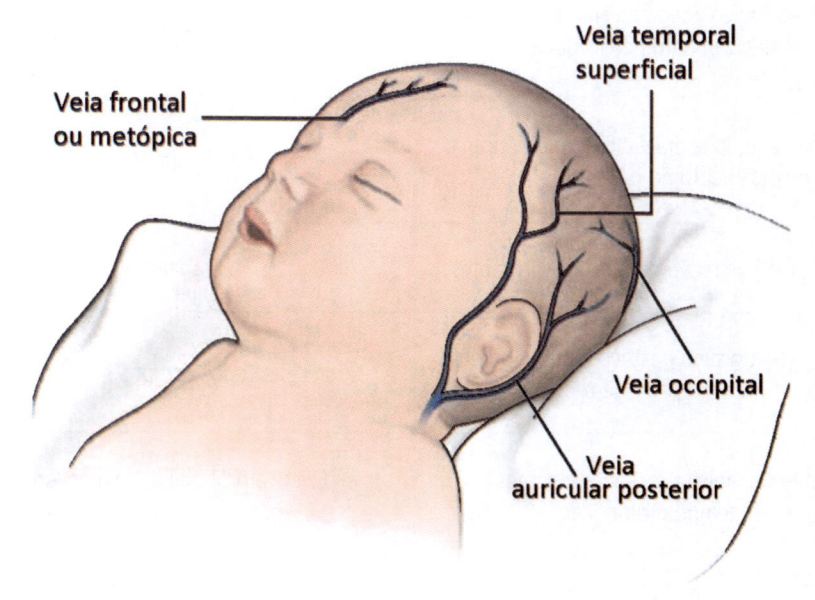

Fig. 37: *Veias das regiões cefálica e cervical*

Como escolher a região a ser puncionada?

CRIANÇAS E ADULTOS	Braço, antebraço e dorso da mão
BEBÊS	Região cefálica, pela facilidade de visualização e acesso, mão e dorso do pé
VIAS DE ÚLTIMA ESCOLHA	**Membros inferiores:** Risco de estagnação do medicamento na circulação periférica, que poderia provocar a formação de coágulos, causando trombos ou flebite. Contraindicada também para pacientes com lesões neurológicas como, por exemplo, paraplegia
VIA PARA COLETA DE SANGUE E ADMINISTRAÇÃO DE MEDICAMENTOS EM DOSAGEM ÚNICA	**Articulação do cotovelo:** Veia mediana do cotovelo (fossa cubital)

Quadro 10. Regiões de escolha para punção

Região dos Membros Superiores: Braço (cefálica e basílica) e antebraço (veia cefálica, veia cefálica acessória, veia basílica, veia intermediária do antebraço). Mão: marginal e rede do dorso da mão.

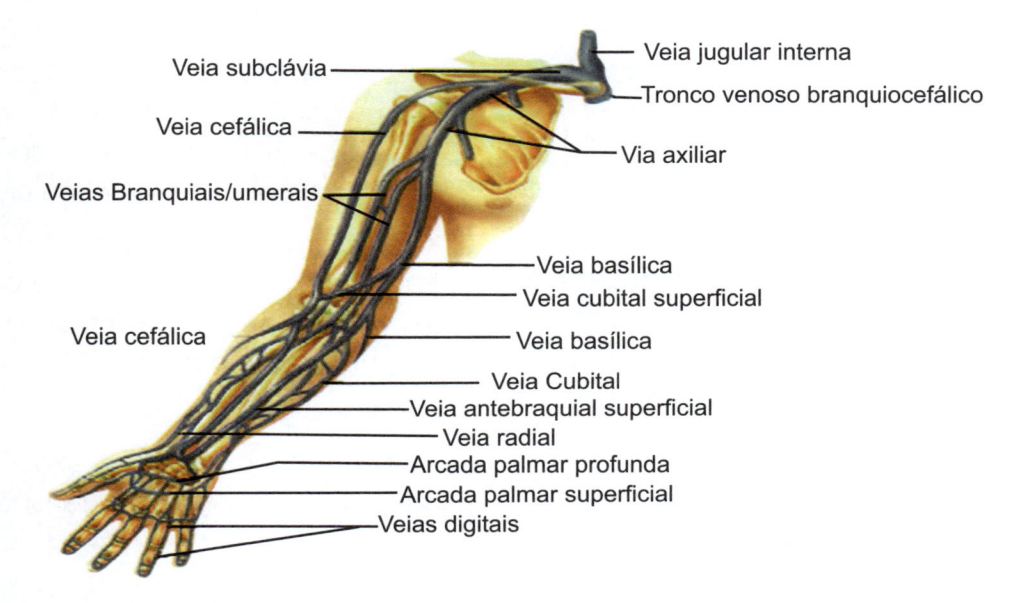

Fig. 38: *Veias dos membros superiores*

Região dos Membros Inferiores: Perna (safena magna e tibial anterior, e pé (rede do dorso do pé).

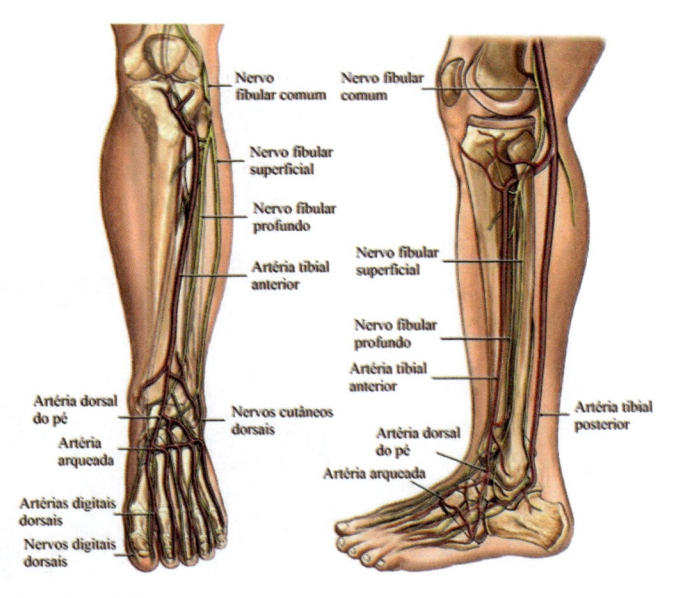

Fig. 39: *Veias dos membros inferiores*

1º passo: Separe o material

Bandeja contendo:

- Luvas de procedimento;
- Garrote;
- Bolas de algodão e álcool a 70%;
- Cateter periférico (cateter agulhado "escalpe" para punções de curta duração, até 24 h, cateteres sobre agulha "insyte/gelco" para punções de até 72 h);
- Adesivo para fixação do cateter (curativo de poliuretano ou filme transparente);
- Medicação a ser aspirada;
- Equipo duas vias.

2º passo: Atenção para a técnica

Técnica para o procedimento de punção periférica

- Lavar as mãos antes e após o procedimento;
- Reunir o material para punção;
- Explicar o procedimento ao paciente;
- Escolher a área a ser puncionada, se possível permitir que o paciente auxilie na escolha;
- Deixar o paciente em posição confortável com a área de punção apoiada;
- Calçar as luvas de procedimento;
- Garrotear o local para melhor visualizar a veia;
- Fazer a antissepsia do local com algodão embebido em um pouco de álcool a 70% no sentido proximal distal ou circular;
- Realizar a punção com o cateter escolhido, sempre com o bisel voltado para cima, introduzir a agulha no ângulo de 45°;
- Soltar o garrote do braço;
- Após a punção realizar fixação adequada com adesivo transparente;
- Identificar o adesivo com data, hora da punção e responsável, para controle do tempo de troca de acesso ou fixação;
- Reunir o material e deixar o ambiente em ordem;
- Realizar a anotação de Enfermagem do procedimento, descrevendo local e intercorrências.

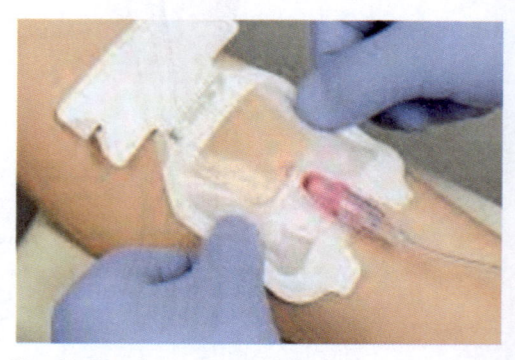

Fig. 40: *Punção venosa com cateter*

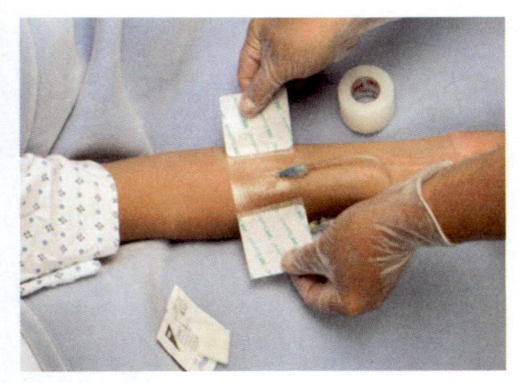

Fig. 40: Fixação de cateter periférico sobre agulha - curativo transparente.

CUIDADO COM OS ACIDENTES: O que pode acontecer durante e após a infusão de medicamentos por essa via?

1. NÃO REENCAPE as agulhas após realizar o procedimento de aplicação de medicações (ID, SC, IM, EV), pois há risco alto de autocontaminação.

2. Não deixe nenhum material perfurocortante no quarto do paciente, pois há risco para ele e para a equipe de autocontaminação.

3. Cuidado durante a administração de drogas:

- Extravasamento é uma infiltração na pele/músculo da medicação que deveria estar sendo injetada na veia, causando a formação de edema e dor local. A infusão deve ser interrompida de imediato e o cateter retirado, pois encontra-se fora da veia.

- Flebite é a inflamação da veia, após a punção venosa e/ou a administração da medicação; o paciente apresenta dor local, calor, edema, sensibilidade ao toque e hiperemia (vermelhidão). A infusão deve ser interrompida e o cateter retirado.

- Obstrução ocorre quando a infusão é interrompida por algum motivo e o dispositivo fica sem fluxo ou fechado durante muito tempo, impedindo a infusão da solução. Para que não ocorra a obstrução, indica-se a injeção de solução salina (10 ml em bolus) para garantir a permeabilidade do cateter. Lembre-se de agir respeitando o protocolo da instituição.

Vamos calcular?

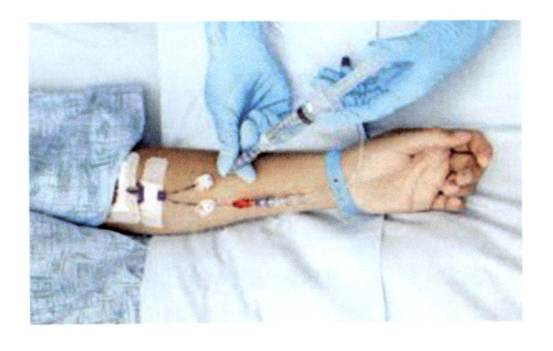

O cálculo para medicações EV é realizado pela regra de três simples. Veja a seguir.

Exemplos

1. Temos a Prescrição Médica de:

Clindamicina 250 mg EV de 8/8h. Disponível Clindamicina 500 mg, em quanto você deve diluir e quanto administrar?

Realize o cálculo sempre utilizando o modelo:

Disponível............... volume para diluir, medicação EV, diluir em 10 ml ou 20 ml

Prescrição Médica
(P.M.)............................. X da questão

500 — 10 ml
250 — X ml
500 X = 250 . 10
500 X = 2.500
X = 2.500 / 500   X = 5 ml = 250 mg de Clindamicina EV

Resposta: Deve ser realizada diluição com 10 ml, devendo ser aspirada após a diluição 5 ml = 250 mg de Clindamicina.

2. Temos a Prescrição Médica de:

Kefazol 400 mg EV de 8/8h. Disponível Kefazol 1 grama, em quanto você deve diluir e quanto administrar?

1º passo: 1,0 g = 1.000 mg

2º passo:

1.000 mg — 20 ml
400 mg — X ml
1.000 . X = 400 . 20
1.000 . X = 8.000
X = 8.000 / 1.000
X = 8 ml = 400 mg de Kefazol EV

Resposta: Deve ser realizada diluição com 20 ml, devendo ser aspirada após a diluição 8 ml = 400 mg de Kefazol.

3. Temos a Prescrição Médica de:

650 mg de Cefalotina

EV 12/12h. Disponível frasco-ampola de 1 g, quanto devo administrar?

1º passo: Precisamos diluir a medicação, pois a sua apresentação se dá em pó liofilizado.
Para a diluição de 1 g (1.000 mg), utilizaremos 10 ml de AD.

ATENÇÃO PARA A DICA: Utilize sempre as unidades equivalentes, ou seja, gramas com gramas, miligramas com miligramas etc.
No exemplo a prescrição pede 650 mg, então o cálculo deverá ser feito apenas em mg.

Olha a regra de três:

1.000 mg ⟶ 10 ml
650 mg ⟶ X ml

X . 1.000 = 650 . 10
X . 1.000 = 6.500
X = 6.500 / 1.000 = 6,5
X = 6,5 ml

Resposta: Devo aspirar 6,5 da solução para a aplicação EV.

Cálculo de Penicilina Cristalina

Diferente dos exemplos anteriores, a Penicilina não é apresentada em g (gramas) ou mg (miligramas), mas sim em Unidades Internacionais (UI), portanto, a forma de cálculo também deve ser realizada de maneira específica.

Em frasco-ampola, a Penicilina pode variar de: 1.000.000, 5.000.000 a 10.000.000, independentemente de qual o valor prescrito e qual a apresentação disponível em seu serviço de saúde, essa medicação NUNCA SERÁ FEITA DIRETAMENTE NA VEIA! Faremos sempre a sua rediluição em SG 5% ou SFO 9%, isso se faz necessário pelo alto perfil flebogênico desta medicação.

Vamos calcular?

Prescrição Médica 1

O Sr. B.D.S. foi internado em clínica médica com quadro de infecção de garganta, com presença de secreção purulenta. O médico plantonista prescreveu:

Penicilina Cristalina 3.000.000 UI EV de 4/4 horas. Temos disponíveis na clínica médica apenas frascos/ampolas de 5.000.000 UI.

Para que a prescrição seja cumprida de maneira adequada quantos ml devemos administrar?

Atenção para a dica: O volume final sempre será acrescido de 2 ml, então se injetarmos 5 ml de solvente no frasco de penicilina cristalina, o volume final será de 7 ml, se injetarmos 7 ml de solvente, o volume final será de 9 ml, e assim por diante.

Vamos ao passo a passo

Regra de três

Tenho 5.000.000 UI --- diluído em 8 ml de AD + 2 ml do medicamento em pó

Tenho 5.000.000 UI --------- 10 ml
Quero 3.000.000 UI --------- X ml

X . 5.000.000 = 3.000.000 . 10
X . 5.000.000 = 30.000.000
X = 30.000.000 / 5.000.000 = 6 ml

Resposta: Diluir a Penicilina em 8 ml de AD (total após diluição 10 ml), aspirar 6 ml para cumprir a prescrição de 3.000.000 UI de Penicilina.

Cálculo de rediluição de Penicilina Cristalina

Prescrição Médica 2

Paciente H.M.L. está internado por quadro de infecção pulmonar leve. O clínico geral após avaliação prescreve: **150.000 UI** de Penicilina Cristalina EV de 4/4 horas. Porém, na clinica temos disponíveis apenas frascos/ampola com **5.000.000 (ou 5 milhões)** de UI. Como faremos para cumprir adequadamente a prescrição?

Ponto crítico: Esta prescrição é de uma quantidade muito menor de Penicilina do que temos disponível; nesses casos, devemos fazer a rediluição da medicação, seguindo os estes passos:

1º passo: Diluir a medicação (5.000.000) em 8 ml de AD (volume final 10 ml)

Precisamos primeiro descobrir em quantos ml de solução temos 1.000.000 UI (assim já teremos um valor mais próximo ao da prescrição que é de apenas 150.000 UI).

Regra de três

Tenho 5.000.000 UI ----- 10 ml
Prescrito 1.000.000 UI ----- X ml
X . 5.000.000 = 1.000.000 . 10
X . 5.000.000 = 10.000.000
X = 10.000.000 = **2 ml**
    5.000.000

2º passo: Rediluir a solução

Já sabemos que: 10.000.000 = 2 ml, agora, vamos diluir novamente esses 2 ml para calcular apenas as 150.000 UI.

10.000.000 UI ---- 2 ml + 8 ml de AD (volume total da rediluição 10 ml)

Tenho 10.000.000 UI ----- 10 ml
Prescrito 150.000 UI -------- X ml
X . 10.000.000 = 150.000 . 10
X . 10.000.000 = 1.500.000
X = 1.500.000 = 1,5 ml
    10.000.000

Resposta: Então, para administrar 150.000 UI de Penicilina, devemos diluir o frasco de 5.000.000 em 8 ml de AD, aspirar 2 ml (10.000.000 UI), rediluir em 8 ml de AD e desta rediluição aspirar 1,5 ml para administrar.

VAMOS PRATICAR?

1) Temos na Prescrição Médica

Clindamicina 250 mg EV. Disponível frasco-ampola de Vancomicina 500 mg, diluir em 10 ml de AD, quanto devo administrar?

2) Temos na Prescrição Médica

Kefazol 780 mg EV. Disponível frasco-ampola de Keflin 1 g, diluir em 10 ml de AD, quanto devo administrar?

3) Temos na Prescrição Médica

Fenitoina 150 mg EV. Disponível ampola de Fenitoina 50 mg/ml, em ampola de 5 ml, quanto devo administrar?

4) Temos na Prescrição Médica

Decadron® 8 mg EV. Disponível frasco-ampola de Decadron® 4 mg/ml, em frasco de 2,5 ml, quanto devo administrar?

5) Temos na Prescrição Médica

Amicacina 200 mg EV. Disponível ampola de Amicacina 500 mg/2 ml, quanto devo administrar?

6) Temos na Prescrição Médica

Gentamicina 450 mg EV. Disponível ampola de Gentamicina 600 mg/5 ml, quanto devo administrar?

7) Temos na Prescrição Médica

Metronidazol 200 mg EV. Disponível frasco de Flagyl 500 mg/100 ml, quanto devo administrar?

8) Temos na Prescrição Médica

Solucortef® 150 mg EV. Disponível frasco-ampola de Solucortef® 500 mg, diluir em 5 ml de AD, quanto devo administrar?

9) Temos na Prescrição Médica

Lasix 60 mg EV. Disponível ampola de Lasix 40 mg/2ml, quanto devo administrar?

10) Temos na Prescrição Médica

Keflex® 650 mg EV. Disponível frasco-ampola de Keflex® 1,0 g diluir em 10 ml de AD, quanto devo administrar?

11) Temos na Prescrição Médica

Penicilina Cristalina 1.500.000 UI EV de 6/6 horas. Disponível apenas frasco-ampola de 5.000.000 UI, como fazer para cumprir a prescrição?

12) Temos na Prescrição Médica

Penicilina Cristalina 6.000.000 UI EV de 8/8 horas. Disponível apenas frasco-ampola de 10.000.000 UI, como fazer para cumprir a prescrição?

GABARITO

1) Serão aspirados 5 ml do frasco-ampola que correspondem a 350 mg para administrar EV.

2) Serão aspirados 7,8 ml do frasco-ampola que correspondem a 780 mg para administrar EV.

3) Serão aspirados 15 ml que correspondem a 100 mg para administrar EV.

4) Serão aspirados 2 ml do frasco-ampola que correspondem a 8 mg para administrar EV. Recomenda-se rediluir os 2 ml de Dexametasona em AD para administração.

5) Serão aspirados 0,8 ml da ampola que corresponde a 200 mg para administrar EV. Atenção: geralmente a PM pede a rediluição da droga em soluções para infusão contínua.

6) Serão aspirados 3,75 ml da ampola que correspondem a 450 mg para administrar EV. Atenção: geralmente a PM pede a rediluição da droga em soluções para infusão contínua.

7) Serão aspirados 40 ml do frasco que correspondem a 200 mg para administrar EV. Atenção: Essa medicação apresenta-se diluída em 100 ml para uso em infusão contínua.

8) Serão aspirados 1,5 ml do frasco-ampola que correspondem a 150 mg para administrar EV. Recomenda-se rediluir os 1,5 ml de Flebocortef® em AD para administração.

9) Serão aspirados 3 ml da ampola que correspondem a 60 mg para administrar EV.

10) Serão aspirados 6,5 ml do frasco-ampola que correspondem a 650 mg de Keflex® para administrar EV.

11) Diluir a medicação em 8 ml de SF 0,9 ou AD, volume total 10 ml, aspirar 3 ml para obter 1.500.000 UI.

12) Diluir a medicação em 8 ml de SF 0,9 ou AD, volume total 10 ml, aspirar 6 ml para obter 6.000.000 UI.

VIA INTRADÉRMICA

A via intradérmica é muito restrita, usada para pequenos volumes (de 0,1 a 0,5 ml). Usada para reações de hipersensibilidade, como provas de ppd (tuberculose), Schick (difteria) e sensibilidade de algumas alergias. A via intradérmica é utilizada também para fazer dessensibilização e autovacinas.

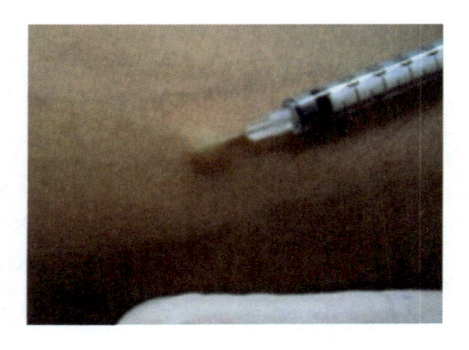

Fig. 41: *Injeção intradérmica (ID)*

É utilizada para aplicação de BCG (vacina contra tuberculose), sendo de uso mundial a aplicação ao nível da inserção inferior do músculo deltoide.

O local mais apropriado para as demais drogas é a face anterior do antebraço, devido ser pobre em pêlos, com pouca pigmentação, pouca vascularização e de fácil acesso para leitura dos resultados.

Formas farmacêutica: Injetáveis.

VANTAGENS	DESVANTAGENS
Fácil acesso	Pessoal treinado
Efeito local	Equipamentos específicos
	Volumes pequenos
	Ação irritativa local

Quadro 11. *Vantagens e desvantagens da via intradérmica*

Como realizar as injeções intradérmicas?

1º passo: Separe o material

Bandeja contendo:

- Luvas de procedimento;
- Algodão em bola e álcool a 70%;
- Seringa de 1 ml = 100 UI ou 3 ml;
- Agulha para aspiração de medicação 25X7, 25X8 ou 40x12;
- Agulha para aplicação de medicação 13x4,5 ou 13x4,0;
- Encaixar o canhão da agulha no bico da seringa, na técnica estéril, para não contaminar nada;
- Medicação a ser aspirada;
- Lembre-se de retirar o ar do interior da seringa antes da aplicação, conforme mostra a figura/vídeo.

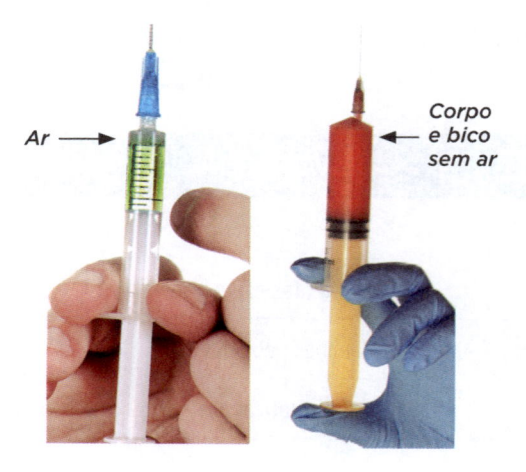

Fig. 42: *Retirar o ar da seringa*

2º passo: Atenção para a técnica

Técnica para aplicação intradérmica

- Lavar as mãos antes e após o procedimento;
- Reunir o material para aplicação ID;
- Explicar o procedimento ao paciente;
- Escolher a área para aplicação, se possível permitir que o paciente auxilie na escolha;
- Deixar o paciente em posição confortável com a área de aplicação relaxada;
- Calçar as luvas de procedimento;
- Fazer a antissepsia do local com algodão embebido em um pouco de álcool a 70% no sentido proximal distal ou circular, deixar o local secar antes de aplicar a medicação;
- Realizar a aplicação no ângulo de 10 a 15°, introduzir cerca de 3 mm da agulha. Não é necessário aspirar após a introdução da agulha, devido às condições anatômicas da derme, relacionada a vasos e nervos;
- Aplicar o medicamento de forma lenta e calma, observando se há formação da pápula;

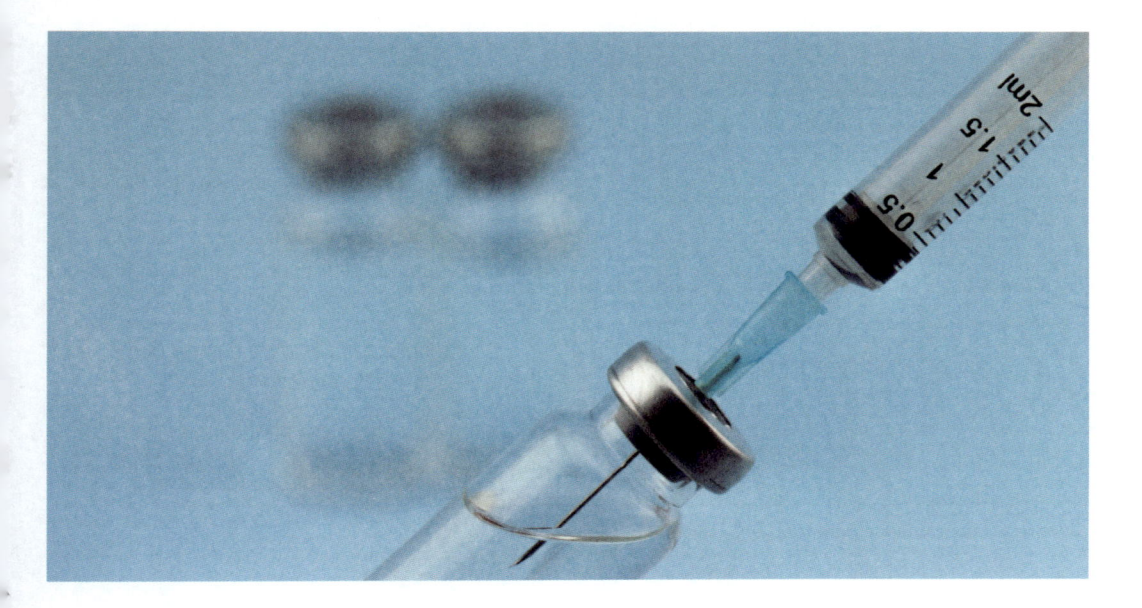

- Caso seja um teste, alérgico por exemplo, fazer a demarcação da área de aplicação para posterior avaliação;
- Reunir o material e descartá-lo seguindo as precauções padrão e deixar o ambiente em ordem;
- Realizar a anotação de Enfermagem do procedimento, descrevendo local e intercorrências.

VIA SUBCUTÂNEA

Esta via só pode ser usada para administrar substâncias que não são irritantes para os tecidos. A absorção costuma ser constante e suficientemente lenta para produzir um efeito persistente. A absorção de substâncias implantadas sob a pele (sob forma sólida de *pellet*) ocorre lentamente ao longo de semanas ou meses. Alguns hormônios são administrados de forma eficaz dessa maneira. Esta via não pode ser utilizada por pacientes com doença vascular oclusiva e má perfusão tecidual, pois a circulação periférica diminuída retarda a absorção da medicação. É uma via utilizada com frequência para tratamentos de longa duração (diabetes), em pós-operatórios, na profilaxia de ocorrências vasculares obstrutivas. O volume indicado para essa via é de 0,1 ml a 2,0 ml.

Formas farmacêuticas: Implante de *pellets*, soluções e suspensões injetáveis SC.

VANTAGENS	DESVANTAGENS
Absorção contínua e segura	É mais lenta que a intramuscular
Evita o efeito de primeira passagem	Pode ocorrer a formação de hematomas no local de aplicação
Pronta absorção a partir de soluções aquosas	Deve ser realizado rodízio dos locais de aplicação com rigor
Pouca necessidade de treinamento	Variabilidade absortiva a partir de diferentes locais
	Não utiliza grandes volumes
	Pode ocorrer lesão tissular

Quadro 12. *Vantagens e desvantagens da via subcutânea (SC)*

Vamos revisar a anatomia da pele?

A pele é composta por duas camadas principais, epiderme e derme, e uma camada logo abaixo da derme, denominada tela subcutânea. É nessa camada intimamente ligada à pele que é realizada a injeção subcutânea (SC).

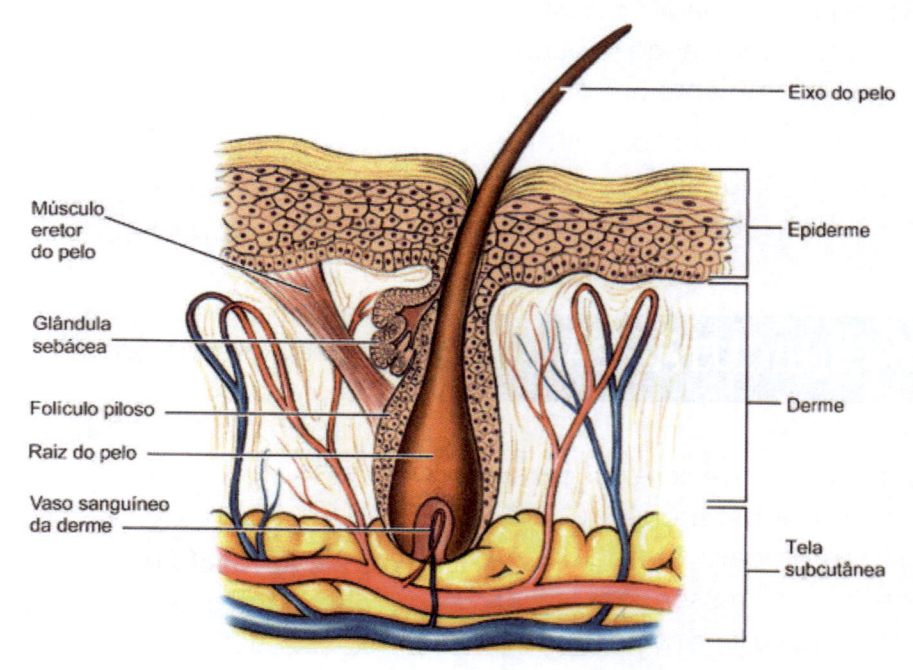

Fig. 42: *Anatomia da pele*

Locais para aplicação SC

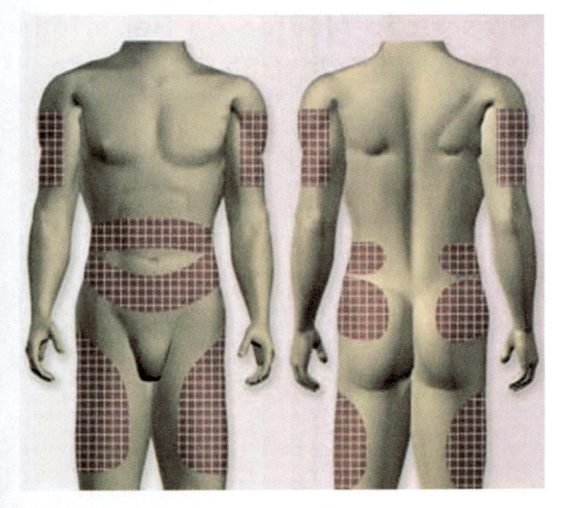

Fig. 44: Locais para aplicação de subcutânea

Como realizar as injeções subcutâneas

1º passo: Separe o material

Bandeja contendo:

- Luvas de procedimento;
- Seringa de 1 ml = 100 UI ou 3 ml;
- Agulha para aspiração de medicação preferencialmete 40x12;
- Medicação a ser utilizada;
- Agulha para aplicação da medicação 13x4,5 ou 13x4,0;
- Algodão e álcool 70%.

Técnica para realização da aplicação SC

- Lavar as mãos;
- Preparar o medicamento;
- Orientar o paciente quanto ao procedimento;
- Calçar luvas de procedimento;
- Escolher um local de fácil visualização e adequada para esse tipo de aplicação. ATENÇÃO: essa via deve ser rodiziada, ou seja, a aplicação deverá variar as regiões do corpo, para evitar iatrogenias;
- Realizar a antissepsia do local, sempre com algodão e álcool 70%;
- Com sua mão dominante, segurar a pele ao redor do local da injeção e elevar firmemente o tecido subcutâneo para formar uma "prega" como mostra a figura.

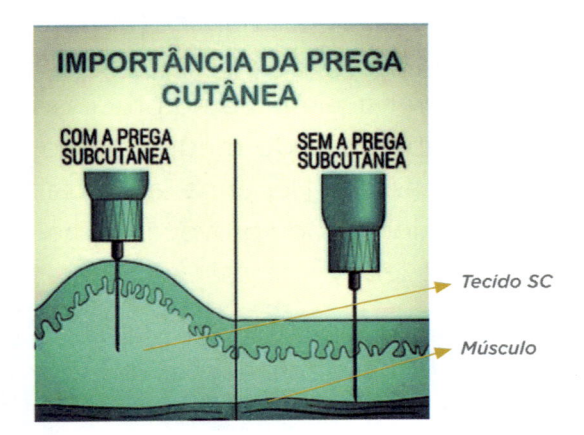

Fig. 45: prega Subcutânea

- Realizar a aplicação no ângulo de 90° com agulha 13x4,0 ou 13x4,5 ou ângulo de 45° com agulha 25x7, 25x8;

- Não realizar aspiração (movimento de aspirar para checar se a agulha atingiu algum vaso/veia, com retorno de sangue na seringa) no caso de Heparina, pois pode ocorrer a formação de hematomas no local da aplicação;

- Para outras medicações, inclusive a insulina, é recomendada a aspiração, após a inserção da agulha, assim nos certificamos de que nenhum vaso foi puncionado. Caso tenha ocorrido, deve-se interromper a aplicação, desprezando o medicamento, preparar novamente o material e recomeçar o procedimento;

- Realizar a aplicação da medicação; após a aplicação não massagear o local, pois pode ocorrer aceleração no processo de absorção do medicamento. No caso da Heparina, a massagem local pode provocar hematoma local;

- Descartar o material, seguindo as normas e precauções de biossegurança.

Como calcular?

O cálculo para SC pode ser realizado pela regra de três simples, como segue:

Exemplo 1.

Prescrição Médica de Heparina 2.000 UI SC de 8/8h

Disponível Heparina 5.000 UI/ml, quanto administrar?

Realize o cálculo sempre utilizando este modelo:

Medicamento disponível .... volume para diluir

Prescrição Médica .... X da questão

5.000 -------- 1 ml
2.000 -------- X ml
→ 5.000 . X = 2.000 . 1
5.000 . X = 2.000
X = 0,4 ml = 2.000 UI de Heparina SC

Resposta: Aspirar 0,4 ml que é igual a 2.000 UI de Heparina.

Exemplo 2.

Prescrição Médica de Liquemine 800 UI SC de 8/8h

Disponível Liquemine Ampola 5.000 UI/ml, quanto aspirar?

5.000   1 ml
800   X ml
5.000 . X = 800 . 1
5.000 . X = 800
X = 800 / 5.000
X = 0,16 ml

Resposta: Aspirar 0,16 ml, que é = a 800 UI de Liquemine.

Exemplo 3.

Prescrição Médica de Granulokine 200 mcg SC 1 x ao dia.

Disponível frasco-ampola de Granulokine de 300 mcg/ml. Quantos ml devo administrar?

Observe as informações do frasco: 300 mcg em 1,0 ml, o medicamento já vem diluído, lê-se que em cada 1ml temos 300mcg.

300 mcg → 1 ml
200 mcg → X ml

Agora é só montar a regra de três:

X . 300 = 200 . 1
X . 300 = 200
X = 200/300 = 0,66 ml
X = 0,66 ml

Resposta: Devo aplicar 0,66 ml para a dosagem prescrita de 200 mcg de Granulokine.

INSULINAS

No organismo humano, o nível de glicemia é controlado por um sistema de retroalimentação entre o fígado, o músculo, o tecido adiposo e as ilhotas pancreáticas, tendo a **insulina** como principal hormônio regulador.

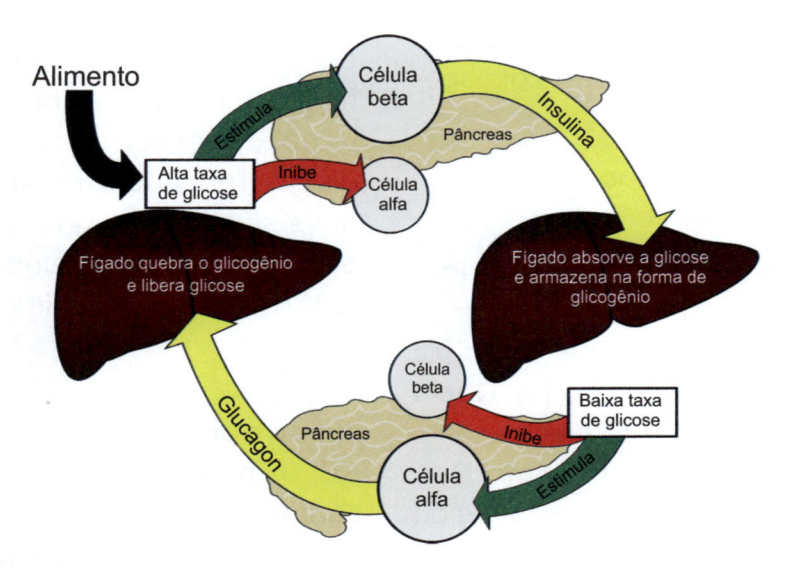

Fig. 46: Regulação da liberação de insulina e glucagon pelo pâncreas

A palavra insulina tem origem do latim *insula*, que significa "ilha", e o sufixo *ina* corresponde à "natureza de". É produzida pelas células beta das Ilhotas de Langerhans, no pâncreas, e consiste em uma pequena proteína de duas cadeias polipeptídicas (A e B) ligadas por duas pontes de sulfeto intermoleculares.

Aproximadamente 1/5 da insulina armazenada no pâncreas de um adulto, que corresponde a cerca de 5 mg, é secretado diariamente. A insulina é o principal hormônio regulador do nível 2 da glicemia através de um sistema de retroalimentação entre o fígado, o tecido muscular e o tecido adiposo, e as ilhotas pancreáticas.

A insulina aumenta a captação de glicose (nas células musculares e adiposas) e a síntese de glicogênio (no fígado).

Classificação da doença Diabetes mellitus

Segundo o International Diabetes Center, atualmente, a doença Diabetes mellitus ou Diabete melito é classificada como **Tipo 1** e **Tipo 2** (embora alguns autores classifiquem também como Diabete melito insulinodependente ou DMID e Diabete melito não insulinodependente ou DMNID), **Diabetes secundário, Diabetes gestacional e Diabetes desnutricional.**

Atualmente, temos três tipos de preparações de insulina:

1 – Preparações de insulina de ação curta ou rápida (insulina-regular ou insulina insulina-zinco cristalina solúvel ou insulina cristalina);

2 - Preparações de insulina de ação intermediária (insulina semilenta – NPH);

3 - Preparações de insulina de ação prolongada (insulina glargina *Lantus*).

Vamos calcular?

Para realizarmos o cálculo de insulina, utilizamos também a regra de três, considerando que a seringa de 100 UI é igual a 1 ml e que os frascos de insulina apresentam-se também em 100 UI. Quando não dispusermos de seringa de 100UI, deve-se trabalhar com seringa de 3 ml (ideal), considerando que 1 ml = 100 UI. Veja a seguir:

Exemplo 1.

Temos a prescrição de insulina 15 UI SC. Disponíveis frasco de insulina simples 100 UI e seringa de 3 ml, quanto devo aspirar para administrar 15 UI de insulina simples?

Realizar a regra de três da seguinte forma:

Leia: em 1 ml, temos 100 UI de insulina

Quantidade de UI de insulina no frasco.................. por 1 ml

Prescrição Médica X
(quanto aspirar)

100 UI   1 ml
15 UI   X ml

$100 \cdot X = 15 \cdot 1$
$100 \cdot X = 15$
$X = \dfrac{15}{100}$
$X = 0{,}15$ ml = 15 UI

Resposta: Aspirar 0,15 ml = 15 UI de insulina simples, na seringa de 3 ml.

Exemplo 2.

Temos a prescrição médica de insulina NPH 25 UI SC. Disponíveis frasco de insulina NPH 100 UI e seringa de 100 UI, quanto devo aspirar para administrar 25 UI de insulina NPH?

100 UI   100 UI
25 UI   X

$100 \cdot X = 25 \cdot 100$
$100 \cdot X = 2.500$
$X = \dfrac{2.500}{100}$ $X = 25$ UI

Resposta: Aspirar 25 UI de insulina NPH.

ATENÇÃO PARA A DICA: quando temos seringa de 100 UI e frascos de 100 UI, não é necessária a realização de cálculo; aspire diretamente as unidades prescritas.

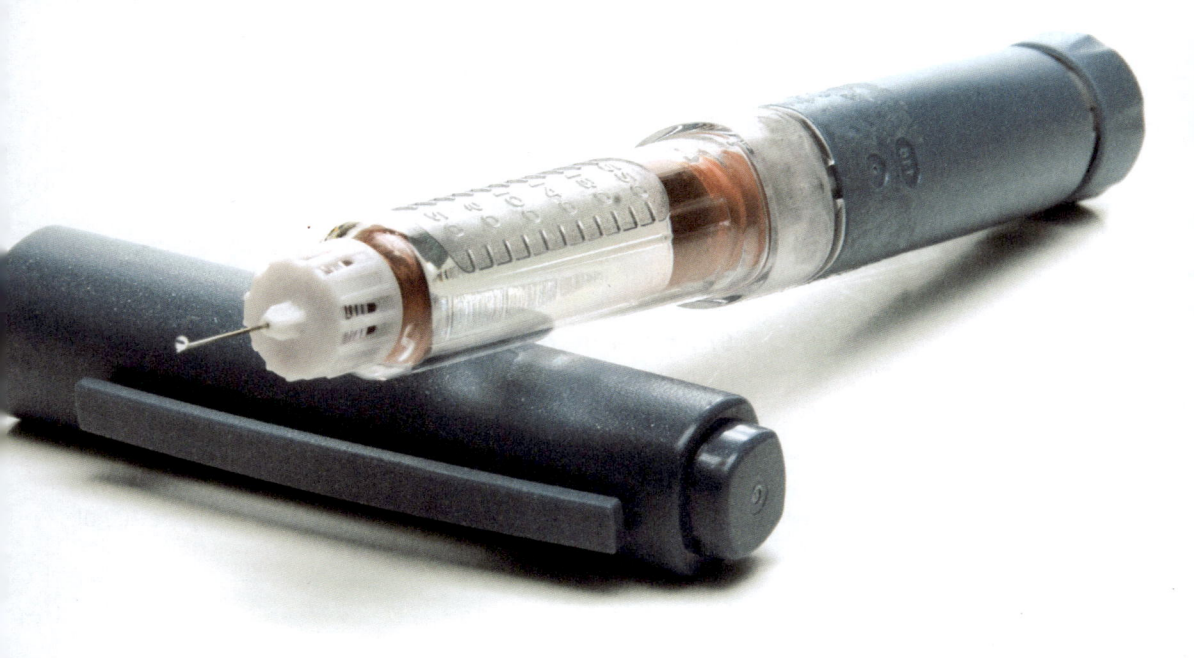

VAMOS PRATICAR?

1) Temos a Prescrição Médica

Liquemine 500 UI SC de 8/8 horas. Disponível Liquemine 1.000 UI em ampola de 1ml, quanto aspirar para administrar?

2) Temos a Prescrição Médica

Insulina NPH 25 UI SC de manhã. Disponíveis frasco de insulina NPH de 100 UI e seringa de 3 ml, quanto aspirar para administrar?

3) Temos a Prescrição Médica

Insulina NPH 35 UI SC de 8/8 horas. Disponíveis frasco de insulina NPH de 100 UI e seringa de 100 UI, quanto aspirar para administrar?

4) Temos a Prescrição Médica

Insulina regular 8 UI SC cedo. Disponíveis frasco de insulina regular 100 UI e seringa de 100 UI, quanto aspirar para administrar?

5) Temos a Prescrição Médica

Insulina NPH 50 UI SC após o café da manhã. Disponíveis frasco de insulina NPH de 100 UI e seringa de 3 ml, quanto aspirar para administrar?

6) Temos a Prescrição Médica

Insulina NPH 10 UI SC de manhã. Disponíveis frasco de insulina NPH de 100 UI e seringa de 100 UI, quanto aspirar para administrar?

7) Temos a Prescrição Médica

Insulina regular 25UI SC à noite. Disponíveis frasco de insulina regular de 100 UI e seringa de 3 ml, quanto aspirar para administrar?

8) Temos a Prescrição Médica

Liquemine 1.000 UI SC de 8/8 horas. Disponível Liquemine 1.000 UI em ampola de 1 ml, quanto aspirar para administrar?

9) Temos a Prescrição Médica

Liquemine 600 UI SC de 8/8 horas. Disponível Liquemine 1.000 UI/ml em ampola de 1 ml, quanto aspirar para administrar?

10) Temos a Prescrição Médica

Insulina regular 25 UI SC à noite. Disponíveis frasco de insulina regular de 100 UI e seringa de 100 UI, quanto aspirar para administrar?

CAPÍTULO 8 — VIAS DE ADMINISTRAÇÃO PARENTERAL

GABARITO

1) Será aspirado 0,5 ml que corresponde a 500 UI para administração SC.

2) Será aspirado 0,25 ml que corresponde a 25 UI, administração SC.

3) Serão aspirados 35 UI de insulina NPH para administração SC.

4) Serão aspirados 8 UI de insulina regular para administração SC.

5) Será aspirado 0,5 ml que corresponde a 50 UI de insulina NPH para administrar SC.

6) Serão aspirados e administrados 10 UI via SC.

7) Será aspirado 0,25 ml que corresponde a 25 UI de insulina regular para administrar SC.

8) Será aspirado 1 ml que corresponde a 1.000 UI de Heparina para administrar SC.

9) Será aspirado 0,6 ml que corresponde a 600 UI de Liquemine para administrar via SC.

10) Serão aspirados 25 UI de Insulina que correspondem a 25 UI de insulina regular para administrar SC.

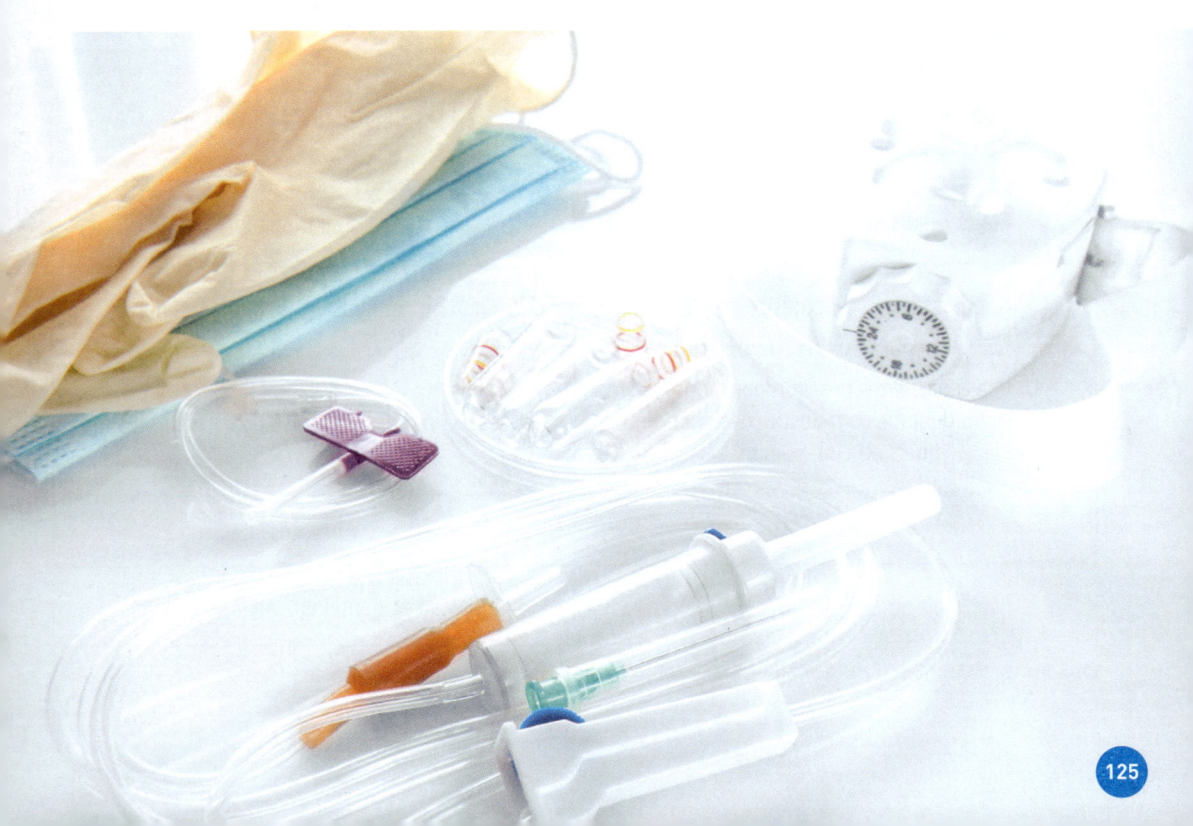

VIA INTRAMUSCULAR

Na via intramuscular, depositamos a medicação profundamente no tecido muscular, o qual, por ser bastante vascularizado, pode absorvê-la rapidamente.

A via de administração intramuscular fornece uma ação sistêmica rápida e absorção de doses relativamente grandes (segundo Cofen: até 3 ml em deltoide, até 5 ml em 45° no vasto lateral da coxa e até 5 ml no glúteo). É recomendada para os pacientes não cooperativos, pacientes que não podem tomar a medicação via oral e para as medicações que são degradadas pelo suco digestivo.

Formas farmacêuticas: Soluções e pós para soluções injetáveis, soluções oleosas injetáveis.

VANTAGENS	DESVANTAGENS
Efeito rápido com segurança	Dolorosa
Via de depósito ou efeitos sustentados	Substâncias irritantes ou com pH diferente
Absorção relacionada com tipo de substância: solução aquosa - absorção rápida e solução oleosa - absorção lenta	Não suporta grandes volumes
Maior biodisponibilidade do fármaco	Pessoal treinado
Não passa pelo tubo gastrointestinal	Trauma ou compressão acidental de nervos
Útil para pacientes desacordados, que não conseguem deglutir, com obstruções gastrointestinais ou com vômitos	Lesão do músculo por soluções irritantes
	Abcessos
	Injeção acidental em veia ou artéria

Quadro 13. *Vantagens e desvantagens da via intramuscular*

Como escolher o local de aplicação IM

Aplicação em músculo deltoide, muito indicada para vacinação.

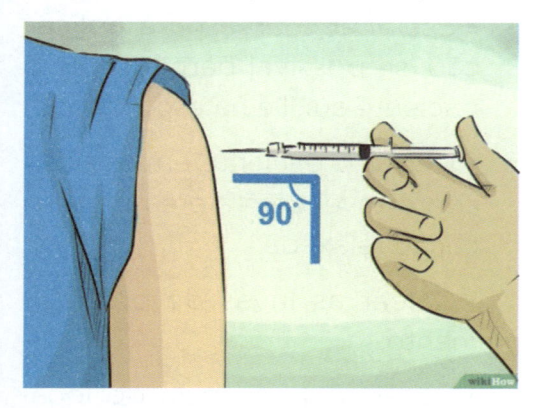

Fig. 47: Injeção IM em Deltoide

Aplicação em músculo glúteo dorsal, muito indicada para medicações mais dolorosas, além de facilitar o acesso quando o paciente precisa permanecer deitado para as medicações IM.

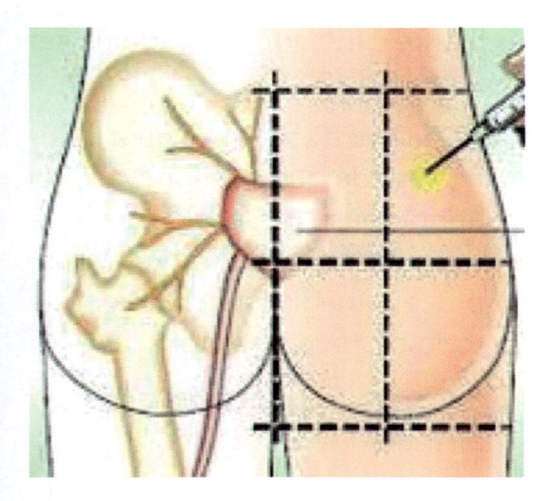

Fig. 48: Injeção IM em dorso glúteo

Aplicação em músculo vasto lateral da coxa, muito indicada para vacinação de bebês ou para adultos como opção de rodízio de medicações IM.

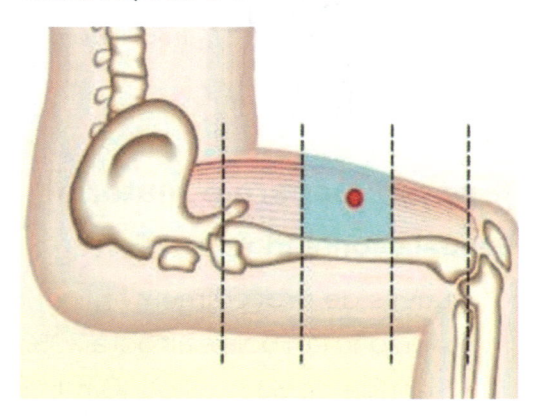

Fig. 49: Injeção IM vaso lateral de coxa

Aplicação ventro glútea ou VG ou Hochstetter

É a aplicação de medicações nos músculos glúteo médio e mínimo; é uma aplicação profunda, distante de vasos sanguíneos calibrosos e nervos importantes.

Coloca-se a mão não dominante espalmada sobre a região trocanteriana do quadril do paciente, apontar-se o polegar para a virilha e os outros dedos para a cabeça do paciente, colocar-se o indicador sobre a crista ilíaca anterior e o dedo médio para trás ao longo da crista ilíaca, formando um V, o centro da letra V é o local exato da aplicação.

Fig. 50: Injeção IM ventro glútea

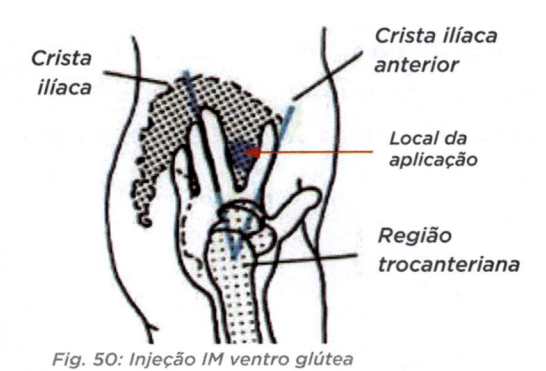

1º passo: Separe o material

Bandeja contendo:

- Luvas de procedimento;
- Algodão em bola e álcool a 70%;
- Seringa de 3 ml, 5 ou 10 ml;
- Agulha para aspiração de medicação 40x12;
- Agulha para aplicação de medicação 25x7, 25x8 ou 30x7, 30x8 (lembre-se de que as agulhas 25x7 e 25x8 são mais curtas, por isso podem não atingir o músculo em camadas adiposas mais densas, prefira as agulhas mais longas, 30x7 ou 30x8);
- Para as medicações oleosas prefira as de maior calibre, 25x8 ou 30x8;
- Medicação a ser aspirada.

2º passo: Atenção para a técnica

Técnica para aplicação intramuscular

- Lavar as mãos antes e após o procedimento;
- Reunir o material para aplicação IM;
- Explicar o procedimento ao paciente;
- Escolher a área para aplicação, se possível permitir que o paciente auxilie na escolha;
- Deixar o paciente em posição confortável com a área de aplicação relaxada;
- Calçar as luvas de procedimento;
- Fazer a antissepsia do local com algodão embebido em um pouco de álcool a 70% no sentido proximal distal ou circular;
- Realizar a aplicação no músculo escolhido, com o bisel lateralizado (segundo literatura mais atual causa menos dor ao paciente), introduzir a agulha no ângulo de 90°;
- Realizar a aspiração para certificar-se de que nenhum vaso foi atingido, se houver retorno de sangue na seringa, retire-a, despreze o medicamento e reinicie todo o procedimento;
- Aplicar a medicação após aspiração;
- Reunir o material e descartá-lo seguindo as precauções padrão e deixar o ambiente em ordem;

- Realizar a anotação de Enfermagem do procedimento, descrevendo local e intercorrências.

Aplicação em Técnica Z

É uma técnica IM que deve ser utilizada para a administração de drogas irritativas para a proteção da pele e tecidos subcutâneos; é um método muito eficaz para manter o medicamento dentro do músculo, evitando retorno pelo orifício da aplicação.

Deve ser realizada em músculos grandes e profundos, como glúteo dorsal ou ventral.

Indica-se a utilização dessa técnica para medicações que precisem ser muito profundas como Noripurum, por exemplo, ou em casos em que não podem ocorrer perdas, como os anticoncepcionais injetáveis.

Soltar a pele apenas após retirar a agulha do músculo.

Fig. 51: *Técnica Z – Etapa 1*

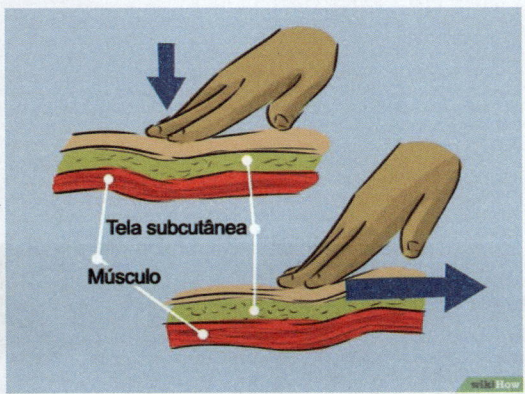

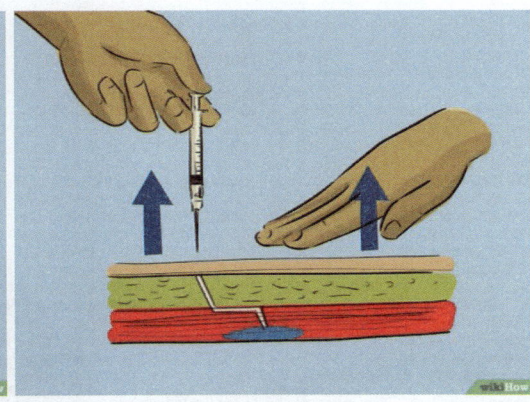

Fig. 52: *Técnica Z – Etapa 2*

COMO REALIZAR A TÉCNICA EM Z?

- Puxar a parte mais superficial da pele (tecido adiposo/tela subcutânea) mantendo a parte inferior esticada;

- Realizar a introdução da agulha no músculo;

- Aspirar a seringa, sem soltar a pele que foi tracionada;

- Se não houver retorno de sangue na aspiração, injetar a medicação no tecido muscular lentamente, permanecendo com a agulha introduzida por 10 segundos, após a injeção do medicamento;

- Retirar a agulha e só então soltar a pele.

Vamos calcular?

O cálculo para medicação IM é realizado pela regra de três simples. Veja a seguir.

Exemplo

1. Temos a Prescrição de Garamicina 20 mg IM de 8/8 h. Disponível Garamicina 100 mg/2 ml, quanto devo administrar? Realize o cálculo sempre utilizando esse modelo:

Medicação disponível .... volume para diluir ou volume da medicação

Prescrição médica .... X da questão

Lembrete: O "." é o sinal da multiplicação

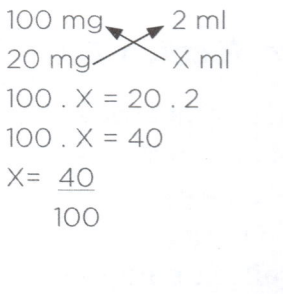

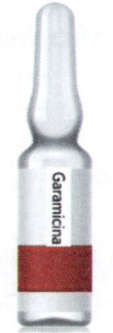

100 mg ⟶ 2 ml
20 mg ⟶ X ml
100 . X = 20 . 2
100 . X = 40
X = 40/100

X = 0,4ml

Resposta: Administrar 0,4 ml = 20 mg de Garamicina IM.

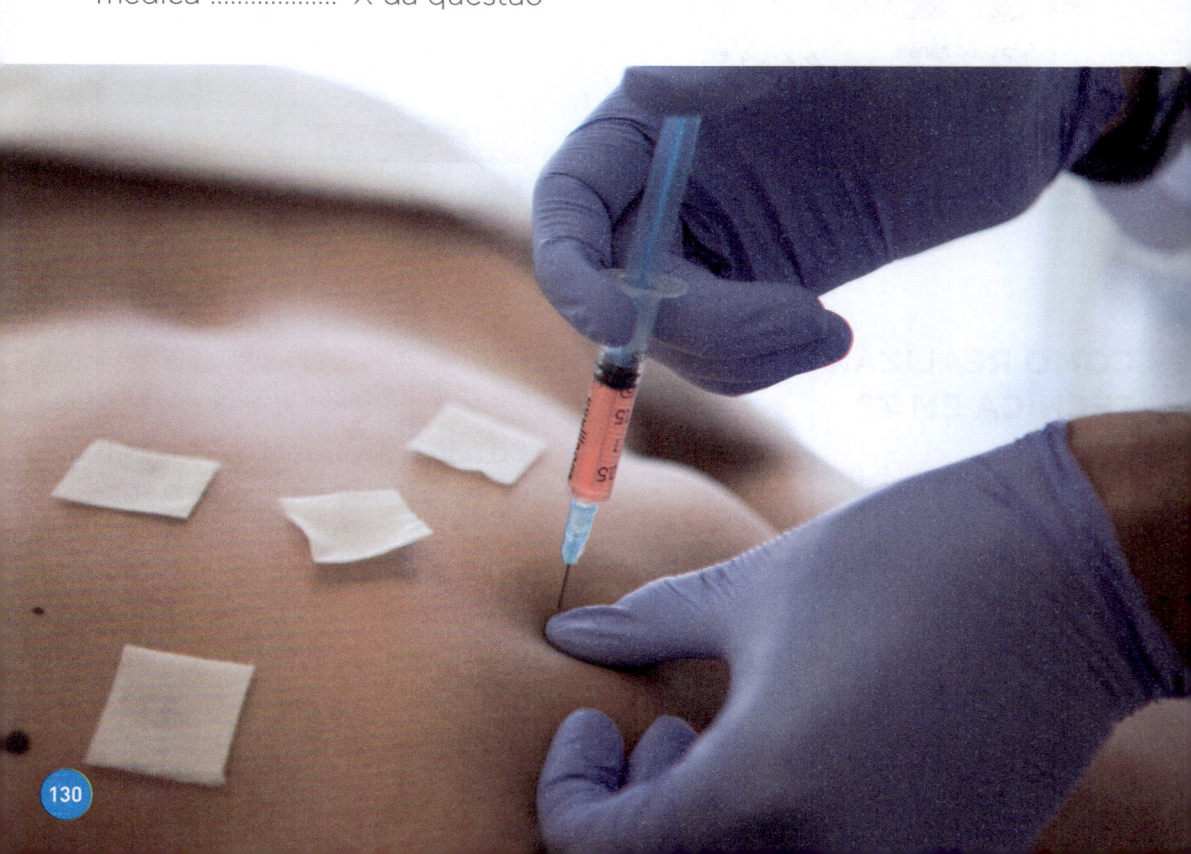

VAMOS PRATICAR?

1) Temos a Prescrição Médica

Sulfato de Gentamicina 50 mg IM. Disponível Sulfato de Gentamicina ampola de 80 mg/1 ml, quanto devo administrar?

2) Temos a Prescrição Médica

Benzetacil 300.000 UI IM profunda em região dorso glútea. Disponível frasco-ampola de Benzetacil 1.200.000 UI/4 ml, quanto administrar?

3) Temos a Prescrição Médica

Benzilpenicilina Potássica 250.000 UI IM em glúteo, em técnica Z. Disponível frasco-ampola de Benzilpenicilina potássica 400.000 UI/2 ml, quanto administrar?

4) Temos a Prescrição Médica

Benzilpenicilina potássica 300.000 UI IM em técnica Z, em glúteo. Disponível frasco-ampola de Benzilpenicilina potássica 400.000 UI/2 ml, quanto administrar?

5) Temos a Prescrição Médica

Benzetacil 200.000 UI IM em técnica Z, regiao glútea. Disponível frasco-ampola de Benzetacil 1.200.000 UI/4 ml, quanto administrar?

6) Temos a Prescrição Médica

Benzetacil 500.000 UI IM em região dorso glútea, técnica Z. Disponível frasco-ampola de Benzetacil 1.200.000 UI, para diluir em 4 ml de AD, quanto administrar?

7) Temos a Prescrição Médica

Benzetacil 800.000 UI IM em técnica Z, região dorso glútea. Disponível frasco-ampola de Benzetacil 1.200.000 UI, para diluir em 4 ml de AD, quanto administrar?

8) Temos a Prescrição Médica

Gentamicina 40 mg IM. Disponível ampola de Gentamicina 60 mg/2 ml, quanto devo administrar?

9) Temos a Prescrição Médica

Dexametasona 5,0 mg IM. Disponível ampola de Dexametasona 4,0 mg/1 ml, em frasco de 2,5 ml, quanto devo administrar?

10) Temos a Prescrição Médica

Valium® 5 mg IM. Disponível ampola de Valium® 10 mg/2 ml, quanto devo administrar?

GABARITO
1) Será aspirado 0,63 ml da ampola de Garamicina, que corresponde a 50 mg para administrar IM.
2) Será aspirado 1,0 ml do frasco-ampola, que corresponde a 300.00 UI para administrar IM.
3) Será aspirado 1,25 ml do frasco-ampola, que corresponde a 250.00 UI para administrar IM.
4) Será aspirado 1,5 ml do frasco-ampola, que corresponde a 300.00 UI para administrar IM.
5) Será aspirado 0,66 ml do frasco-ampola, que corresponde a 200.00 UI para administrar IM.
6) Será aspirado 1,66 ml do frasco-ampola, que corresponde a 500.000 UI para administrar IM profunda.
7) Serão aspirados 2,66 ml do frasco-ampola, que correspondem a 800.000 UI para administrar IM profunda.
8) Será aspirado 1,33 ml da ampola, que corresponde a 40 mg para administrar IM profunda.
9) Será aspirado 1,25 ml da ampola, que corresponde a 5,0 mg para administrar IM.
10) Será aspirado 2 ml da ampola, que corresponde a 5 mg para administrar IM.

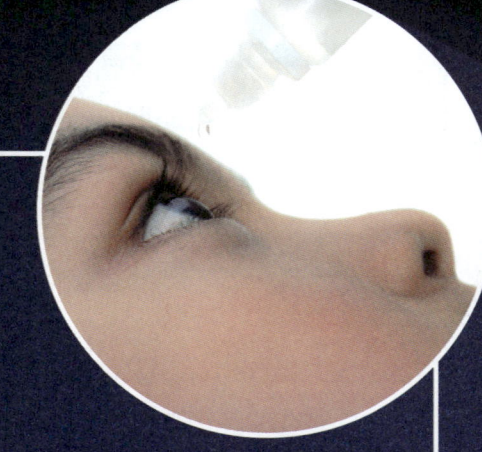

CAPÍTULO 9

Outras Vias de Administração de Medicamentos

CAPÍTULO 9 — OUTRAS VIAS DE ADMINISTRAÇÃO DE MEDICAMENTOS

VIA OCULAR

Trata-se de aplicações oculares de medicamentos líquidos na forma de gotas ou pomadas oculares.

Formas farmacêuticas: Instilações (medicamentos líquidos): colírios e pomadas oftálmicas.

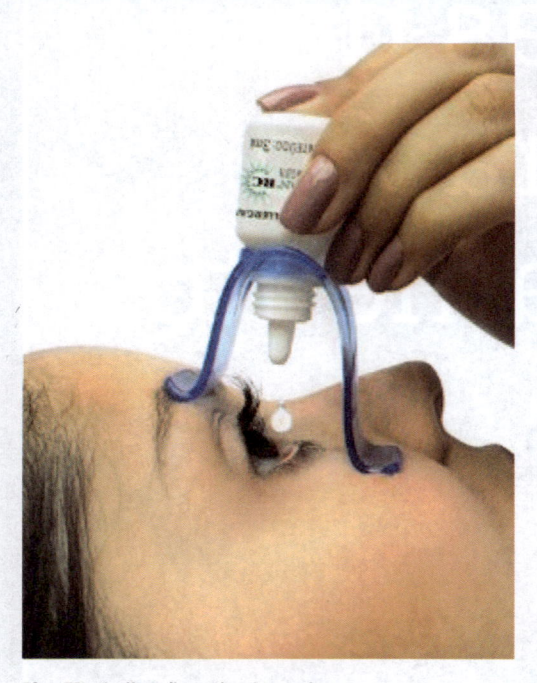

Fig. 53: *Aplicação pela via ocular*

VANTAGENS	DESVANTAGENS
Efeito local e rápido	Evitar administrar na córnea
	Evitar contato direto no globo ocular

Quadro 14. *Vantagens e desvantagens da via ocular*

VIA AURICULAR

É a introdução de medicamento no canal auditivo.

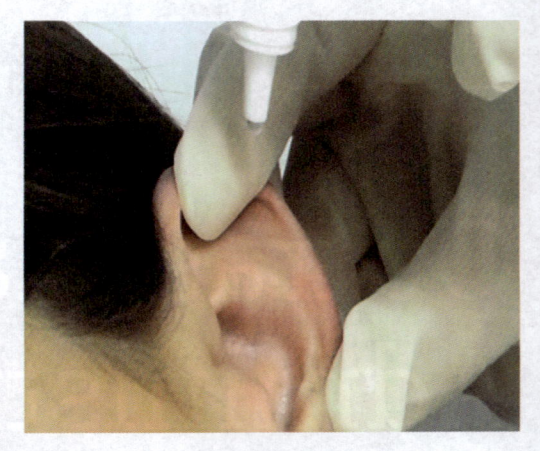

Fig. 54: *Aplicação pela via auricular*

VANTAGENS	DESVANTAGENS
Ação local	Dependência de terceiros para aplicação
Ação farmacêutica rápida	

Quadro 15. *Vantagens e desvantagens da via auricular*

VIA VAGINAL

Os medicamentos aplicados na vagina, geralmente, são utilizados para combater e ou auxiliar no tratamento de afecções ginecológicas diversas: fúngicas, virais, bacterianas (efeitos locais).

CAPÍTULO 9 — OUTRAS VIAS DE ADMINISTRAÇÃO DE MEDICAMENTOS

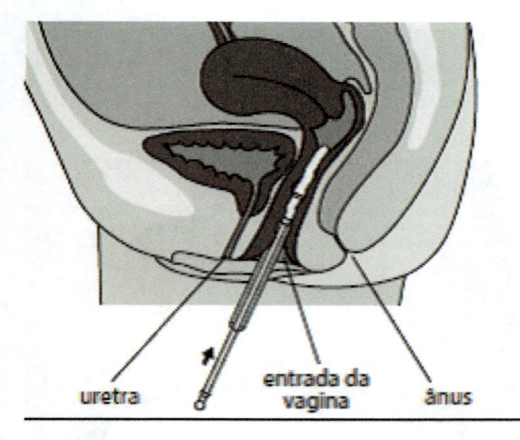

Fig. 55: *Aplicação pela via vaginal*

Formas farmacêuticas: Pomadas, cremes, emulsões, loções, emplastos, loções, discos transdérmicos e soluções.

Formas farmacêuticas: Creme, gel, pomadas, soluções, emulsões, óvulos, lavagens e irrigações, comprimidos vaginais.

VANTAGENS	DESVANTAGENS
Efeito local	Técnica asséptica e desconfortável
	Efeito de primeira passagem

Quadro 16. *Vantagens e desvantagens da via vaginal*

VIA TÓPICA

Via transdérmica/epidérmica: Administração do medicamento na pele para obter um efeito local ou sistêmico após passar a barreira dérmica.

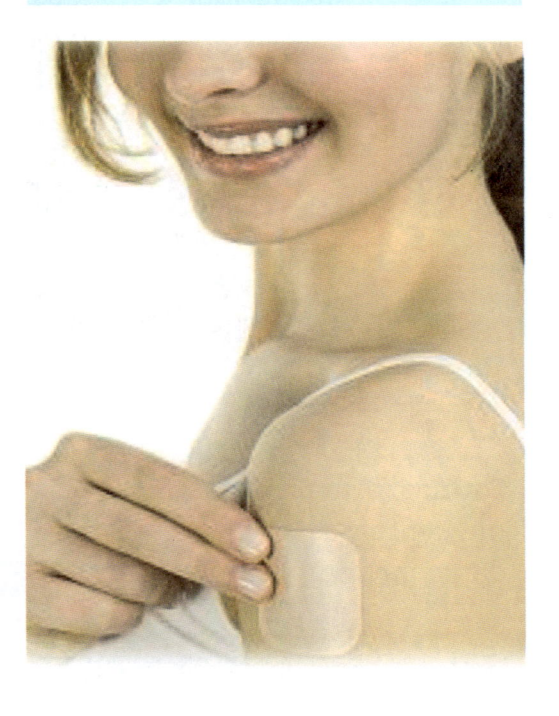

Fig. 56: *Aplicação pela via tópica*

VANTAGENS	DESVANTAGENS
Ação local	Dependendo da forma pode ser muito demorado
	O efeito do fármaco depende da pele onde será aplicado
	Eritema
	Irritação local

Quadro 17. *Vantagens e desvantagens da via tópica*

VIA CUTÂNEA

Administração do medicamento na pele ou em feridas cutâneas, unhas ou cabelos, com objetivo de obter um efeito local.

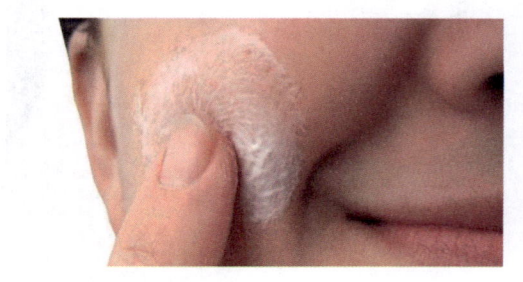

Fig. 57: *Aplicação cutânea*

Formas farmacêuticas: Soluções, unguento, pastas, cremes, pomadas, *spray*, emplastros.

VANTAGENS	DESVANTAGENS
Muito usada para efeitos locais	Não tem o efeito desejado para uso sistêmico

Quadro 19. *Vantagens e desvantagens da via cutânea*

VIA PULMONAR

Administração do medicamento no sistema respiratório por inalação para obter um efeito local no trato respiratório inferior.

Formas farmacêuticas: Inalação, aerossóis, nebulizações.

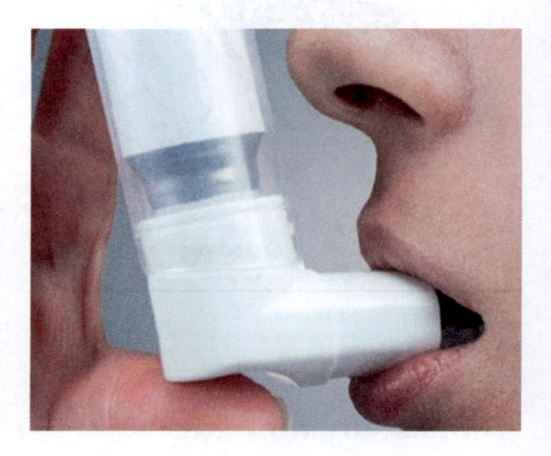

Fig. 58: *Medicação pela via pulmonar*

VANTAGENS	DESVANTAGENS
Uma grande superfície de absorção	Uma grande possibilidade de reações adversas
Permite a utilização farmacológica de substâncias gasosas	Requer equipamento
Boa absorção alveolar, então mais rápida é a ação	Reações de tremores e hipersensibilidade
Membranas biológicas de fácil travessia	Hipertensão
Rica vascularização sanguínea	Taquicardia
	Equipamentos contaminados podem provocar infecções hospitalares

Quadro 20. *Vantagens e desvantagens da via pulmonar*

CAPÍTULO 10

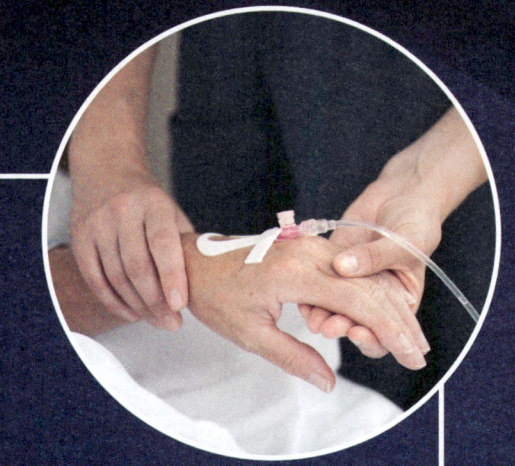

Soluções Endovenosas

Soluções Isotônicas: Possuem osmolaridade entre 240 a 340 mOsm/l, ou seja, muito semelhante à do sangue (Ex.: SG 5%, SF 0,9% e Ringer Lactato).

Soluções Hipertônicas: Possuem uma osmolaridade maior que 340 mOsm/l. Promovem a retirada do líquido das células e dos meios intersticiais para o meio intravascular (Ex.: soro glicosado a 10%, 20%, glicose 50% e albumina a 25%). Possuem uma osmolaridade maior que a do sangue.

Soluções Hipotônicas: Possuem uma osmolaridade menor que 240 mOsm/l. Estas soluções deslocam líquido para fora do meio intravascular (Ex.: água destilada – osmolaridade = zero, glicose a 2,5%, cloreto de sódio a 0,45%). Possuem uma osmolaridade menor que a do sangue.

As soluções mais utilizadas sempre são prescritas pelo médico e é ele quem decidirá qual o tipo de solução a ser infundida no paciente. As prescrições mais frequentes são:

- Solução glicosada ou soro glicosado (SG 5%, SG 10%)
- Solução de cloreto de sódio ou soro fisiológico – SF 0,9%
- Solução de glicose e cloreto de sódio ou soro glicofisiológico (SGF)
- Solução de Ringer Lactato
- Solução de Ringer Simples
- Coloides
- Solução de Manitol a 3%, 10% e 20%

Algumas características são essenciais para que uma substância possa ser injetada pela via intravenosa: não ser hemolítica, não ser cáustica, não coagular as albuminas, não produzir embolia ou trombose. Em relação às condições do paciente, podemos citar: a dificuldade de se encontrar veias adequadas à punção; a presença de tecidos com muitos hematomas ou mesmo feridos; a intensa dor sentida pelo paciente à aplicação, devida a sua doença ou outro motivo.

Soro Glicosado

Este soro é composto de água e glicose, é uma solução isotônica, como explicado anteriormente, com composição muito semelhante a do sangue. São apresentadas geralmente em frascos ou bolsas flexíveis de 50 ml, 100 ml, 250 ml, 500 ml e 1.000 ml.

Este soro é um dos mais utilizados e pode ser prescrito apenas para hidratação por exemplo, sem adição de nenhuma medicação, nem eletrólitos como: Sulfato de Magnésio ($MgSO_4$), Cloreto de Sódio (NaCl) ou Cloreto de Potássio (KCl).

Também poderá ser utilizado como diluente na administração de medicamentos, porém, atenção, existem incompatibilidades nas quais a glicose acaba favorecendo a criação de cristais, exemplo disso é a associação de SG 5% e fenitoína, cujo resultado é sedimentação e cristalização.

No caso de outras infusões concomitantes, deve-se ficar atento: é contraindicada a infusão de SG 5% e hemoderivados, pois pode ocorrer a quebra das células vermelhas com liberação de hemoglobina (hemólise).

O SG 10% geralmente é prescrito pelo médico com a finalidade de fornecer calorias; enquanto o SG 5% fornece aproximadamente 170 calorias, o SG 10% oferece até 340 calorias/litro.

As prescrições de infusão de soros são complexas e exigem muita atenção! Por isso fique atento à PM e observe sempre a concentração solicitada (5%, 10%, 15%...), mudanças repentinas ou prescrições mal realizadas expõem os pacientes a riscos.

Como esse soro costuma ser prescrito?

Exemplos

SG 10% ------- 500 ml   EV de 6/6 h ou 8/8 h ou 12/12 h

SG 5% -------- 1.000 ml   EV de 12/12 h ou 24/24 h

Ou podem estar associados à eletrólitos:

Exemplos:

SG 5% ---------- 1.000 ml
NaCl 20% ---------- 1 amp   EV de 24/24 h
KCl 19,1% ------------ 1 amp

SG 10% ------------ 500 ml
NaCl 20%---------- 20 ml   EV de 8/8 h
Vit. C -------------- 2 amp
Dipirona ------ 1 amp

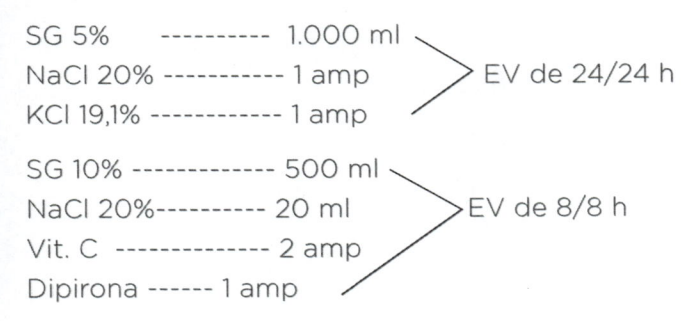

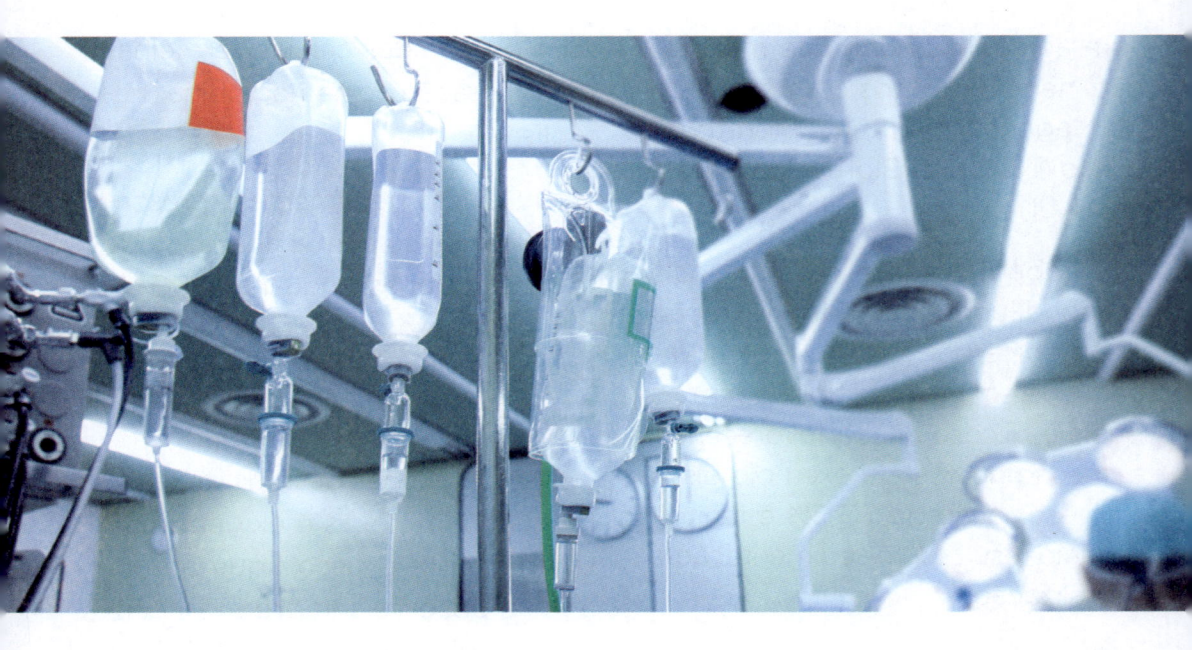

Soro fisiológico ou solução salina (SF 0,9%)

Também é uma solução isotônica composta por água e Cloreto de Sódio (NaCl). Pode ser encontrado em frasco-ampola de 10 ml, ideal para diluição de medicações, frascos ou bolsas de 50 ml, 100 ml, 150 ml, 500 ml e 1.000 ml.

O soro fisiológico é a única solução que poderá ser infundida concomitantemente à hemoderivados, pois não promove a hemólise.

PONTO CRÍTICO: Mesmo sendo um soro de composição muito parecida a do sangue, não deve ser utilizado de forma contínua sem prescrição e devida indicação. Infusões contínuas podem ocasionar: hipernatremia (excesso de Sódio), hipocalcemia (baixa de Cálcio), além de acidose e sobrecarga circulatória.

Como esse soro costuma ser prescrito?

Exemplos:

SF 0,9% ------ 1.000 ml   EV em 12 h

Cefalexina ---- 500 mg ⎤ EV
SF 0,9% --------- 150 ml ⎦ em 2 h

Ou em conjunto com SG 5% e medicações

Exemplo

SF 0,9% ------- 300 ml ⎤
SG 5% --------- 700 ml   ⎥ EV
KCl 19,1% ------ 20 ml   ⎥ em 24 h
$MgSO_4$ 10% -- 20 ml   ⎦

Soro glicofisiológico ou solução de glicose e Cloreto de Sódio (SGF)

Esta é uma combinação dos soros glicosado e fisiológico, como diz o próprio nome. Normalmente indicada para pacientes com perda excessiva de fluidos por meio da sudorese, vômito ou diarreia. Também é utilizado como tratamento em quadros associados, como choque hipovolêmico e insuficiência circulatória. Pode ser utilizado ainda como opção ao tratamento de grandes queimados enquanto aguardam a chegada de plasma ou na falta dele.

Como esse soro costuma ser prescrito?

Exemplo:

SGF ------ 500 ml   EV de 6/6 h

SGF ------ 1.000 ml   EV em 2 h

Solução de Ringer Simples e Ringer Lactato

A solução de Ringer é semelhante à solução salina normal, porém, mais eficiente para reposição de fluidos e eletrólitos. É muito utilizada no tratamento de desidratações severas por conter menos sais como: sódio, cálcio e cloreto; é ideal para casos em que o paciente desenvolve choque grave ou insuficiência cardíaca. Quando é acrescido o Lactato à solução, passa a ser chamada solução de Ringer Lactato; ambas as soluções são encontradas em frascos ou bolsas de volumes variados como: 100 ml, 200 ml, 500 ml e 1.000 ml.

Como esse soro costuma ser prescrito?

Exemplos:

Solução Ringer ------ 500 ml   EV de 6/6 h

Solução Ringer Lactato ------ 1.000 ml   EV em 8 h

Coloides – Dextran e Albumina

São soluções denominadas coloides, pois são compostas de proteínas ou moléculas que não atravessam as membranas semipermeáveis, permanecendo no espaço vascular.

Dextran 70 e Dextran 40: Podem ser prescritas nessas duas apresentações, portanto, atenção à PM. Estas soluções são utilizadas para prevenir ou tratar o choque relacionado a traumas, cirurgias, queimaduras ou hemorragias. **São cuidados de Enfermagem importantes:** monitorar o pulso, a pressão sanguínea e o débito urinário do paciente a cada 5 a 15 minutos, durante a primeira hora de administração. Após a primeira hora, deve-se verificar os mesmos parâmetros de hora em hora. Essa solução é contraindicada para pacientes portadores de distúrbios graves de coagulação, insuficiência cardíaca congestiva e insuficiência renal.

Albumina: Esta solução é um coloide, porém, é um expansor plasmático natural, preparado através do plasma doado. Pode ser encontrado em apresentações de 5%, 20% e 25%, é utilizada para tratar ou prevenir o choque relacionado a grandes perdas volêmicas, além de fornecer proteínas nos casos de hipoproteinemia e eritroblastose fetal. **São cuidados de Enfermagem importantes:** observação de reações alérgicas como urticárias, calafrios, hiperemia, febre, cefaleia e atenção aos sinais de sobrecarga cardíaca e edema pulmonar.

Solução de Manitol

Esta solução pode ser encontrada a 3%, 10% ou 20%. É utilizada para estimular a diurese na insuficiência renal aguda oligúrica, promove a excreção de substâncias tóxicas do organismo, auxilia na redução da pressão intraocular e reduz o excesso de líquido cefalorraquidiano, por isso é muito utilizada no tratamento de pressão intracraniana e edema cerebral.

Como esse soro costuma ser prescrito?

Exemplo:

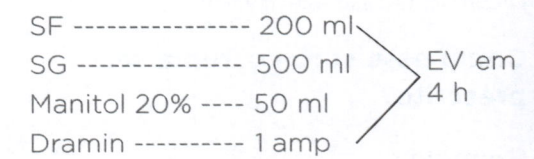

```
SF ---------------- 200 ml
SG --------------- 500 ml      EV em
Manitol 20% ---- 50 ml          4 h
Dramin ---------- 1 amp
```

Algumas vezes o soro prescrito pelo médico está em falta em nosso estoque. Vejamos a seguir o que fazer nessa situação.

CAPÍTULO 11

Transformação de Soro

Quando temos uma prescrição médica com uma solução de concentração não disponível em nosso serviço de saúde, é necessário realizarmos a **Transformação da Solução = Transformação do Soro**.

Para realizarmos essa transformação de soro, devemos seguir o passo a passo a partir da Prescrição Médica.

Exemplo 1

Foi Prescrita na unidade de clínica médica a infusão lenta de 250 ml de SG 10%. Disponíveis 250 ml de SG 5% e ampolas de 20 ml de glicose a 50%. O que fazer?

1º passo

Calcular quantos gramas de glicose há no frasco de 250 ml de SG 5%, ou seja, calcular a concentração do soro disponível, como segue:

100 ml — 5 g
250 ml — X
100 . X = 250 . 5
100 . X = 1.250

$X = \dfrac{1.250}{100}$ **X = 12,5 g**

Resposta: Cada frasco de 250 ml de SG 5% contém 12,5 g de glicose.

2º passo

Calcular quantos gramas de glicose deverá conter o frasco de 250 ml de SG 10%, ou seja, calcular a concentração do soro prescrito, como segue:

100 ml — 10 g
250 ml — X
100 . X = 250 . 10
100 . X = 2.500

$X = \dfrac{2.500}{100}$ **X = 25 g**

Resposta: Cada frasco de 250 ml de SG 10% contém 25 g de glicose.

3º passo

Calcular a diferença na quantidade de glicose dos frascos de SG 5% e de SG 10%.

A diferença entre o soro prescrito e o soro disponível = **25 g – 12,5 g = 12,5 g**

Resposta: É necessário acrescentar 12,5 g de glicose no frasco de SG 5% de 250 ml, para transformá-lo em SG 10%.

4º passo

Calcular quantos ml de glicose a 50% (da ampola) são necessários para acrescentar 12,5 g de glicose ao soro disponível.

CAPÍTULO 11 — TRANSFORMAÇÃO DE SORO

50% = 50 g ⟶ 100 ml
       12,5 g ⟶ X
50 . X = 12,5 . 100
50 . X = 1.250

X = 1.250   X = 25 ml ou seja: 1 ampo-
     50   la + ¼ de ampola de gli-
              cose a 50%.

Resposta: Serão necessárias 1 ampola + ¼ de ampola de glicose a 50% para transformar 250 ml de SG 5% em SG 10%.

Exemplo 2

Após dar entrada no serviço de urgência, a Sra. U.F.K. foi encaminhada para a unidade de internação clínica, para a reposição de eletrólitos e hidratação com a seguinte solução.

Prescrição Médica

SF 0,9%   200 ml
SG 10%   700 ml
KCl 19,1%   8 ml   ⟩ EV 12/12 h
Vit. C   1 amp
Compl. B   1 amp

Infelizmente no estoque do hospital não há disponível o soro glicosado a 10% prescrito, tem-se apenas o SG 5% 1.000 ml e ampolas de glicose a 50% - 20 ml.

Como podemos transformar esse SG 5% de 1.000 ml em um SG 10% 700 ml e assim cumprir a prescrição médica adequadamente?

Vejamos o quadro de Disponibilidade x Prescrição:

DISPONÍVEL	PRESCRIÇÃO

SG 5% - 1.000 ml (precisamos desprezar 300 ml para considerar apenas os 700 ml da PM)
Sabemos que a ampola de NaCl 30% de 20 ml = 6 g de NaCl. Então:
20 ml ------ 6 g
X ml ------- 4,5 g (preciso)
X . 6 = 4,5 . 20
X . 6 = 90
X = 90 = 15
    6
X = 15 ml
	SG 10% - 700 ml
	10% → 10 g – 100 ml
	Então:
	10 g-----------100 ml
	X g-----------700 ml (volume prescrito)
	X . 100 = 700 . 10
	X . 100 = 7.000
	X = 7.000 = 70
	    100
	X = 70 g

Disponível: 35 g de glicose	**Precisamos de: 70 g de glicose**

CAPÍTULO 11 — TRANSFORMAÇÃO DE SORO

INFORMAÇÃO IMPORTANTE: 1 ampola de glicose 50% - 20 ml tem 10 g de glicose... Como saber essa informação? É fácil, só calcular quanto de glicose existe em cada ampola de 20 ml.

Ampolas de glicose 50% - 20 ml

50 g ---- 100 ml
X---------20 ml
X . 100 = 20 . 50
X . 100 = 1.000

X = $\frac{1.000}{100}$ = 10 portanto, **X = 10 g** (cada ampola de 20 ml a 50%, temos 10 g de glicose)

Pronto, agora temos todas as informações de que precisamos para descobrir a quantidade de glicose a acrescentar no SG 5% para transformá-lo em SG 10%. Vamos pensar juntos:

Se temos 35 g de glicose em 700ml de SG 5%, portanto, só faltam 35 g para o total de 70 g de glicose presentes em 700 ml do SG 10% (prescrito).

Então: 20 ml ----- 10 g (1 ampola)
         X ml ----- 35 g (quanto falta)
X . 10 = 35 . 20
X . 10 = 700
X = $\frac{700}{10}$ = 70

X = 70 ml

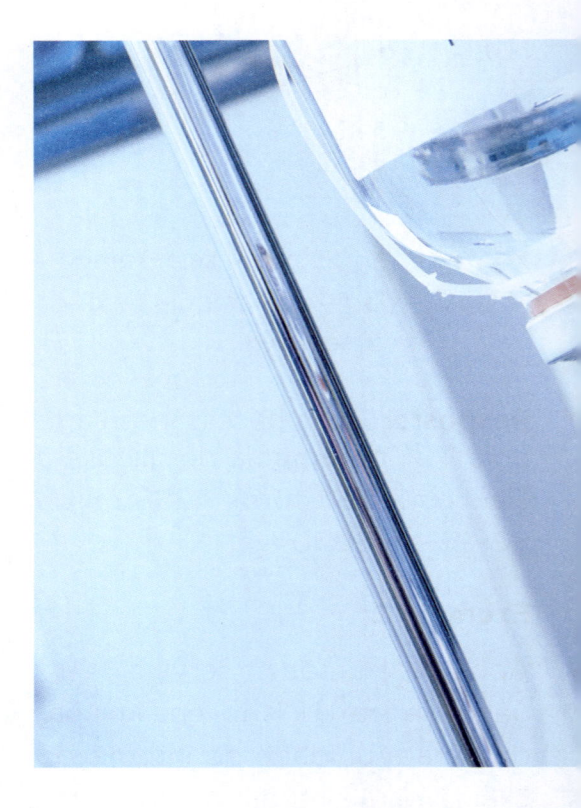

Oba! Já temos a resposta, devemos que acrescentar ao soro 70 ml de glicose.

PONTO CRÍTICO: Se aumentarmos 70 ml à prescrição inicial, o soro passará a ter 770 ml e não 700 ml como foi prescrito, mas não parece um problema grave, correto? ERRADO! Pode ser um fator de risco para pacientes com restrição hídrica, então, neste ponto, precisamos conversar com o médico prescritor e ai teremos duas opções:

1. Pode ser que o médico autorize utilizar 770 ml, pois o paciente não tem restrições quanto ao volume a ser infun-

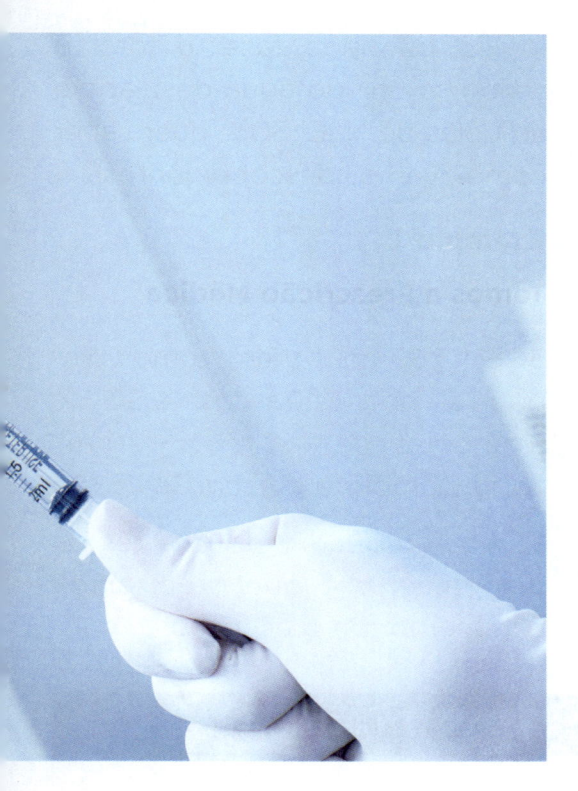

dido, neste caso, é só acrescentar 70 ml de glicose 50% (3 e ½ ampolas) ao SG 5% 700 ml que a transformação estará concluída! Inclua os demais itens prescritos e pronto.

2. Se o aumento do volume for CONTRAINDICADO ao paciente, teremos que manter o volume prescrito de 700 ml, mas como? Vejamos o passo a passo:

• Em 700 ml de SG 5%, temos 35% de glicose, precisamos de 70 g. Em cada 100 ml, temos 5 g de glicose; se desprezarmos 100 ml, teremos que repor os 5 g de glicose que estamos perdendo. Quanto isso significa? Vamos descobrir?

10 g --- 20 ml
5 g -----X ml

X . 10 = 5 . 20
X . 10 = 100 =

$X = \dfrac{100}{10} = 10$

X = 10 ml

Opa, então, agora eu já sei que se eu desprezar 100 ml do SG 5% terei que repor as 3 e ½ ampolas da transformação e mais 10 ml (1/2 ampola) do que foi perdido.

• Desprezar 100 ml do SG 5%, ficando com 600 ml.

• Acrescentar 70 ml de glicose para a transformação (3 ½ ampolas).

• Acrescentar mais 10 ml de glicose (½ ampola) para repor o que foi perdido.

Resultado → Transformado em SG 10%, porém, o volume total está em 680 ml (600 ml + 70 ml + 10 ml). Para que seja cumprida a prescrição de 700 ml, vamos adicionar 20 ml de AD, pronto! Temos uma prescrição exata de 700 ml de SG 10%!

PONTO CRÍTICO: Para fazer uma transformação assim, iremos manipular muitas medicações, soros etc. e a chance de contaminação da solução é grande, por isso, é recomendado que se faça todo o processo em ambiente controlado: cabine ou capela de fluxo laminar.

Outras transformações

É possível fazer outras transformações de soro, como, por exemplo, transformar soro glicosado e soro fisiológico em soro glicofisiológico, ou ainda, fazer o soro fisiológico unindo água destilada e ampolas de NaCl 30%, quer saber como? Vamos descobrir juntos!

Exemplo 1:

Temos a Prescrição Médica

SGF – 250 ml, porém, temos disponíveis apenas frascos de SG 5% e ampolas de NaCl 30% - 20 ml, como cumprir a prescrição?

Vamos ao quadro do que temos disponível e o que precisamos para cumprir a prescrição.

DISPONÍVEL	PRESCRIÇÃO
SG 5% - 250 ml (a glicose já temos, precisamos acrescentar apenas o NaCl). Temos ampolas de: NaCl 30% – 20 ml 30% → 30 g em 20 ml Então: 30%-----------100 ml X g-------------20 ml X . 100 = 20 . 30 X . 100 = 600 $X = \frac{600}{100} = 6$ **X = 6 g**	SGF - 250 ml A mesma quantidade de sal (NaCl do SF 0,9%) Quanto de NaCl temos no frasco de SF 0,9% de 500 ml? 0,9% → 0,9 g em 100 ml Então: 0,9 g-----------100 ml X g-------------250 ml X . 100 = 250 . 0,9 X . 100 = 225 $X = \frac{225}{100} = 2,25$ **X = 2,25**

Teremos então que acrescentar no SG 5%, **2,25 g** de NaCl. Se cada ampola de NaCl 30% - 20 ml tem 6 g de sal e precisamos de 2,25 g, vamos montar a regra de três para saber o quanto adicionar!

20 ml ---- 6 g   X . 6 = 2,25 . 20 $X = \frac{45}{6} =$ **7,5**
X ml ------2,25 g   X . 6 = 45

CAPÍTULO 11 — TRANSFORMAÇÃO DE SORO

Então, para cumprir a prescrição de SGF – 250 ml, basta acrescentar **7,5** ml de NaCl 30% (ampola de 20 ml) em um SG 5% - 500 ml e PRONTO!

Exemplo 2:

Temos a Prescrição Médica

SF 0,9% – 500 ml, porém, temos disponíveis apenas frascos de AD 500 ml e ampolas de NaCl 30% - 20 ml, como cumprir a prescrição?

Vamos ao quadro do que temos disponível e o que precisamos para cumprir a prescrição.

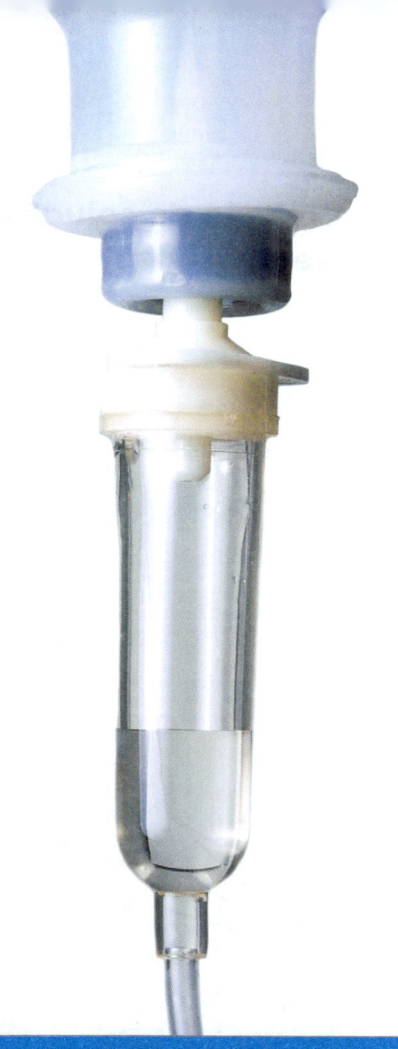

DISPONÍVEL	PRESCRIÇÃO
Frascos de AD esterilizada - 500 ml	
Ampolas de NaCl 30% ---- 20 ml	SF 0,9% - 500 ml
Temos ampolas de: NaCl 30% – 20 ml	0,9% → 0,9 g em 100 ml
Sabemos que a ampola de NaCl 30% de 20 ml	Então:
= 6 g de NaCl. Então:	0,9 g-----------100 ml
20 ml ------ 6 g	X g-------------500 ml
X ml ------ 4,5 g	X . 100 = 500 . 0,9
X . 6 = 4,5 . 20	X . 100 = 450
X . 6 = 90	X = $\frac{450}{100}$ = 4,5 X = 4,5 g
X = $\frac{90}{6}$ = 15 X = 15 ml	

Acrescentar 15 ml de NaCl 30% - 20 ml em 1 frasco de 500 ml de AD esterilizada e para transformá-lo em SF 0,9%.

Transformação de soluções de diálise peritoneal

Temos ainda uma Transformação de soro muito específica, utilizada para **soluções de diálise peritoneal**. Vamos aprender como fazer?

A diálise peritoneal (DP) é realizada com a infusão por gravidade de solução salina com dextrose, na cavidade peritoneal, por meio de um cateter flexível conhecido como "Cateter de Tenckhoff".

Por meio de um sistema fechado denominado difusão e ultrafiltração, as toxinas que se encontram nos vasos sanguíneos do peritônio se movimentam em direção à solução de diálise que foi infundida na cavidade peritoneal, e essa troca entre solução de diálise e toxinas ocorrerá por cerca de 20 a 30 minutos, após, esse líquido é drenado e com ele é eliminado o excesso de líquidos e toxinas resultantes do produto metabólico final.

DIÁLISE PERITONEAL

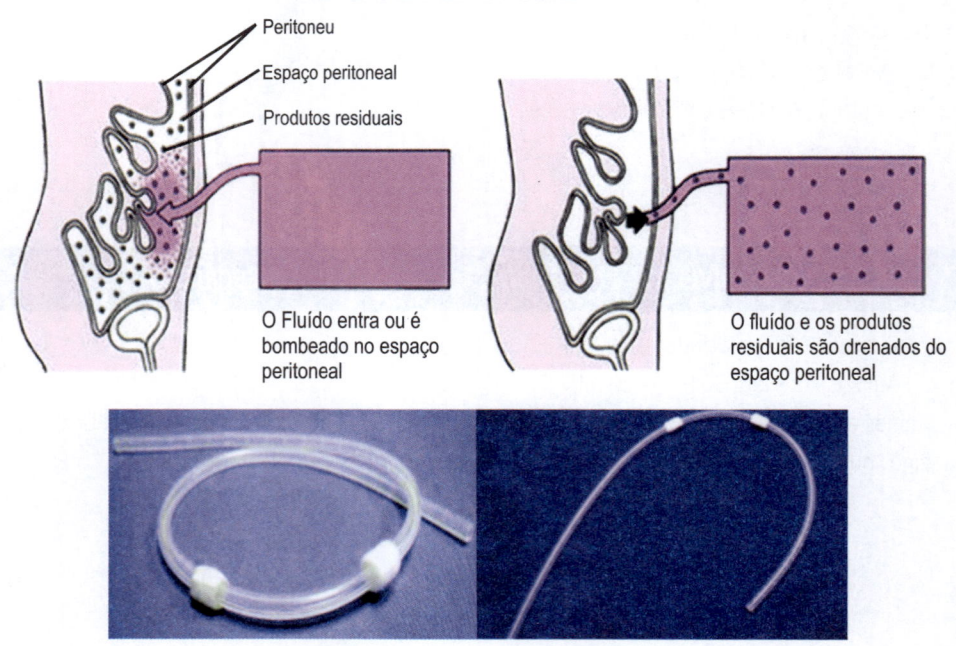

- Peritoneu
- Espaço peritoneal
- Produtos residuais

O Fluído entra ou é bombeado no espaço peritoneal

O fluído e os produtos residuais são drenados do espaço peritoneal

Fig. 59 *Cateter de Tenckhoff*

Os níveis de dextrose nas soluções podem variar entre:

1,5	2,3	2,5	4,25

CAPÍTULO 11 — TRANSFORMAÇÃO DE SORO

Considere que, quanto maior a concentração de dextrose na solução, maior será a filtração peritoneal no paciente, pois a dextrose possui uma ação osmótica na diálise peritoneal.

O volume padrão costuma ser de 2.000 ml, porém, estão disponíveis no mercado volumes que variam entre 2.000 a 6.000 ml. A prescrição médica é que define o volume adequado a ser infundido e também a porcentagem de dextrose da solução.

No caso de não termos a concentração de dextrose prescrita, como devemos fazer para cumprir a prescrição médica?

Exemplo:

Paciente L.M.P. chegou ao serviço de nefrologia para sua sessão de diálise peritoneal, foi prescrita, solução de diálise 2.000 ml a 3,5%. Infelizmente, temos disponíveis na unidade de saúde apenas a solução de diálise 2.000 ml a 2,5% e ampola de glicose 50% – 10 ml. Quantos ml de glicose a 50% devemos acrescentar à solução para termos uma solução final de diálise de 2.000 ml a 3,5%?

Vamos ao quadro do que temos disponível e o que precisamos para cumprir a prescrição.

DISPONÍVEL	PRESCRIÇÃO
2,5 ---- 100 ml X ------ 2.000 ml	3,5 --- 100 ml X ------ 2.000 ml
100 . X = 2,5 . 2.000 100 X = 5.000	100 . X = 3,5 . 2.000 100 X = 7.000
$X = \frac{5.000}{100} = 50$ X = 50 g	$X = \frac{7.000}{100} = 70$ X = 70 g

Próximo passo - Calcular a quantidade de glicose em 1 ampola a 50%.

50 g ----------100 ml
X --------- 10 ml
100 . X = 50 . 10
100 . X = 500

$X = \frac{500}{100} = 5$ **X = 5 g**

Atenção ao próximo passo → obter a diferença do que se tem disponível do que se precisa.

Então:

5 g ------- 10 ml
20 g-------X ml

$5 \cdot X = 20 \cdot 10$
$5 \cdot X = 200$

$X = \dfrac{200}{5}$

X = 40 ml

Devemos acrescentar 40 ml de glicose a 50% na solução de diálise de 2.000 ml a 2,5% para termos uma solução a 3,5%

Cálculos de Permanganato de Potássio ($KMnO_4$)

O Permanganato de Potássio é um sal de Manganês, de coloração roxo escura, solúvel em água fria. Tem ação antisséptica e antipruriginosa. Vem na forma de comprimidos de 100 mg.

Indicações: no tratamento das infecções causadas por fungos e protozoários, tais como *Epystilis* sp, *Trichodina* sp, *Ichthyophthyrius* sp, "Doença dos Pontos Brancos" e monogenéticos.

Sua diluição deve ser realizada conforme prescrição médica, podendo ser: 1:10.000, isto significa 1 g de $KMnO_4$ está para 10.000 ml de água.

Quando temos na prescrição: 1:40.000, isto significa que: 1 g de $KMnO_4$ está para 40.000 ml de água.

Exemplo

Temos a Prescrição Médica

2.000 ml (2L) de $KMnO_4$ a 1:40.000

Disponíveis comprimidos/tabletes de 100 mg.

Solução em ml $KMnO_4$

40.000 ----------------1000 mg

2.000 ----------------X

$40.000x = 2.000 \cdot 1.000$

$x = \dfrac{2.000.000}{40.000} = 50$ mg

Resposta: Como os comprimidos já são de 100 mg é só dividir ao meio para diluir.

Vamos calcular?

Prescrição Médica 1

Preparar uma solução de Permanganato para banho
→ 1:4.000 . $KMnO_4$

Pergunta: Quantos comprimidos de 100 mg serão necessários para preparar 1 litro de solução?

sol. 1:4.000 => 1 g de KMnO$_4$ para 4.000ml de água

1 g -------- 4.000 ml
X --------- 1.000 ml

X = $\frac{1.000 \cdot 1}{4.000}$ = 0,25 g

comprimidos de 100 mg = 0,1 g em
1 comprimido ---------------- 0,1 g
X comprimidos --------------- 0,25 g

X = $\frac{1 \cdot 0,25}{0,1}$ = 2,5 comprimidos

Prescrição Médica 2

P.M. 1.000 ml de KMnO$_4$ a 1:40.000 ml com comprimidos de 100 mg.

Sabemos que, se a solução é a de 1:40.000, temos 1.000 mg de Permanganato em 40.000 ml (40 L) de água.

1º passo - Calcular quantos mg de Permanganato existem em 1.000 ml da solução pretendida:

1.000 mg ----- 40.000 ml
        X ------ 1.000 ml
40.000X = 1.000 . 1.000
X= 1.000.000
---------------- = 25 mg em 1.000 ml
   40.000

2º passo - Calcular quanto do comprimido corresponde a
1 cp -------- 100 mg
X ------------ 25 mg
100X = 1 . 25
100X = 25
x = $\frac{25}{100}$ = 0,25 ou 1\4 do comprimido.

3º passo - Com a dificuldade de cortar o cp em quatro partes iguais, devemos preparar a solução na dosagem correta, diluindo o cp em 4 ml de água destilada.

100 mg do cp --------- 4 ml
25 mg do cp -----------X ml

100x = 4 . 25

x = $\frac{100}{100}$ = 1 ml

X = 1 ml da solução que é 25 mg de KMnO$_4$.

Resposta: Para preparar a solução de KMnO$_4$, colocaremos 1 ml da diluição do cp em 1.000 ml (1L) de água, obtendo assim a solução de KMnO$_4$ a 1:40.000 ml.

Prescrição Médica 3

Preparar 1.000 ml de KMnO$_4$ a 1:40.000 a tablete de 100 mg.

1.000 mg ----- 40.000 ml
X ------------ 1.000 ml
40.000 X = 1.000.000

X = $\frac{1.000.000}{40.000}$

X = 25 mg

Resposta: Fazer ¼ do comprimido.

Prescrição Médica 4

Preparar 2.000 ml de KMnO$_4$ a 1:4.000 partindo de uma solução a 5%.

1.000 mg ------- 4.000 ml
X ---------------- 2.000 ml
4.000X = 2.000.000

X=$\frac{2.000.000}{4.000}$ X= **500 mg**

Se eu tenho uma solução 5%, ou seja, tenho 5 g ------ 100 ml, transformo grama para mg (5 gramas = 5.000 mg).

5.000 mg -------- 100 ml
500 mg ---------- X ml
x=10 ml

Resposta: Devo utilizar 10 ml da solução pronta a 5% em 2.000 ml de água.

Prescrição Médica 5

Preparar 1 litro de KMnO$_4$ a 1:20.000, utilizando uma solução pronta a 2%.

1.000 mg --------- 20 L
X ------------------ 1 L
X = 50 mg
2% = 2 g = 2.000 mg
2.000 mg --------- 100 ml
50 mg ------------- X ml
X = 2,5 ml

Resposta: Devo utilizar 2,5 ml da solução a 2% em 1 L de água.

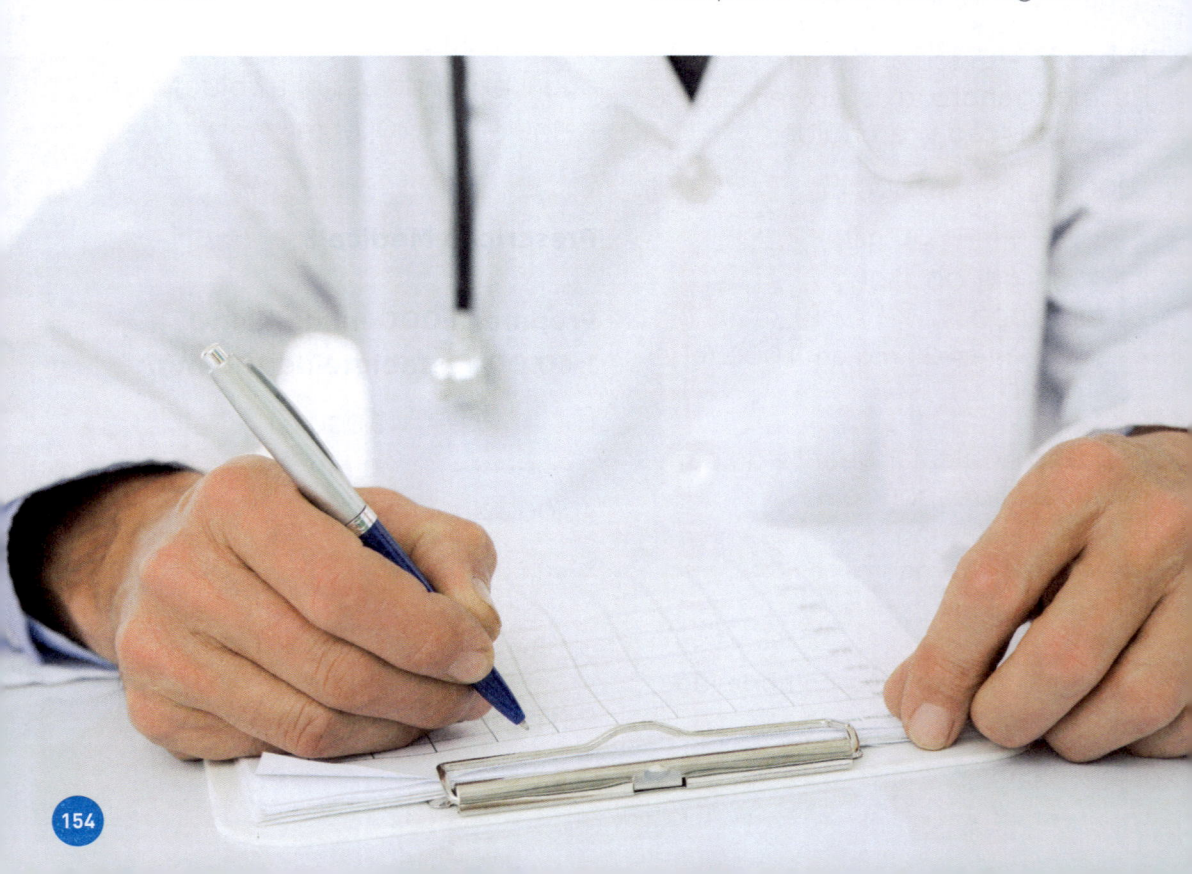

CAPÍTULO 11 — TRANSFORMAÇÃO DE SORO

VAMOS PRATICAR

1) O plantonista da unidade prescreveu para a Sra. P. G. C. a seguinte solução:

SG 10% 500 ml EV 6/6 h. Disponíveis SG 5% 500 ml e ampolas de glicose 50% 10 ml. Realize a transformação para cumprir a prescrição.

2) Foi prescrito pelo palnatonista a seguinte solução:

SF 1,8% 500 ml EV 6/6 h. Disponíveis SF 0,9% 500 ml e ampolas de NaCl 30% 10 ml. Realize as transformações pertinentes para cumprir a prescrição.

3) O paciente H.T.C. deu entrada no serviço de saúde com quadro de desidratação alcoolica, e o plantonista prescreveu a seguinte solução:

SG 7,5% 500 ml EV 6/6 h. Disponíveis SG 5% 500 ml e ampolas de glicose 50% - 10 ml. Realize os cálculos necessários para cumprir a prescrição.

4) Temos a seguinte Prescrição Médica:

SG 10% 250 ml EV 4/4 h. Disponíveis SG 5% 250 ml e ampolas de glicose 50% 10 ml. Realize os cálculos necessários para a transformação da solução.

5) O médico plantonista prescreveu ao Sr. B. S. T. a seguinte solução:

SF 1,2% 250 ml EV 3/3 h. Disponíveis SF 0,9% 250 ml e ampolas de NaCl 20% 10 ml. Realize os cálculos necessários para a transformação da solução.

6) Temos a seguinte Prescrição Médica:

SG 15% 500 ml. Disponíveis SG 5% 500 ml e ampolas de glicose 50% 20 ml.

7) A Sra. J.P.M. deu entrada na Unidade de Pronto Atendimento com quadro de desidratação. Para correção do quadro foi prescrito o seguinte:

SGF 1000 ml, porém, na unidade só temos disponíveis SG 5% 1.000 ml e ampolas de NaCl 30% 20 ml. Realize os cálculos necessários para que se cumpra o que foi indicado pelo médico plantonista.

8) Foi prescrito pelo plantonista o seguinte soro:

SGF 500 ml. Disponíveis SG 5% 500 ml e ampolas de NaCl 20% 10 ml. Realize os cálculos necessários para cumprir a prescrição.

9) O paciente H.I.P. deu entrada no serviço de hemodiálise para realizar seu tratamento. Foi prescrito pelo médico o seguinte:

Solução de diálise 2.000 ml a 4,25. Disponíveis solução de diálise 2.000 ml a 1,5% e ampolas de glicose 50% 10 ml. Quantos ml de glicose a 50% acrescentar na solução de diálise de 2.000 ml a 1,5%, para termos uma solução a 4,25%?

CAPÍTULO 11 — TRANSFORMAÇÃO DE SORO

10) Para o tratamento da paciente U.P.L. foi prescrito o que segue:
Solução de diálise 2.000 ml a 2,3%. Disponíveis solução de diálise 2.000 ml a 1,5% e ampolas de glicose 50% 10ml. Quantos ml de glicose a 50% acrescentar na solução de diálise de 2.000 ml a 1,5%, para termos uma solução a 2,3%?

11) Temos a Prescrição Médica:
Paciente com quadro de dermatite tópica, preparar banho com Permanganato de Potássio conforme segue: 5 litros de solução de $KMnO_4$ a 1:10.000, com comprimidos de 50 mg.

12) Temos a Prescrição Médica:
Paciente com quadro de escabiose, preparar banho com Permanganato de Potássio conforme segue: 3.000 ml de solução de $KMnO_4$ a 1:40.000, com comprimidos de 100 mg.

GABARITO

1) 1º passo: Tenho na solução disponível 25 g de glicose em 500 ml.
2º passo: Preciso na solução prescrita de 50 g de glicose em 500 ml.
3º passo: A diferença entre o que tenho e o que quero é de 25 g de glicose.
4º passo: Cada ampola de 10 ml tem 5 g de glicose.
5º passo: Preciso de 5 ampolas de glicose ou 50 ml de glicose.
6º passo: Perderei 2,5 g de glicose ao desprezar 50 ml do SG 5% - 500 ml.
7º passo: Para transformar a solução e repor a perda de glicose, devo adicionar 55 ml de glicose ao soro, que correspondem a 27,5 g de glicose a 50%.

2) 1º passo: Tenho na solução disponível 4,5 g de NaCl.
2º passo: Preciso na solução prescrita de 9,0 g de NaCl.
3º passo: A diferença entre o que tenho e o que quero é de 4,5 g de NaCl.
4º passo: Cada ampola de 10 ml tem 3 g de NaCl.
5º passo: Preciso de 1 ampola e ½ de NaCl ou 15 ml das ampolas de NaCl.

3) 1º passo: Tenho na solução disponível 25 g de glicose em 500 ml.
2º passo: Preciso na solução prescrita de 37,5 g de glicose em 500 ml.
3º passo: A diferença entre o que tenho e o que quero é de 12,5 g.
4º passo: Cada ampola de 10 ml tem 5 g de glicose.
5º passo: Preciso de 2 ampolas e ½ de glicose ou 25 ml das ampolas de glicose.
6º passo: Perderei 1,25 g de glicose ao desprezar 25 ml do SG 5% - 500 ml.
7º passo: Para transformar a solução e repor a perda de glicose, devo adicionar 27,5 ml de glicose ao soro, que correspondem a 13,75 g de glicose a 50%.

4) 1º passo: Tenho na solução disponível 12,5 g de glicose em 250 ml de SG 5%.
2º passo: Preciso na solução prescrita de 25 g de glicose em 250 ml SG 10%.
3º passo: A diferença entre o que tenho e o que quero é de 12,5 g de glicose.
4º passo: Cada ampola de 10 ml tem 5 g de glicose.
5º passo: Preciso de 2 ampolas e ½ de glicose ou 25 ml das ampolas de glicose.
6º passo: Perderei 1,25 g de glicose ao desprezar 25 ml do SG 5% - 250 ml.
7º passo: Para transformar a solução e repor a perda de glicose, devo adicionar 27,5 ml de glicose ao soro, que correspondem a 13,75 g de glicose a 50%.

5) 1º passo: Tenho na solução disponível 2,25 g de NaCl.
2º passo: Preciso na solução prescrita de 3,0 g de NaCl.
3º passo: A diferença entre o que tenho e o que quero é de 0,75 g de NaCl.
4º passo: Cada ampola de 10 ml tem 2 g de NaCl.
5º passo: Preciso de 3,75 da ampola de NaCl para cumprir a prescrição.

6) Desprezar 100 ml do SG 5% e acrescentar 5 ampolas e ½ de glicose 50%.

7) Acrescentar 30 ml de NaCl 30% em um frasco de 1000 ml de SG 5%.

8) Acrescentar 22,5 ml de NaCl 20% em um frasco de 500 ml de SG 5%.

9) Acrescentar 110 ml de glicose a 50% na solução de diálise 2.000 ml a 1,5% para termos uma solução a 4,25%.

10) Acrescentar 32 ml de glicose a 50% na solução de diálise 2.000 ml a 1,5% para termos uma solução a 2,3%.

11) Precisamos de 0,5 g ou 500 mg de $KMnO_4$, que correspondem a 10 comprimidos de 50 mg, para o preparo de 5 L na concentração 1:10.000.

12) Precisamos de 0,075 g ou 75 mg de $KMnO_4$, que correspondem a 3 ml da diluição de 1 comprimido de 100 mg em 4 ml de AD, para o preparo de 3.000 ml na concentração 1:40.000.

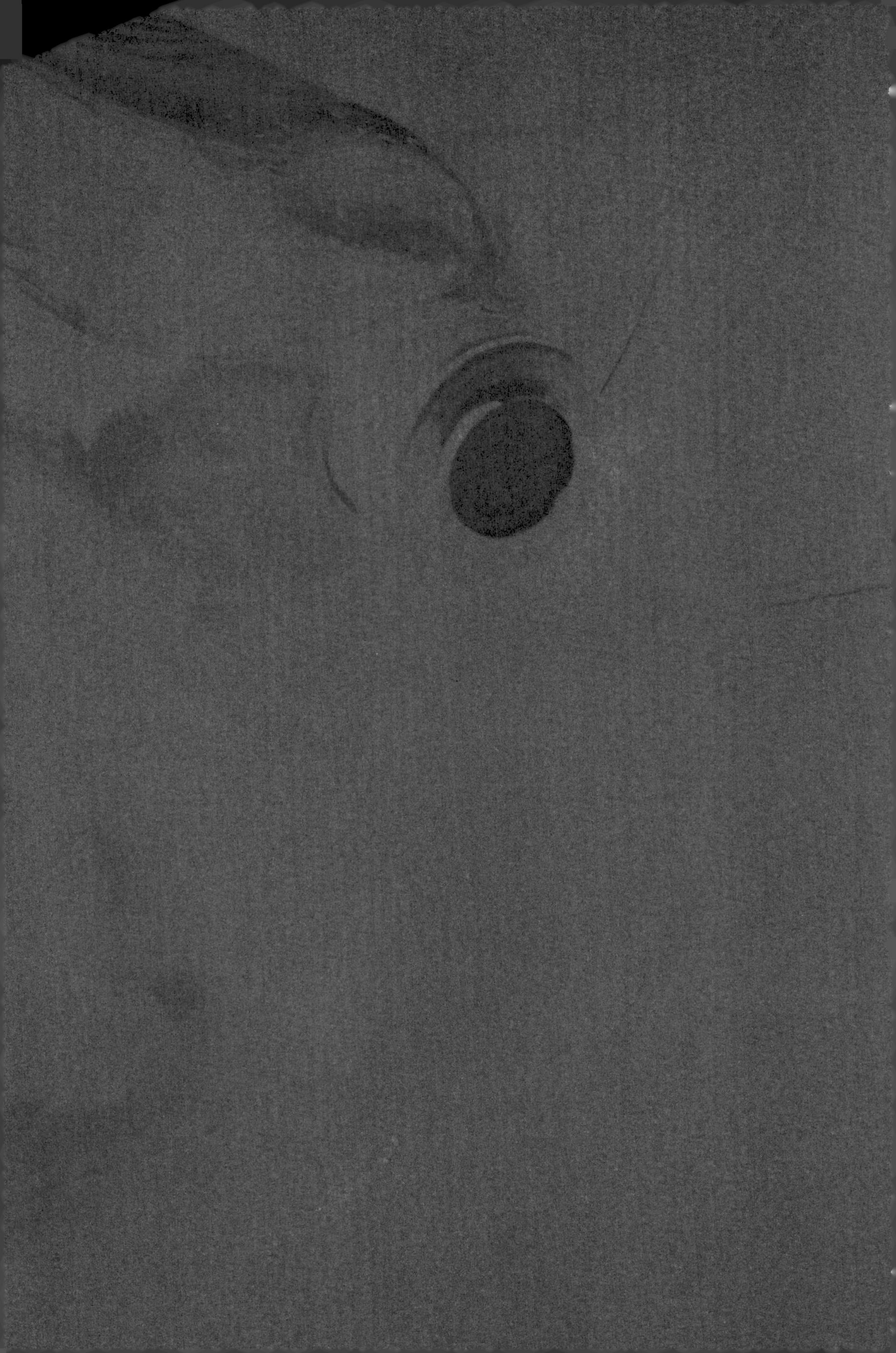

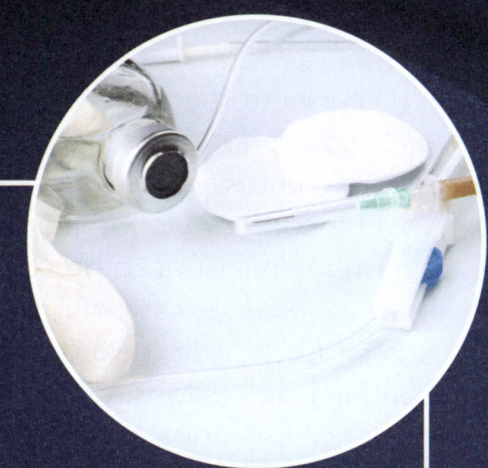

CAPÍTULO 12

Preparo e Gotejamento de Soro

O paciente, mediante sua patologia, pode sofrer alterações de volume (referentes à água e ao sangue/volume corporal), podendo necessitar da administração de soluções endovenosas. Essas soluções são administradas por meio de infusão contínua de líquidos, denominado de venóclise, a qual pode ser realizada através de cateter venoso periférico e de cateter venoso central.

O cálculo de gotejamento deve ser realizado para o controle dessa infusão contínua, que em geral é prescrita em horários que determinarão seu tempo de infusão e quantas gotas serão infundidas por minuto. Esse gotejamento pode ser em gotas ou em microgotas, e o controle do volume deverá estar descrito no rótulo de soro, que será explicado a seguir:

As medidas importantes para esse cálculo são descritas juntamente com as fórmulas aplicadas para a realização do cálculo de gotejamento.

Informação importante!

MEDIDAS E EQUIVALÊNCIAS

- 1 gota = 3 microgotas
- 1 ml = 20 gotas
- 1 ml = 60 microgotas

Preparo do soro – macrogotas

Vamos instalar um SF 0,9% juntos? (macrogotas)

Prescrição Médica:

Instalar SF 0,9% 1.000 ml --- EV 24 h.

Vamos começar:

1º passo: Atenção para os materiais

- Equipo macrogotas;
- Soro fisiológico 0,9% em bolsa;
- Ampolas de medicação ou eletrólitos prescritos;
- Seringas de 5 ml;
- Agulha para aspiração (40x12);
- Copo descartável;
- Algodão;
- Álcool 70%.

2º.passo: Atenção para a técnica

1 – Lave bem as mãos.

2 – Se houver prescrição de medicações e ou eletrólitos, faça a aspiração das medicações, proteja as agulhas e reserve. Faremos a adição destes daqui a pouco.

3 - Retire o equipo do invólucro, que deve estar íntegro.

4 – Feche o dispositivo (rolete) de controle de gotejamento.

5 – Retire a bolsa de soro do seu invólucro com cuidado para não rompê-la.

6 – Retire o protetor do local de inserção do equipo na bolsa de soro.

7 – Retire o protetor da ponta da câmara gotejadora, sem contaminá-la e imediatamente insira a ponteira na bolsa de soro.

PONTO CRÍTICO: Tome muito cuidado para não contaminar a ponteira de inserção do equipo, insira a ponteira com firmeza, mas com atenção para que não rompa a bolsa de soro. Caso ocorra a contaminação da ponteira (por contato com alguma superfície, com as mãos, com o corpo do paciente, se tocar o chão etc.), descarte o equipo e abra um novo para continuar a técnica.

8 – Após conectado o equipo à bolsa de soro, posicione-a em um suporte de soro, para iniciar a retirada do ar do equipo.

9 – Abra o dispositivo de controle de gotejamento (rolete) devagar. A abertura deve ser lenta para que não aconteçam perdas e desperdícios. Observe com atenção a presença de bolhas em toda a extensão do equipo. Feche o dispositivo de gotejamento (rolete) e proteja a ponta do equipo com uma tampinha estéril ou conecte-o ao dispositivo endovenoso do paciente (equipo multivias, duas vias (polifix) ou cateteres endovenosos).

10 – Após retirar o ar do equipo, adicione as medicações e/ou eletrólitos prescritos.

PONTO CRÍTICO: Lembre-se de realizar a desinfecção do local onde serão injetadas as medicações e/ou eletrólitos prescritos, com algodão embebido em álcool 70%.

11 – Após adicionar os componentes extras que foram prescritos, lembre-se de agitar gentilmente a bolsa de soro para homogeneizar a solução.

Agora que o soro já está instalado, quantas gotas devemos deixar por minuto?

Cálculo de gotejamento macrogotas

Macrogotas: nº de gotas/min =

$$\frac{V}{T \times 3} \quad \frac{1.000 \text{ ml}}{24 \times 3} = \frac{1.000}{72} = 13,8$$

ou seja, 14 macrogotas/min

Resposta: Devem correr 14 macrogotas/min.

Vamos pensar juntos!

Quantas gotas devem correr em 1 minuto, para administrar 500 ml de SF 0,9% em 4 horas?

Para fazer esse cálculo, precisamos da fórmula:

Macrogotas

n° de gotas/min = $\dfrac{V}{T \times 3}$

Onde: V= volume em ml
T= tempo em horas

V = 500 ml
T = 4 h
Então....

n° de gotas/min = $\dfrac{500}{4 \times 3} = \dfrac{500}{12} = 41,6$

(Veja regra de arredondamento pág. 85) = 42

Resposta: Deverão correr 42 gotas/minuto.

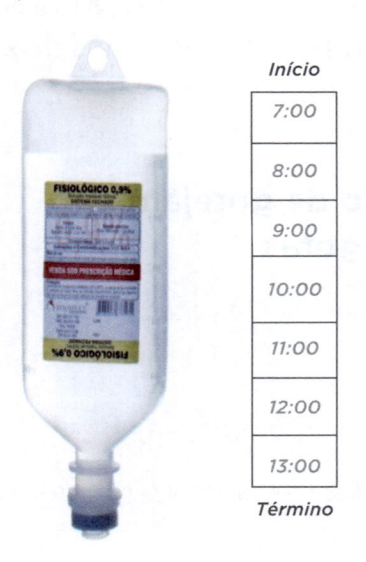

Início
| 7:00 |
| 8:00 |
| 9:00 |
| 10:00 |
| 11:00 |
| 12:00 |
| 13:00 |

Término

Como fazer a distribuição do tempo em que a medicação deverá correr no frasco?

1 – Frasco do volume a ser infundido 1.000 ml.

2 – Marcar numa fita adesiva o início da infusão.

3 – Dividir a fita em 6 partes iguais, cada parte será equivalente ao volume a ser infundido em 1 hora.

Para o ajuste do gotejamento, conte quantas gotas caem durante 1 minuto, ajuste o fluxo com a pinça rolete. Durante o tempo de infusão, controle o volume com o auxílio da fita de soro. Para as infusões em 6 horas, a fita deverá ser dividida em 6 partes, 7 horas em 7 partes, 8 horas em 8 partes e assim sucessivamente.

Caso esteja disponível a bomba de infusão (BI), a fita de controle de volume não é necessária, pois a bomba controla o volume infundido rigorosamente de acordo com a programação realizada.

Preparo do soro - microgotas

Vamos instalar uma solução de Ringer Lactato juntos? (microgotas)

Prescrição Médica: Instalar solução Ringer Lactato 1.000 ml ---EV 12 h.

Vamos começar:

1º passo: Atenção para os materiais

- Equipo microgotas;
- Solução Ringer Lactato em frasco;
- Ampolas de medicação ou eletrólitos prescritos;
- Seringas de 5 ml;
- Agulha para aspiração (40x12);
- Copo descartável;
- Algodão;
- Álcool 70%.

2º passo: Atenção para a técnica

1 – Lave bem as mãos.

2 – Se houver prescrição de medicações e/ou eletrólitos, faça a aspiração das medicações, proteja as agulhas e reserve; faremos a adição destes daqui a pouco.

PONTO CRÍTICO: Se o frasco de soro que você irá utilizar estiver com o local de conecção do equipo protegido e estéril, não é necessário realizar a desinfecção com álcool a 70%, porém, se o frasco que você utilizará é mais antigo e ainda precisa ser aberto como uma ampola, é necessário que proceda a desinfecção rigorosa desta parte do frasco, antes de conectar o equipo.

3 – Com um movimento de torção, abra o frasco de soro. Caso seja necessário cortar a ponta do frasco para abri-lo, faça isso apenas com lâmina ou tesoura ESTÉRIL.

4 – Feche o dispositivo (rolete) de controle de gotejamento.

5 – Retire o protetor da ponta da câmara gotejadora, sem contaminá-lo. Imediatamente insira a ponteira no frasco de soro.

6 – Após conectado o equipo ao frasco de soro, posicione-o em um suporte de soro para iniciar a retirada do ar do equipo.

PONTO CRÍTICO: Tome muito cuidado para não contaminar a ponteira de inserção do equipo: insira a ponteira com firmeza, mas com atenção para que não rompa a bolsa de soro. Caso ocorra a contaminação da ponteira (por contato com alguma superfície, com as mãos, com o corpo do paciente, se tocar o chão), descarte o equipo e abra um novo para continuar a técnica.

7 – Abra o dispositivo de controle de gotejamento (rolete) devagar. A abertura deve ser lenta para que não aconteçam perdas e desperdícios. Observe com atenção a presença de bolhas em toda a extensão do equipo. Feche o dispositivo de gotejamento (rolete) e proteja a ponta do equipo com uma tampinha estéril ou conecte-o ao dispositivo endovenoso do paciente (equipo multivias, duas vias (polifix) ou cateteres endovenosos).

8 – Após retirar o ar do equipo, adicione as medicações e/ou eletrólitos prescritos.

PONTO CRÍTICO: Lembre-se de realizar a desinfecção do local onde serão injetadas as medicações e/ou eletrólitos prescritos, com algodão embebido em álcool 70%.

9 – Após adicionar os componentes extras que foram prescritos, lembre-se de agitar gentilmente a bolsa de soro para homogeneizar a solução.

Cálculo de gotejamento microgotas

Agora que o soro já está instalado, quantas microgotas devemos deixar por minuto?

Vamos lá:

Microgotas:

nº de microgotas/min = $\frac{V}{T}$

$\frac{1.000}{12}$ ml = 83,33, ou seja, 83 microgotas/min

Resposta: Devem correr 83 microgotas/min

Vamos pensar juntos!

Quantas **microgotas** deverão correr em 1 minuto, para administrar 250 ml de SG 5% em 6 horas?

Para o cálculo de **microgotas**, utilizaremos a seguinte fórmula:

Microgotas

nº de microgotas/min = $\frac{V}{T}$

Onde:
V = volume em ml
T = tempo em horas

V = 250 ml

T = 6 horas

nº de microgotas/min = $\frac{250}{6}$ = 41,6

ou seja, 42 microgotas\min.

Resposta: Deverão correr 42 microgotas/minuto.

Além dessa fórmula, podemos utilizar uma segunda maneira:

Então, utilizando a fórmula anterior, temos:

$$\boxed{n° \text{ de microgotas } = n° \text{ de gotas} \times 3}$$

$$n° \text{ de gotas/min} = \frac{V}{T \times 3}$$

$$n° \text{ de gotas/min} = \frac{250}{6 \times 3} = 14$$

Então: n° de microgotas = 14 x 3 = 42

Resposta: Deverão correr 42 microgotas/minuto.

Preparo do soro em bureta

A bureta é um dispositivo muito utilizado para administração contínua de medicações em pequenos volumes e que necessitem de um controle rigoroso de volume. Muito usada em pediatria, neonatologia e em clínicas para adultos para controle de medicações como: amicacina, aminofilina, clindamicina, gentamicina, penicilina cristalina, vancomicina, entre outras.

Vamos instalar um soro de bureta juntos!

Prescrição Médica: Instalar SF 0,9% 250 ml ---- EV 4/4 h

Vamos começar:

1º passo: Atenção para os materiais

- Bureta;
- Soro fisiológico 0,9%;
- Ampolas da medicação prescrita;
- Seringas de 5 ml;
- Agulha para aspiração (40x12);
- Algodão;
- Álcool 70%.

2º passo: Atenção para a técnica

1 – Lave bem as mãos.

2 – Se houver prescrição de medicações e/ou eletrólitos, faça a aspiração das medicações, proteja as agulhas e reserve; faremos a adição destes daqui a pouco.

3 – Faça a abertura do invólucro da bureta, após verificar cuidadosamente a sua integridade; embalagens danificadas são consideradas contaminadas.

4 – Feche com cuidado o dispositivo de controle do volume que irá do soro para a bureta (superior) e o controlador do gotejamento (inferior). Observe a câmara que normalmente é graduada de 100 a 150 ml. Reserve-o.

5 – Se o soro for apresentado em bolsa, retire-o do seu invólucro de proteção com cuidado; caso seja em frasco, proceda de acordo com as orientações da página 163.

6 – Após abrir o soro da forma adequada (como vimos anteriormente), insira a ponteira da bureta no frasco de soro com muita atenção para não contaminar.

7 – Pendure o frasco de soro, abra a pinça superior e preencha a bureta com 3 30 ml; feche a pinça e abra o controlador de gotejamento e o protetor do equipo inferior, fazendo a retirada do ar de todo o circuito.

8 – Verifique se ainda existem bolhas de ar ao longo do equipo, se presentes, retire-as.

9 – Faça a limpeza criteriosa do orifício de silicone com uma bola de algodão umedecida em álcool 70%, a medicação prescrita será injetada ali.

PONTO CRÍTICO: Em alguns desses dispositivos, o orifício que tem a função de respiro possui uma tampa protetora que deverá permanecer <u>fechada quando a bureta não estiver sendo utilizada e aberta durante a infusão</u>.

10 – Injete cuidadosamente o medicamento, posicionando a agulha na parede interna da bureta.

11 – Abra a pinça superior e complete o volume do diluente prescrito. Agite cuidadosamente a bureta entre as mãos, fazendo movimentos de vai e vem para homogeneizar a solução.

12 – Agora que a bureta já está devidamente instalada, precisamos pensar no gotejamento. Vamos aprender?

Cálculo de gotejamento em bureta

Como é feito o cálculo de medicamentos para bureta? Essa resposta é bem fácil: microgotas! Utilizamos a fórmula que aprendemos anteriormente!

$$n° \text{ de microgotas/min} = \frac{V}{T}$$

Onde:
V = volume em ml
T = tempo em horas

Ou

$$n° \text{ de microgotas} = n° \text{ de gotas} \times 3$$

Agora que o soro já está instalado, quantas microgotas devemos deixar por minuto?

Vamos lá:

Microgotas:
n° de microgotas/min =
$\frac{V}{T} = \frac{250}{4} = 62,5$

Resposta: O número de microgotas será de 63 microgotas/min.

Cálculo de gotejamento para prescrição de infusão em minutos

Algumas prescrições são feitas para volumes menores a serem infundidos em minutos, e agora, como devemos calcular o gotejamento?

Exemplo 1

Atenção para a Prescrição Médica:

O paciente T.U.P. apresentando distúrbio ácido-básico necessita para sua terapia Bicarbonato de Sódio 10% ---- 250ml EV ---- 45 minutos.

Neste caso, qual a fórmula a ser utilizada?

$$n° \text{ de gotas/min} = \frac{V \times 20}{\text{minutos}}$$

Agora ficou fácil, quantas gotas deverão correr por minuto?

V = 250 ml
Minutos = 45

gotas/min = $\frac{250 \times 20}{45}$ = $\frac{5.000}{45}$ = 111,1 = 111

Resposta: Devem correr 111 gotas/min.

Exemplo 2

Temos a seguinte Prescrição Médica:

Bicarbonato de Sódio 10% ------ 100 ml EV ---- 30 minutos.

Correr em equipo tipo microgotas ou bureta.

Neste caso, qual a fórmula a ser utilizada?

$$n° \text{ de microgotas} = n° \text{ de gotas} \times 3$$

Então, teremos: 67 x 3 = **201 microgotas**.

Resposta: Devem correr 201 microgotas/min.

Exemplo 3

Um paciente em terapia antimicrobiana necessita da seguinte terapêutica:

Prescrição Médica: 200 mg de Amicacina diluídos em 150 ml de SF 0,9%, correr em 40 minutos. Quantas microgotas deverão correr por minuto na bureta?

Atenção: Quando o tempo de infusão é em minutos, temos que lembrar que a fórmula correta a ser utilizada é:

$$n° \text{ de microgotas/min} = \frac{V \times 60}{\text{minutos}}$$

Atenção para o cálculo

V = 150 ml
Minutos = 40
nº de microgotas/min =

$\dfrac{150 \times 60}{40} = \dfrac{9.000}{4} =$ **225 microgotas**

Resposta: Devem correr 225 microgotas\min em bureta.

Gotejamento do soro em prescrições compostas

Além das prescrições de soros simples como vimos, podem ocorrer solicitações de composição de soro, ou seja, muitos elementos como medicações e eletrólitos podem ser adicionados ao volume do soro inicial, e nesse caso, os valores em ml daquilo que for adicionado deverão ser considerados. Vamos ver como fazer os cálculos incluindo o volume das medicações adicionadas?

Exemplo

Prescrição Médica:

SF 0,9% ------ 200 ml
KCl 19,1% ----- 10 ml
Vit C 10% ------ 5 ml
Dramin --------- 2 ml

Fórmula

$$n° \text{ de gotas/min} = \dfrac{V}{T \times 3}$$

Então, devemos somar os volumes:

200 ml + 10 ml + 5 ml + 2 ml = 217 ml.
V = 217 ml
T = 6 horas

$$n° \text{ de gotas/min} = \dfrac{217}{6 \times 3} = 12,05 = \mathbf{12}$$

Resposta: Deverão correr 12 gotas/min.

Soluções padrão

Na Farmacologia, alguns medicamentos possuem dose e volume de diluição padronizados. O diferencial se dará através do volume a ser infundido, de acordo com a condição clínica de cada paciente. Porém, mediante a necessidade, o médico poderá concentrar a solução padrão, conforme a descrição a seguir:

Dobutamina (Dobutrex) 1 ampola contém 250 mg em 20 ml

Solução Padrão de 1:1 = 1 mg/ml

SG 5% ou SF 0,9% 230 ml + 1 (20 ml) ampola de Dobutamina.
O profissional deverá desprezar 20 ml do SG 5% ou SF 0,9% e acrescentar 20 ml de Dobutamina para manter o volume final de 250 ml.

Solução Padrão de 2:1 = 2 mg/ml

SG 5% ou SF 0,9% 210 ml + 2 (40 ml) ampolas de Dobutamina.
O profissional deverá desprezar 40 ml do SG 5% ou SF 0,9% e acrescentar 40 ml de Dobutamina para manter o volume final de 250ml.

Solução Padrão de 3:1 = 3 mg/ml

SG 5% ou SF 0,9% 190 ml + 3 (60 ml) ampolas de Dobutamina.
O profissional deverá desprezar 60 ml do SG 5% ou SF 0,9% e acrescentar 60 ml de Dobutamina para manter o volume final de 250 ml.

Dopamina (Revivan) 1 ampola contém 50 mg em 10 ml

Solução Padrão de 1:1 = 1 mg/ml

SG 5% ou SF 0,9% 200 ml + 5 ampolas de Dopamina - (50 ml).
O profissional deverá desprezar 50 ml do SG 5% ou SF 0,9% e acrescentar 50 ml de Dopamina para manter o volume final de 250 ml.

Solução Padrão de 2:1 = 2 mg/ml

SG 5% ou SF 0,9% 150 ml + 10 ampolas de Dopamina (100 ml) - (solução concentrada).
O profissional deverá desprezar 100 ml do SG 5% ou SF 0,9% e acrescentar 100 ml de Dopamina para manter o volume final de 250ml.

Solução Padrão de 3:1 = 3 mg/ml

SG 5% ou SF 0,9% 100 ml + 15 ampolas de Dopamina (150 ml) - (solução concentrada).
O profissional deverá desprezar 150 ml do SG 5% ou SF 0,9% e acrescentar 150 ml de Dopamina para manter o volume final de 250 ml.

Norepinefrina (Noradrenalina) 1 ampola contém 4 mg com 4 ml

Solução Padrão

SG 5% ou SF 0,9% 80 ml + 5 ampolas de Noradrenalina (20 ml).
O profissional deverá desprezar 20 ml do SG 5% ou SF 0,9% e acrescentar 20 ml de Noradrenalina para manter o volume final de 100 ml.

Solução Padrão

SG 5% ou SF 0,9% 242 ml + 2 ampolas de Noradrenalina (8 ml).
O profissional deverá desprezar 8 ml do SG 5% ou SF 0,9% e acrescentar 8 ml de Noradrenalina para manter o volume final de 250 ml.

Solução Padrão

SG 5% ou SF 0,9% 180 ml + 5 ampolas de Noradrenalina (20 ml).
O profissional deverá desprezar 20 ml do SG 5% ou SF 0,9% e acrescentar 20 ml de Noradrenalina para manter o volume final de 200 ml.

Midazolam (Dormonid) 1 ampola contém 50 mg com 10 ml

Solução Padrão

SG 5% ou SF 0,9% 120 ml + 3 ampolas de Midazolam (30 ml).
O profissional deverá desprezar 30 ml do SG 5% ou SF 0,9% e acrescentar 30 ml de Midazolam para manter o volume final de 150 ml.

Fentanila (Fentanil) – 0,05 mg/ml - frasco-ampola contendo 10 ml

Solução Padrão

SG 5% ou SF 0,9% 80 ml + 2 frascos/ampola de Fentanila (20 ml).
O profissional deverá desprezar 20 ml do SG 5% ou SF 0,9% e acrescentar 20 ml de Fentanila para manter o volume final de 100 ml.

Nitroglicerina Venosa (Tridil) – 5 mg/ml

Solução Padrão

SG 5% 245 ml + 1 ampola de Nitroglicerina (5 ml).
O profissional deverá desprezar 5 ml do SG 5% e acrescentar 5 ml de Nitroglicerina para manter o volume final de 250 ml.

Nitroprussiato de Sódio (Nipride) 50 mg com 2 ml

Solução Padrão

SG 5% 248 ml + 1 ampola de Nitroprussiato de Sódio (2 ml).
O profissional deverá desprezar 2 ml do SG 5% e acrescentar 2 ml de Nitroprussiato de Sódio para manter o volume final de 250 ml.

Cloridrato de amiodarona (Ancoron) 1 ampola contém 150 mg com 3 ml

Solução Padrão

SG 5% 120 ml + 3 ampolas de Ancoron (9 ml).
O profissional deverá desprezar 30 ml do SG 5% e acrescentar 9 ml de Nitroprussiato de Sódio para manter o volume final de 129 ml.

Vamos praticar?

Dica: Após calcular o gotejamento, faça a fita de controle de soro para treinar!

1) Vamos calcular o número de gotas/min da Prescrição Médica:
500 ml SF 0,9% EV em 24 h

2) Vamos calcular o número de gotas/min da Prescrição Médica:
1.000 ml SF 0,9% EV em 8/8 h

3) Vamos calcular o número de gotas/min da Prescrição Médica:
1.000 ml SG 5% EV em 8/8 h

4) Vamos calcular o número de gotas/min da Prescrição Médica:
1.000 ml SF 0,9% EV em 4/4 h

5) Vamos calcular o número de gotas/min da Prescrição Médica:
500 ml SG 5% EV em 12/12 h

6) Vamos calcular o número de gotas/min da Prescrição Médica:
250 ml SF 0,9% EV em 1 h

7) Vamos calcular o número de gotas/min da Prescrição Médica:
500 ml SG 5% EV em 6/6 h

8) Vamos calcular o número de gotas/min da Prescrição Médica:
SG 5% 300 ml + SF 0,9% 160 ml. EV em 12/12 h

9) Vamos calcular o número de gotas/min da Prescrição Médica:
SG 5% 250 ml + SF 0,9% 250 ml. EV em 12/12 h

10) Vamos calcular o número de gotas/min da Prescrição Médica:
SG 5% 300 ml + SF 0,9% 250 ml. EV em 8/8 h

11) Vamos calcular o número de microgotas/min da Prescrição Médica:
SG 5% 300 ml. EV em 24 h

12) Vamos calcular o número de microgotas/min da Prescrição Médica:
SG 5% 200 ml. EV em 4 h

13) Vamos calcular o número de microgotas/min da Prescrição Médica:
SF 0,9% 350 ml. EV de 3/3 h

14) Vamos calcular o número de microgotas/min da Prescrição Médica:
SF 0,9% 200 ml. EV em 12/12 h

15) Vamos calcular o número de microgotas/min da Prescrição Médica:
SG 5% 250 ml + NaCl 30% 20 ml + KCl 19,1% 10 ml   EV   8/8h

16) Vamos calcular o número de microgotas/min da Prescrição Médica: SG 5% 200 ml + complexo B 5 ml + KCl 19,1% 3 ml   EV   6 h

17) Vamos calcular o número de microgotas/min da Prescrição Médica:
SGF 1000 ml   EV   12/12h

18) Vamos calcular o número de microgotas/min da Prescrição Médica:

SG 10% 1000 ml   EV   6/6 h

19) Vamos calcular o número de microgotas/min da Prescrição Médica:

SGF 400 ml   EV   8/8 h

20) Vamos calcular o número de microgotas/min da Prescrição Médica:

SF 0,9% 400 ml   EV   24 h

21) Calcule o número de microgotas/min em bureta da P.M.:

Amicacina 500 mg + SF 0,9% 100 ml   EV   em 45 minutos

22) Calcule o número de microgotas/min em bureta da P.M.:

Penicilina cristalina 1.500.000 UI + SF 0,9% 100 ml   EV em 20 minutos

23) Calcule o número de microgotas/min em bureta da P.M.:

Penicilina cristalina 100.000 UI + SF 0,9% 30 ml   EV em 30 minutos

24) Calcule o número de microgotas/min em bureta da P.M.:

Penicilina cristalina 5.000.000 UI + SF 0,9% 100 ml   EV em 45 minutos

25) Calcule o número de microgotas/min em bureta da P.M.:

Gentamicina 10 mg + SF 0,9% 30 ml   EV em 15 minutos

26) Calcule o número de microgotas/min em bureta da P.M.:

Amicacina 500 mg + SF 0,9% 100 ml   EV em 30 minutos

27) Calcule o número de microgotas/min em bureta da P.M.:

Garamicina 10 mg + SF 0,9% 20 ml   EV em 30 minutos

28) Calcule o número de microgotas/min em bureta da P.M.:

Amicacina 80 mg + SF 0,9% 100 ml   EV em 30 minutos

29) Calcule o número de microgotas/min em bureta da P.M.:

Penicilina cristalina 50.000 UI + SF 0,9% 50 ml   EV   em 30 minutos

30) Calcule o número de microgotas/min em bureta da P.M.:

Amicacina 150 mg + SF 0,9% 50 ml   EV em 30 minutos

GABARITO

1) 6,94 = 7 gotas/min

2) 41,6 = 42 gotas/min

3) 41,6 = 42 gotas/min

4) 83,3 = 83 gotas/min

5) 13,80 = 14 gotas/min

6) 83,3 = 83 gotas/min

7) 27,7 = 28 gotas/min

8) 12,7 = 13 gotas/min

9) 13,8 = 14 gotas/min

10) 22,9 = 23 gotas/min

11) 12,5 = 13 microgotas/min

12) 50 microgotas/min

13) 116,6 = 117 microgotas/min

14) 16,6 = 17 microgotas/min

15) 35 microgotas/min

16) 34,6 = 35 microgotas/min

17) 83,3 = 83 microgotas/min

18) 166,6 = 167 microgotas/min

19) 50 microgotas/min

20) 16,6 = 17 microgotas/min

21) 133 microgotas/min

22) 100 gotas/min = 300 microgotas/min

23) 20 gotas/min = 60 microgotas/min

24) 133 microgotas/min

25) 40 gotas/min = 120 microgotas/min

26) 200 microgotas/min

27) 40 microgotas/min

28) 200 microgotas/min

29) 100 microgotas/min

30) 100 microgotas/min

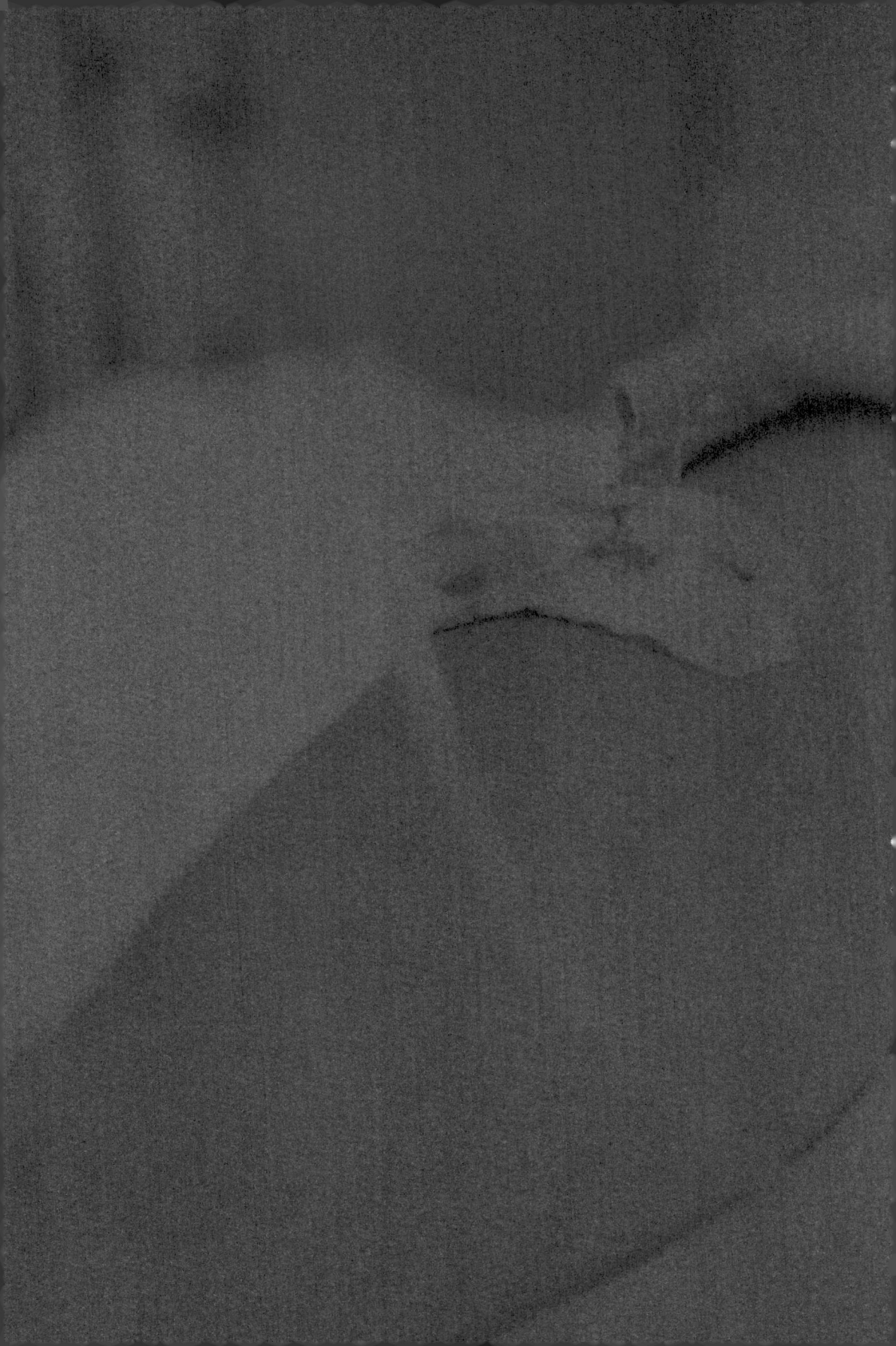

CAPÍTULO 13

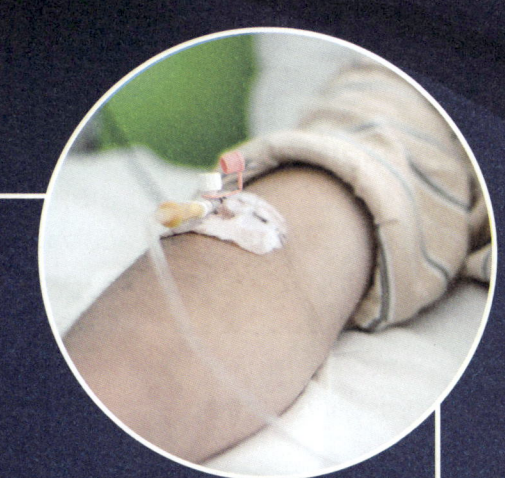

Heparinização de Cateteres

Em casos muito específicos, a **HEPARINIZAÇÃO** do cateter é necessária para prevenir a formação desses coágulos que acabam "entupindo" o dispositivo, exigindo assim a sua troca. Esse procedimento é simples, porém, delicado, por isso vamos aprendê-lo em detalhes:

HEPARINIZAÇÃO DE CATETERES

Indicações

- Clientes com indicação de restrição hídrica.

- Clientes com cateteres sem indicação de soroterapia em tempo superior a 24 h.

- Clientes com cateteres de longa permanência em uso esporádico.

- Clientes com rede venosa de difícil acesso.

Contraindicações/Restrições

Não existem contraindicações significantes, porém, recomenda-se cuidado com a aplicação de Heparina com volume superior ao *prime (volume cabível)* do cateter ou quando o cliente tiver restrição ao uso desse medicamento.

Descrição dos procedimentos

- Explicar o procedimento a ser realizado e a sua finalidade ao cliente e/ou familiar, obtendo o seu consentimento, realizar exame físico específico.

- Higienizar as mãos.

- Reunir os materiais necessários.

- Preparar a solução Heparinizada (100 UI/ml).

- Aspirar 0,2 ml de Heparina na seringa de 10 ml e completar com 9,8 ml de SF 0,9%.

- Aspirar a quantidade de SF 0,9% na seringa, de acordo com o volume do cateter.

- Encaminhar os materiais à unidade e colocá-los sobre a mesa de cabeceira.

- Posicionar o cliente no leito.

- Calçar luvas de procedimento e máscara cirúrgica.

Heparinização do cateter totalmente implantado

- Conectar a seringa de 20 ml contendo o SF 0,9% na extensão do cateter e injetar 20 ml sem fazer pressão excessiva.

- Conectar a seringa de 10 ml contendo a solução heparinizada e injetar 5 ml, em adultos, e entre 3 a 5 ml, em crianças.

- Retirar o dispositivo de punção.

- Fazer compressão local.

Heparinização de cateteres periféricos curtos

- Conectar a seringa de 10 ml contendo SF 0,9% ao cateter e injetar de 5 a 10 ml.

- Conectar a seringa de 10 ml contendo a solução heparinizada ao cateter e injetar 2 ml.

- Fechar o dispositivo.

Heparinização de cateter central de inserção periférica (PICC)

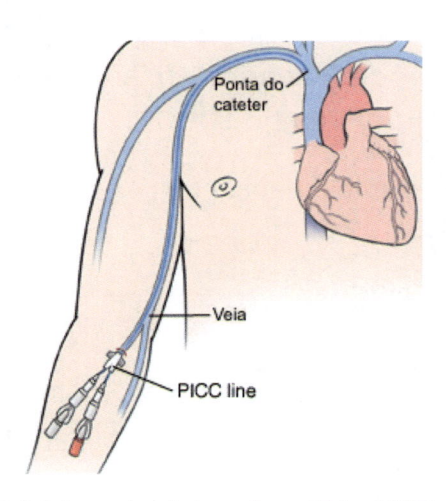

Fig. 60 *Cateter central de inserção periférica (PICC)*

- Conectar a seringa de 10 ml contendo SF·0,9% ao cateter e injetar 10 ml.

- Conectar a seringa de 10 ml contendo a solução heparinizada ao cateter e injetar 3 ml.

- Fechar o dispositivo.

Heparinização de cateter central de único ou múltiplos lúmens

- Conectar a seringa de 10 ml contendo SF 0,9% em uma das vias do cateter e injetar 5 ml.

- Conectar a seringa de 10 ml contendo a solução heparinizada à via do cateter e injetar 2 ml, fechando-a logo após.

- Recolher os materiais.

- Organizar a unidade e o cliente.

- Colocar o cliente em posição confortável, adequada e segura.

- Dar destino adequado aos materiais e encaminhar os descartáveis ao expurgo.

- Higienizar as mãos.

Realizar as anotações de Enfermagem no prontuário do cliente incluindo:

- Concentração da solução heparinizada.

- Quantidade injetada.
- Presença de ocorrências adversas e medidas tomadas.

Cálculo de Heparina para adultos e crianças

Vamos entender melhor as quantidades de Heparina a serem injetadas em adultos e crianças?

Qual a quantidade de unidades de heparina que poderemos injetar a cada 1 ml utilizado para heparinizar o dispositivo?

No adulto, o máximo recomendado é de 100 UI/ml por horário de heparinização.

A solução preparada geralmente é a seguinte: 0,2 ml de Heparina utilizando o frasco-ampola (5.000 UI/ml) e 9,8 ml de água destilada esterilizada.

Desta solução preparada, utilizaremos 1 ml injetando no dispositivo, após a administração do medicamento, garantindo assim que a via se torne permeável.

ATENÇÃO: Não utilizamos a Heparina direto da ampola, pois ela é muito concentrada e contém mais unidades de Heparina por ml (5.000 UI/0,25 ml).

Como as seringas são graduadas normalmente de 0,2 ml, como proceder?

VAMOS CALCULAR: No frasco-ampola, temos 5.000 UI/ml.

Então:

5.000 UI — 1 ml
X — 0,2 ml

X = 0,2 x 5.000   **X = 1.000 UI**

Ou seja, em 0,2 ml temos 1.000 UI, que serão diluídas em 9,8 ml. Então, em uma seringa de 10 ml, vamos aspirar 0,2 de Heparina (5.000 UI/ml) e acrescentar 9,8 ml de AD, formando um volume total de 10 ml. Desta solução, utilizaremos 1 ml para heparinizar o dispositivo. Então, quantas unidades desta diluição estaríamos administrando a cada vez que heparinizássemos o cateter? Se em 0,2 ml de Heparina (fr-amp – 5.000 UI/ml), tenho 1.000 UI, então:

0,2 ml de Heparina + 9,8 ml de AD.

10 ml — 1.000 UI
1 ml — X

X . 10 = 1.000

X = $\frac{1.000}{10}$ = **100 UI**, portanto:

Dentro do limite recomendado!

CAPÍTULO 13 — HEPARINIZAÇÃO DE CATETERES

VAMOS PRATICAR?

1) A paciente D.U.J. com diagnóstico de TVP, necessita durante seu tratamento a administração de Heparina 1.000 UI SC de 12/12 horas. Disponível Heparina 5.000UI/5 ml, quanto aspirar para administrar?

2) Para prevenção de trombose pos cirúrgica, o paciente Y.R.B. necessita de Heparina 10.000 UI SC de 8/8 horas. Disponível frasco 5.000 UI/1 ml, quanto aspirar para administrar?

3) No intuito de reduzir as complicações referentes a distúrbios de coagulopatia, o paciente T.G.E. necessita de Heparina 750 UI SC de 12/12 horas. Disponível frasco 1.000 UI em 5 ml, quanto aspirar para administrar?

4) Para evitar complicações referentes a coágulos no cateter de dupla via para hemodiálise é necessário utilizar Heparina 1.500 UI SC de 12/12 horas. Disponível frasco 5.000 UI/5 ml, quanto aspirar para administrar?

5) O Sr. E.L.C. com diagnóstico de AVEI; necessita de Heparina 800 UI SC de 12/12 horas, para reduzir complicações referentes à formação de coágulos. Disponível frasco 1.000 UI/0,5 ml, quanto aspirar para administrar?

GABARITO

1) Será aspirado 1 ml que corresponde a 1.000 UI para administração SC

2) Será aspirados 2 ml que correspondem a 10.000 UI de Heparina para administração SC.

3) Será aspirado 0,75 ml que corresponde a 750 UI de Heparina para administração SC.

4) Será aspirado 1,5 ml que corresponde a 1.500 UI de Heparina para administração SC.

5) Será aspirado 0,4 ml que corresponde a 800 UI de Heparina para administração SC.

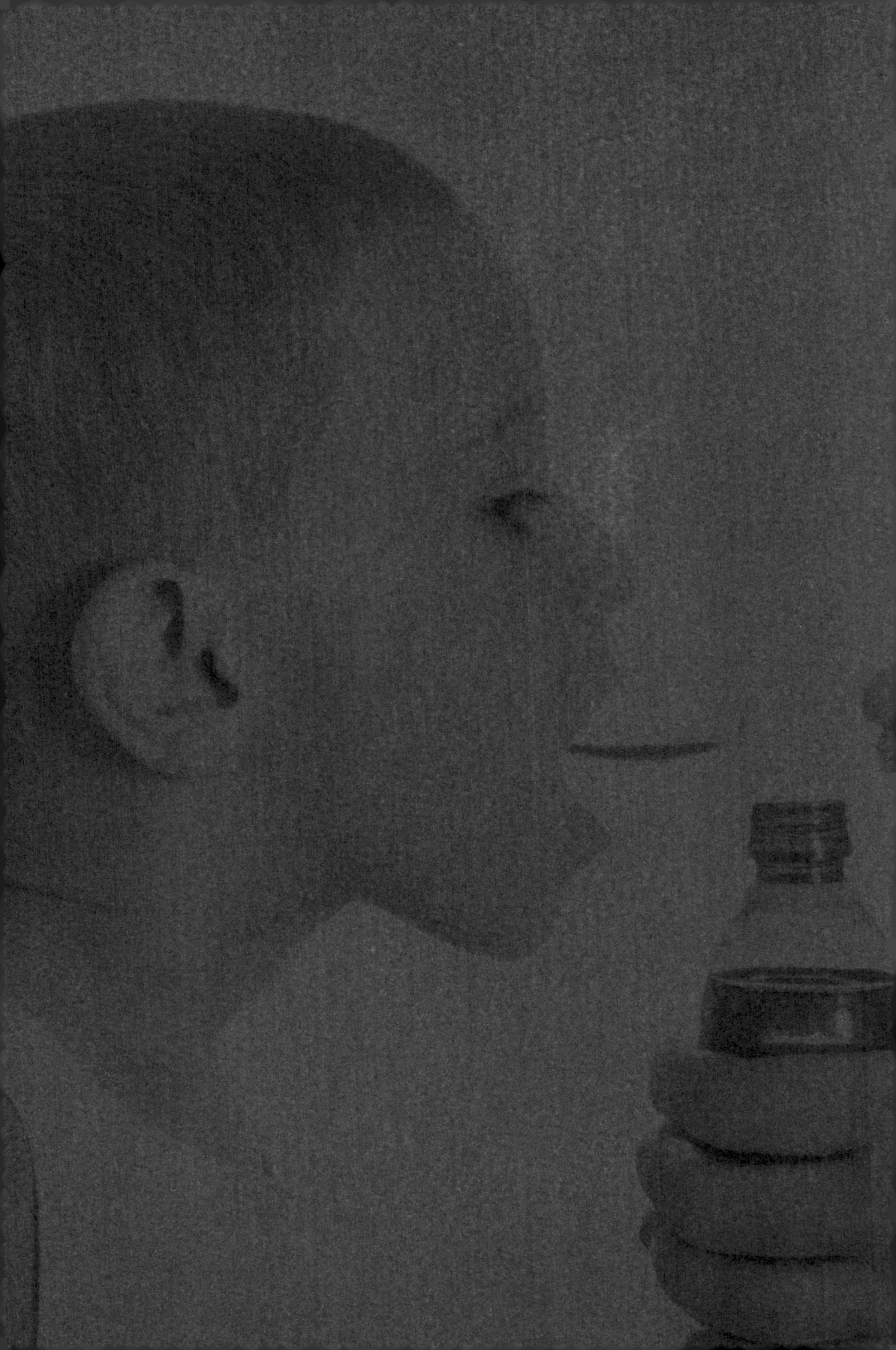

CAPÍTULO 14

Cálculo de Medicação em Pediatria

Direitos da Criança Hospitalizada

No Brasil, a Sociedade Brasileira de Pediatria elaborou os Direitos da Criança e do Adolescente Hospitalizados, que foi apresentado e aprovado por unanimidade na 27ª Assembleia Ordinária do CONANDA, transformando-se na Resolução de número 41 de 17 de outubro de 1995.

1. Direito à proteção à vida e à saúde, com absoluta prioridade e sem qualquer forma de discriminação;

2. Direito a ser hospitalizado quando for necessário ao seu tratamento, sem distinção de classe social, condição econômica, raça ou crença religiosa;

3. Direito a não ser ou permanecer hospitalizado desnecessariamente por qualquer razão alheia ao melhor tratamento de sua enfermidade;

4. Direito de ser acompanhado por sua mãe, pai ou responsável, durante todo o período de sua hospitalização, bem como receber visitas;

5. Direito a não ser separado de sua mãe ao nascer;

6. Direito a receber aleitamento materno sem restrições;

7. Direito a não sentir dor, quando existem meios para evitá-la;

8. Direito a ter conhecimento adequado de sua enfermidade, dos cuidados terapêuticos e diagnósticos a serem utilizados, do prognóstico, respeitando sua fase cognitiva, além de receber amparo psicológico, quando se fizer necessário;

9. Direito de desfrutar de alguma forma de recreação, programas de educação para a saúde, acompanhamento do currículo escolar, durante sua permanência hospitalar;

10. Direito a que seus pais ou responsáveis participem ativamente do seu diagnóstico, tratamento e prognóstico, recebendo informações sobre os procedimentos a que será submetido;

11. Direito a receber apoio espiritual e religioso conforme prática de sua família;

12. Direito a não ser objeto de ensaio clínico, provas diagnósticas e terapêuticas, sem o consentimento informado de seus pais ou responsáveis e o seu próprio, quando tiver discernimento para tal;

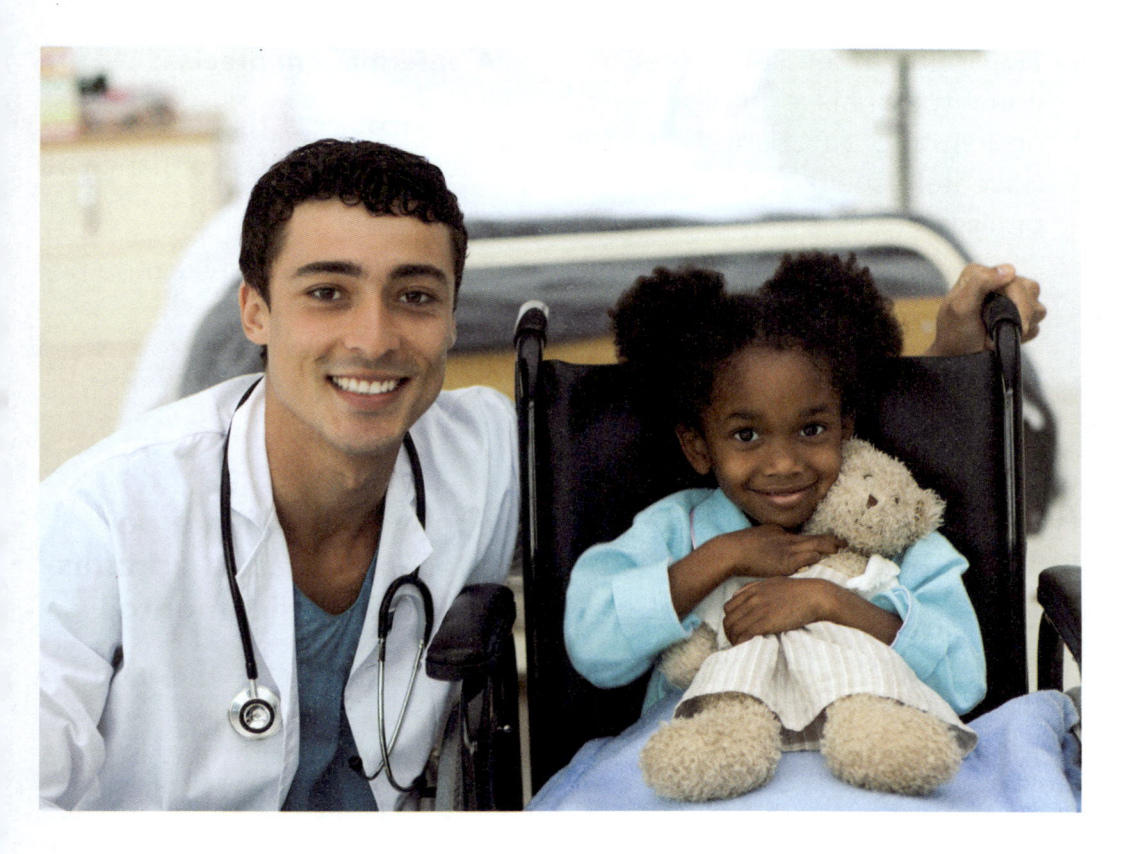

13. Direito a receber todos os recursos terapêuticos disponíveis para sua cura, reabilitação e/ou prevenção secundária e terciária;

14. Direito à proteção contra qualquer forma de discriminação, negligência ou maus-tratos;

15. Direito ao respeito a sua integridade física, psíquica e moral;

16. Direito à prevenção de sua imagem, identidade, autonomia de valores, dos espaços e objetos pessoais;

17. Direito a não ser utilizado pelos meios de comunicação, sem a expressa vontade de seus pais ou responsáveis, ou a sua própria vontade, resguardando-se a ética;

18. Direito à confidência dos seus dados clínicos, bem como direito a tomar conhecimento dos mesmos, arquivados na instituição, pelo prazo estipulado por lei;

19. Direito a ter seus direitos constitucionais e os contidos no Estatuto da Criança e Adolescente respeitados pelos hospitais integralmente;

20. Direito a ter uma morte digna, junto a seus familiares, quando esgotados todos os recursos terapêuticos disponíveis.

Administração de medicamentos em pediatria

A administração de medicamentos é o processo de preparo e introdução de fármaco no organismo humano, visando à obtenção de um efeito terapêutico. Essa é uma das ações da equipe de Enfermagem que trabalha em pediatria, requerendo conhecimento sobre cálculo da dose, ação farmacológica, dose terapêutica, efeitos colaterais e sinais de toxicidade de cada um dos medicamentos prescritos às crianças. Antes de preparar um medicamento é indispensável verificar o período de validade determinado pelo fabricante, o aspecto e o rótulo do frasco do medicamento.

Na criança pequena, o metabolismo, a excreção, a distribuição e os efeitos farmacológicos das medicações são influenciados pelo grau de maturação orgânica.

A enfermagem precisa:

- Descobrir a técnica ou forma de conseguir a confiança da criança.

- Explicar o que vai fazer e pedir cooperação.

- Compreender as reações de oposição da criança.

Preparo da criança e do adolescente para a administração de medicamentos

Para garantir a segurança do cliente e o efeito da droga, o profissional deve elaborar a assistência de maneira a respeitar os preceitos técnicos da administração de medicamentos e o preparo psicológico de acordo com a faixa etária.

Na pediatria, a realização de procedimentos potencialmente dolorosos merece algumas considerações, relativas às habilidades de compreensão e colaboração da criança/adolescente e da família, pois durante o processo de crescimento e desenvolvimento ocorrem mudanças de comportamento que determinarão o tipo de assistência de enfermagem prestada.

Como as técnicas de administração de medicamentos não exigem

CAPÍTULO 14 — CÁLCULO DE MEDICAÇÃO EM PEDIATRIA

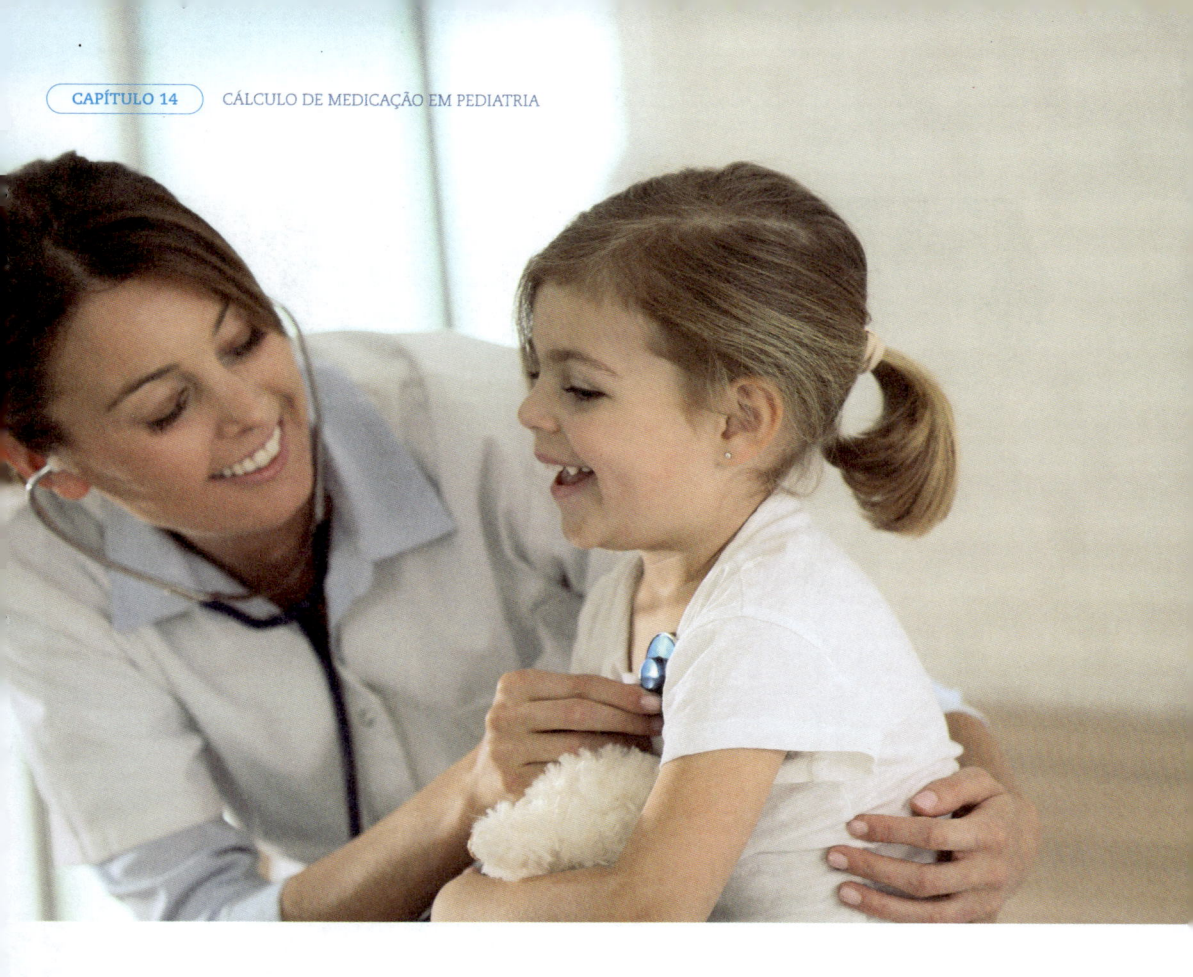

preparo físico específico, privilegiaremos a descrição do preparo psicológico, que tem como objetivo fornecer informações sobre o procedimento, diminuir a ansiedade, estimular a participação e possibilitar algum domínio da situação.

Antes disso, não deixamos de enfatizar que a técnica não compreende somente o momento da aplicação do medicamento, mas envolve desde a abordagem a ser feita com a criança/adolescente e a família até a inclusão de um plano de cuidados nos casos de tratamentos duradouros.

Entendemos que procedimentos dolorosos, tais como injeções parenterais trazem ansiedade e insegurança a criança/adolescente, deixando-os com medo e resistentes ao procedimento; assim sendo, é necessário propiciar um meio de alívio para as tensões e medos, utilizando-se do brinquedo terapêutico, da massagem e da musicoterapia antes, durante e depois do procedimento.

O preparo é indicado para todas as idades, incluindo os recém-nascidos, porque pressupõe-se a inclusão dos pais no cuidado, no qual eles representam principal fonte de apoio em situações desconhecidas e estressantes. O envolvimento dos pais no procedimento permite que exerçam o seu papel, portanto, essa participação será incentivada e apoiada desde que desejem ou tenham condições de permanecer ao lado do filho, auxiliando-o a enfrentar a situação par que todos saiam fortalecidos da experiência.

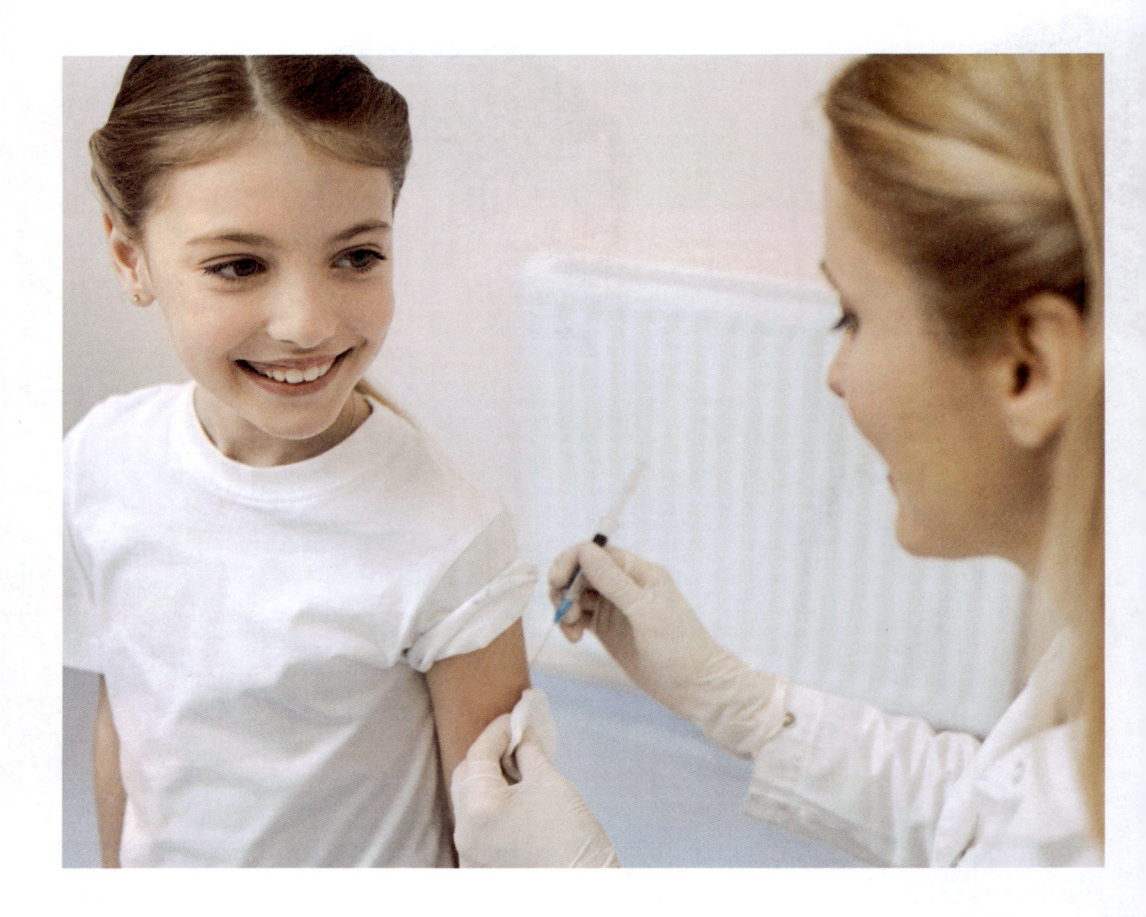

ATENÇÃO para a classificação segundo a faixa etária.

As intervenções são realizadas de acordo com a idade:

LACTENTE (0 A 12 MESES)

• Propicie ambiente adequado, privativo e tranquilo.

• Mantenha os pais na linha de visão ou coloque um objeto familiar ao lado do lactente, se os pais não puderem permanecer no local.

• Aproxime os pais assim que possível.

- Empregue medidas sensoriais para confortar a criança: chupeta, toque, balanço e voz suave.

- Aceite manifestações de desagrado: choro, movimentação constante.

- Realize as aplicações fora do berço no caso de lactentes.

INFANTE (1 A 3 ANOS)

- Realize sessões de 5 a 10 minutos com brinquedos para explicar o procedimento logo antes da sua realização.

- Distraia a criança com objetos, música.

- Demonstre o comportamento desejado e dê uma orientação de cada vez, empregando termos simples.

- Não invente nem minta à criança, dizendo: "não vai doer", "se ficar boazinha vai ganhar presente". Isso trará insegurança à criança que poderá enxergar a equipe de enfermagem com desconfiança, rompendo vínculos preestabelecidos.

- Não contenha a criança desnecessariamente, uma vez que o objetivo é de realizar um procedimento seguro com sua colaboração.

- Informe que o procedimento acabou.

- Elogie sempre a criança, proporcionando confiança e segurança a ela.

Atenção para a dica: Usar termos simples não significa falar no diminutivo (agulhinha, picadinha, remedinho); fale com clareza.

PRÉ-ESCOLAR (4 A 6 ANOS)

- Ofereça explicações verbais em sessões de até 15 minutos.

- Ser sempre sincero, dizer à criança que ela pode chorar, gritar, reclamar, estimulando a expressão de sentimentos e ideias.

- Permita escolha e participação sempre que possível.

- Estimule a expressão de sentimentos e ideias.

ESCOLAR (7 A 11 ANOS)

- Empregue terminologia técnica correta para explicar o procedimento.

- Planeje sessões mais longas ou em grupo: até 30 minutos.

- Oriente sobre técnicas de autocontrole: respiração profunda, pensar em outra coisa, conversar.

- Proporcione privacidade.

CAPÍTULO 14 — CÁLCULO DE MEDICAÇÃO EM PEDIATRIA

ADOLESCENTE (12 A 18 ANOS)

- Ofereça explicações adicionais sobre causas e consequências do procedimento.
- Aceite regressões do comportamento.
- Encoraje o questionamento.

Atenção para a dica: Mantenha fora do alcance objetos que representem risco de acidentes: agulhas, tesouras, antissépticos. Prepare os pais separadamente, se for necessário. Elogie as tentativas de colaboração da criança/adolescentes e dos pais. Use luvas de procedimentos.

Cálculo de dosagens pediátricas

Em pediatria devemos considerar algumas especificidades da criança, como a ampla variação de idade, peso e superfície corporal, além da capacidade de absorver, metabolizar e excretar o medicamento, que requer do profissional a habilidade de preparar doses fracionárias a partir de doses maiores.

São utilizadas três regras para o cálculo de dosagens pediátricas:

1 – Regra de Clark: é utilizada para o cálculo de drogas a serem administradas a crianças de até 12 anos, por meio da seguinte fórmula:

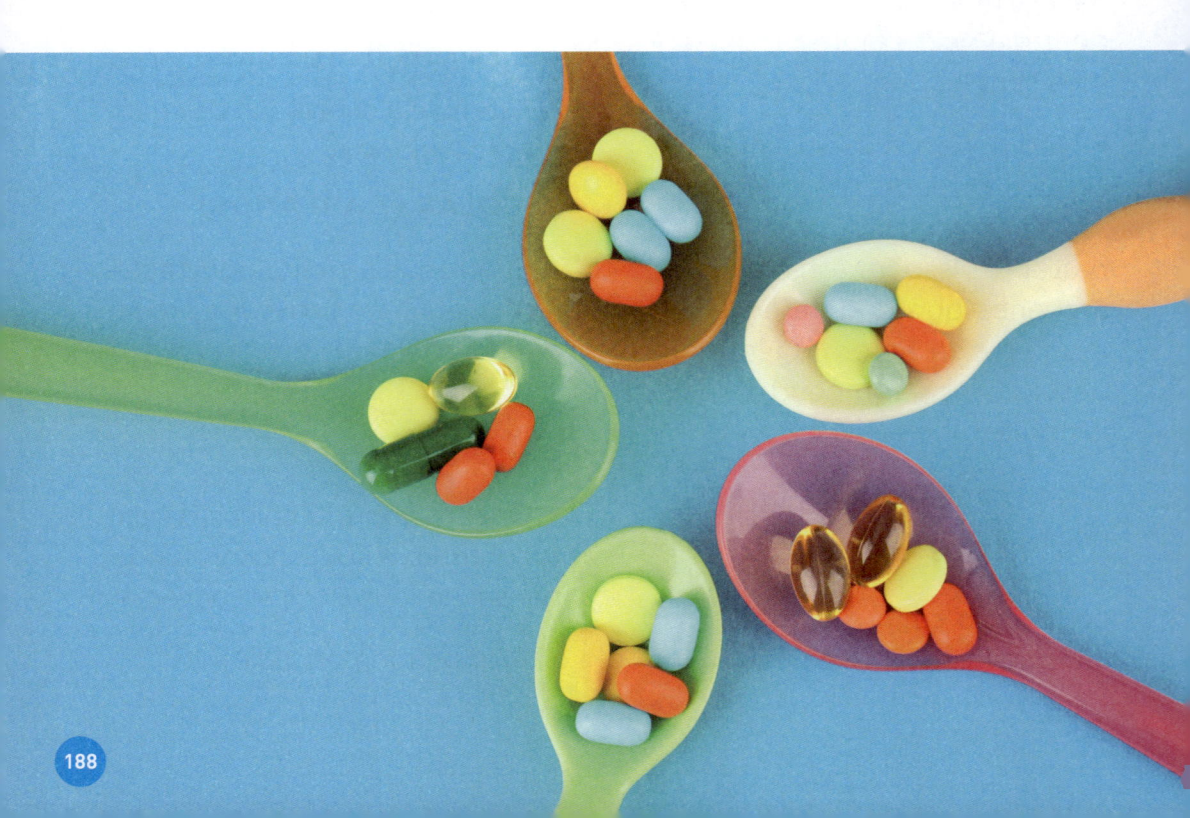

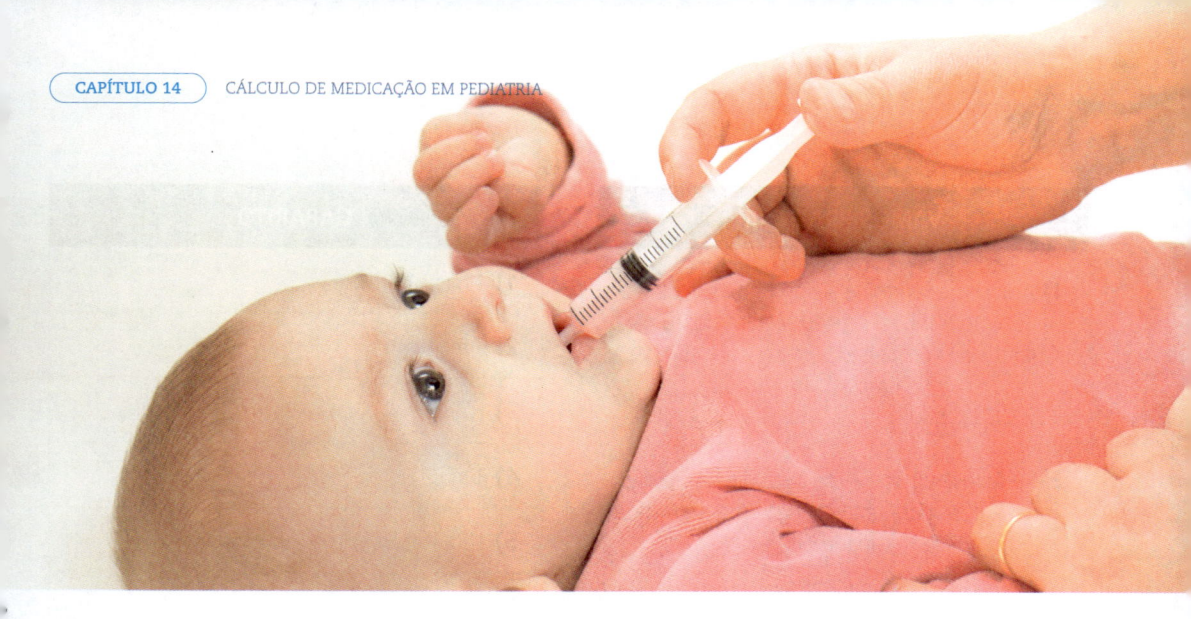

FÓRMULA

Dose Infantil = $\dfrac{\text{peso da criança} \times \text{dose do adulto}}{70}$

2 – Regra de Fried: é a mais utilizada para o cálculo de dosagens para lactentes (até 2 anos).

FÓRMULA

Dose Infantil = $\dfrac{\text{idade em meses} \times \text{dose do adulto}}{150}$

3 – Regra de Young: é utilizada para crianças de 2 a 12 anos quando temos apenas a idade como referência.

FÓRMULA

Dose Infantil = $\dfrac{\text{idade da criança} \times \text{dose média para o adulto}}{\text{Idade da criança} + 12}$

As doses prescritas a partir do peso corporal geralmente seguem a dosagem em mg/kg.

Como calcular a área de superfície corporal (SC) da criança?

SC (m^2) = $\dfrac{(\text{Peso em Kg} \times 4) + 7}{(\text{Peso em Kg}) + 90}$

Fórmula para cálculo da dose infantil considerando a área de superfície corporal

Dose Infantil = $\dfrac{\text{área da superfície da criança} \times \text{dose média do adulto}}{1{,}7 \text{ m}^2 \text{ (área de superfície corpórea média para adultos)}}$

CAPÍTULO 14 — CÁLCULO DE MEDICAÇÃO EM PEDIATRIA

VAMOS PRATICAR
1) A dose de Fenitoina suspensão do adulto é de 125 mg/5 ml. Prescrição Médica de 75 mg. Quantos ml você deverá aspirar para cumprir a prescrição?
2) Se a dose de Tilex® do adulto é de 30 mg, qual a dose para uma criança de 3 anos de idade?
3) Se a dose de Vancomicina do adulto é de 250 mg, qual a dose para uma criança de 8 anos de idade?
4) A dosagem de Fenobarbital do adulto é de 30 mg. Quanto deste fármaco você deverá administrar em uma criança de 7 kg?
5) Se a dose de penicilina procaína do adulto é de 300.000 UI, uma vez ao dia, calcule a dose para uma criança de 6 anos de idade pela regra de Young.
6) Encontre a dose diária total de Aciclovir para uma criança de 1 m de altura e 14 kg de peso. Sendo a dose média para o adulto: 125 mg
7) A dose de um antitussígeno do adulto é de 10 ml. Quanto deveria ser dado para uma criança de 5 kg? < 12 anos
8) A dose de Tylenol® do adulto é de 15 mg. Qual é a dose adequada para uma criança de 11 meses?

GABARITO
1) 3 ml
2) 6 mg
3) 100 mg
4) 3 mg
5) 100.000 UI
6) $SC = 0{,}60 \text{ m}^2$ $SC = \dfrac{0{,}60 \times 125}{1{,}7} = \dfrac{75}{1{,}7} = 44 \text{ mg}$
7) 0,7 ml
8) $\dfrac{11 \times 15}{150} = 1{,}1 \text{ mg}$

CAPÍTULO 14 — CÁLCULO DE MEDICAÇÃO EM PEDIATRIA

TABELA ESPECIAL

Preparamos uma tabela para consulta dos medicamentos comuns no dia a dia da Enfermagem, com informações importantes como: Medicamento; Apresentação; Nome Comercial; Indicação; Cuidados de Enfermagem e Efeito Colateral.

Essas informações foram elaboradas por meio de uma compilação atualizada de todas as drogas e medicamentos mais usados, com informações necessárias para uma decisão terapêutica nas intervenções de cuidados do enfermeiro e sua equipe.

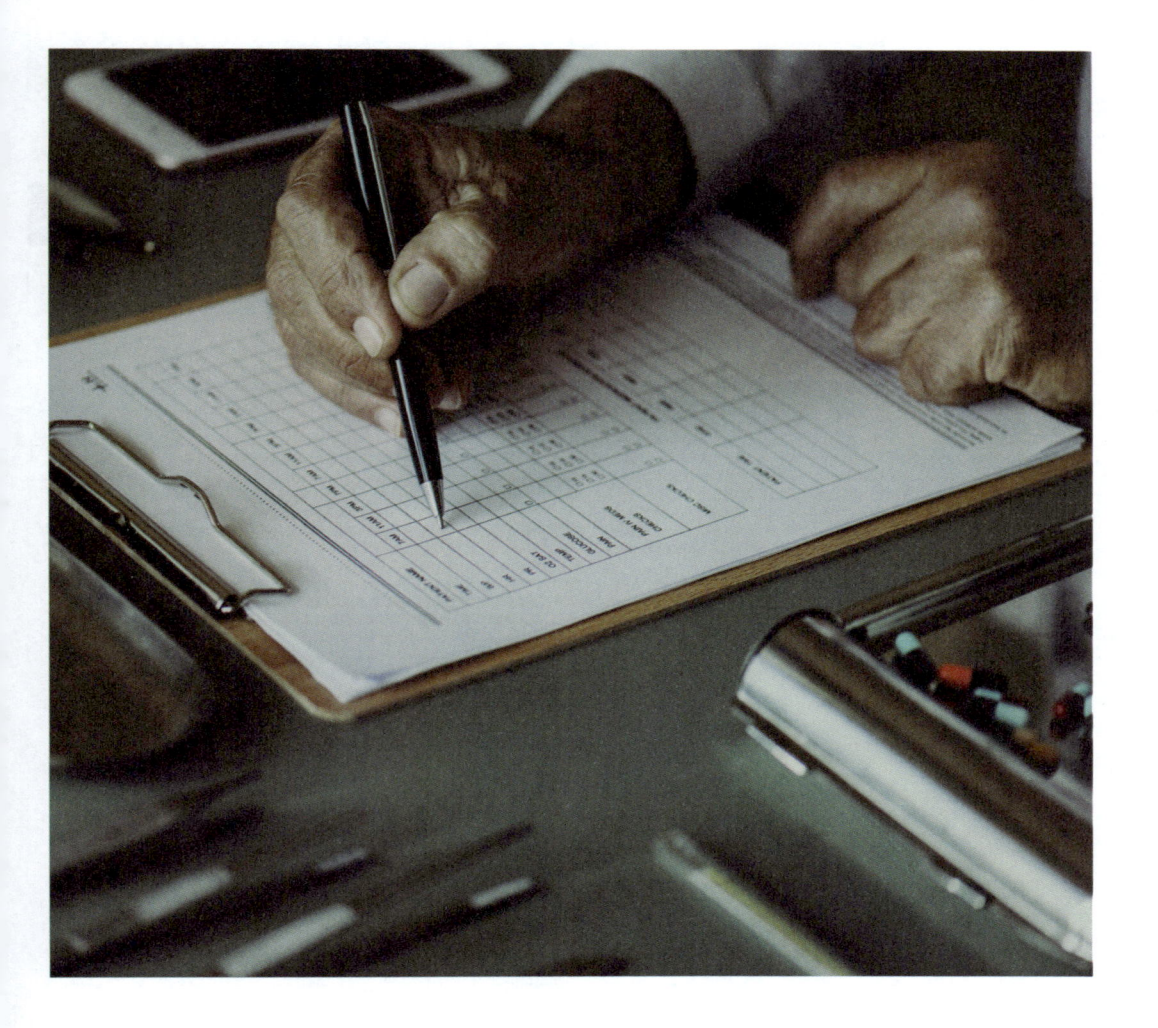

MEDICAMENTOS VASOPRESSORES

Medicamento	Nome Comercial	Indicação	Cuidados de Enfermagem	Efeitos Colaterais
Epinefrina **Apresentação:** Ampolas 1 ml	Adrenalina® Adren®	Os medicamentos vasopressores apresentam como ação a elevação da pressão arterial sistêmica, através da vasoconstrição.	• Atentar para a via de administração, a dosagem e a forma de apresentação do medicamento. • Monitorar a pressão arterial. • Observar nível de consciência e sinais de agitação e de confusão. • Controlar volume de débito urinário. • Monitorar atividade elétrica cardíaca com ênfase à presença de arritmias e taquicardias. • Observar e manter a permeabilidade do dispositivo de acesso venoso. • Observar sinais de superdosagem e/ou intoxicação.	Nos casos de superdosagem e/ou intoxicação, o paciente poderá apresentar: vasoconstrição excessiva devido à atividade simpaticomimética, náuseas, vômitos, dor anginosa, arritmias, cefaleia, hipertensão e sudorese.
Norepinefrina **Apresentação:** Ampolas 4 ml	Noradrenalina®			
Dopamina **Apresentação:** Ampolas 10 ml	Cloridrato de Dopamina			

MEDICAMENTOS INOTRÓPICOS

Medicamento	Nome Comercial	Indicação	Cuidados de Enfermagem	Efeitos Colaterais
Dobutamina **Apresentação:** Ampolas 20 ml	Dobutrex®	Os medicamentos inotrópicos apresentam ação sobre a energia de contração das fibras musculares.	• Atentar para a via de administração, a dosagem e a forma de apresentação do medicamento. • Monitorar pressão arterial, frequência cardíaca, traçado de eletrocardiógrafo e pressão venosa central. • Comunicar alteração nos parâmetros verificados no item anterior. • Controlar volume de débito urinário. • Controlar velocidade de infusões endovenosas. • Manter permeáveis cateteres e/ou dispositivos de acesso venoso central. • Atentar para sinais e sintomas de flebite. • Atentar para sinais e sintomas de infiltração de soluções endovenosas. • Atentar para a realização de desmame do medicamento Dobutamina. • Atentar para sinais de superdosagem.	Nos casos de superdosagem, o paciente poderá apresentar: hipertensão, taquiarritmias, isquemia do miocárdio e fibrilação ventricular. Alguns pacientes podem apresentar hipotensão.
Milrinone **Apresentação:** Ampolas 10 ml	Primacor®			

MEDICAMENTOS VASODILATADORES

Medicamento	Nome Comercial	Indicação	Cuidados de Enfermagem	Efeitos Colaterais
Nitroprussiato de Sódio **Apresentação:** pó Liofilizado para solução injetável	Nipride®	Os medicamentos vasodilatadores agem expandindo os vasos sanguíneos, principalmente as arteríolas. O Nitroprussiato de Sódio tem ação imediata após a administração. Apresenta efeito em artérias e veias. É indicado nos casos de hipertensão arterial sistêmica, insuficiência cardíaca congestiva grave, pós-operatório de cirurgia cardíaca e isquemia mesentérica.	• Atentar para a via de administração, a dosagem e a forma de apresentação do medicamento. • Manter o medicamento protegido da luz, utilizando equipo de infusão fotossensível. • Proceder à troca da solução a cada 6 horas, pois sua deterioração é rápida. • Atentar para alterações bruscas de pressão arterial. • Atentar para queixa de cefaleia persistente, administrando analgésico prescrito. • Atentar para sinais de toxicidade. • Atentar para o aparecimento de efeitos colaterais.	Nos casos de intoxicação, o paciente poderá apresentar: hipotensão, confusão mental, hiper-reflexia e convulsões (nos casos mais críticos).
Medicamento	Nome Comercial	Indicação	Cuidados de Enfermagem	Efeitos Colaterais
Nitroglicerina **Apresentação:** Ampola de 50 mg/10 ml ou 25 mg/5 ml	Tridil®	É indicado para tratamento de hipertensão pré-operatória; para controle de insuficiência cardíaca congestiva, no ajuste do infarto agudo do miocárdio, para tratamento de angina pectoris em pacientes que não respondem à nitroglicerina sublingual e beta-bloqueadores e para indução de hipotensão intra-operatória.	• Atentar para a via de administração, a dosagem e a forma de apresentação do medicamento. • Monitorar pressão arterial. • Atentar para alterações bruscas de pressão arterial e comunicá-las, se verificadas. • Utilizar somente frasco de vidro ou frasco de polietileno para o acondicionamento da solução. • Utilizar solução glicosada para diluição do medicamento. • Atentar para sinais e sintomas de efeitos colaterais e comunicá-los, se verificados. • Atentar para sinais e sintomas de intoxicação. Os efeitos colaterais mais frequentes são náuseas, vômitos, cefaleia intensa e palpitações. Nos casos de intoxicação, o paciente pode apresentar cianose e sangue com coloração semelhante à de achocolatado.	O medicamento Nitroglicerina é um potente vasodilatador coronariano, indicado nos casos de angina instável, isquemia do miocárdio, insuficiência cardíaca e hipertensão arterial sistêmica.

MEDICAMENTOS ANTICOAGULANTES

Medicamento	Nome Comercial	Indicação	Cuidados de Enfermagem	Efeitos Colaterais
Heparina **Apresentação:** Frascos-ampola de 5,0 ml	Hepamax® Liquemine®	Os medicamentos classificados como anticoagulantes agem prolongando o tempo de coagulação ou impedindo a sua ocorrência. A Heparina pode ser administrada por via subcutânea (ação entre 2 e 4 horas) ou endovenosa (ação imediata).	• Atentar para a via de administração, a dosagem e a forma de apresentação do medicamento. • Não administrar por via intramuscular. • Não massagear o local de aplicação, devido ao risco de hematoma. • Não administrar com outras drogas. • Orientar os pacientes quanto ao risco de sangramento, por exemplo, ao escovar os dentes. • Observar sinais e sintomas de hemorragia externa e interna. • Observar sinais de hipersensibilidade à droga. Os sinais e sintomas de hemorragia que o paciente pode apresentar são: hematomas em membros, petéquias, epistaxe, melena, hematúria, dor torácica e nos flancos.	O paciente em uso de Heparina pode apresentar como efeitos colaterais: o aumento de Potássio e/ou lipídeos no sangue, prurido, diminuição de plaquetas, dor moderada, hemorragia, manchas na pele, febre, dores nas vértebras (costas) e prolongação do tempo de coagulação.

Medicamento	Nome Comercial	Indicação	Cuidados de Enfermagem	Efeitos Colaterais
Varfarina **Apresentação:** Comprimido 5 mg	Marevan®	A Varfarina, como todos os anticoagulantes orais, é eficaz na prevenção primária e secundária do tromboembolismo venoso, na prevenção do embolismo sistêmico em pacientes com prótese de válvulas cardíacas ou fibrilação atrial e na prevenção do acidente vascular cerebral, infarto recorrente e de morte em pacientes com infarto agudo do miocárdio.	• Atentar para a via de administração, a dosagem e a forma de apresentação do medicamento. • Orientar os pacientes quanto ao risco de sangramento, por exemplo, ao escovar os dentes. • Orientar o paciente quanto aos cuidados na prática de esportes, devido ao risco de traumas. • Observar sinais e sintomas de hemorragia externa e interna. • Observar sinais de interação medicamento-nutrientes.	Os pacientes em uso de Varfarina podem apresentar como efeitos colaterais: hemorragia, lesões necróticas de pele e tecido subcutâneo, urticária, dermatite, diarreia, náusea, êmese e leucopenia.

Medicamento	Nome Comercial	Indicação	Cuidados de Enfermagem	Efeitos Colaterais
Ácido Acetilsalicílico (AAS) **Apresentação:** Comprimidos 500 mg	Aspirina®	O medicamento ácido acetilsalicílico (AAS) age diminuindo a capacidade de agregação plaquetária. Seu uso é indicado nos casos de angina instável, profilaxia de infarto agudo do miocárdio e no pós-operatório de cirurgia arterial.	• Atentar para a via de administração, a dosagem e a forma de apresentação do medicamento. • Administrar por via oral. • Observar sinais de superdosagem. • Orientar o paciente sobre risco de hemorragia.	Nos casos de superdosagem, o paciente poderá apresentar náuseas, vômitos, sangramento oculto, *rush* cutâneo e hematomas.

INSULINAS

A insulina é um hormônio que promove o aumento do transporte da glicose nos músculos e nas células, com a finalidade de reduzir o nível de glicose no sangue. Seu uso é indicado nos casos de pacientes portadores de diabetes mellitus. Há vários tipos de insulina, os quais diferem de acordo com sua origem e tempo de ação. A escolha é feita pelo médico responsável, conforme o quadro clínico, a taxa de glicemia do paciente e o efeito desejado. A administração da insulina pode ser por via subcutânea, intramuscular ou endovenosa. A insulina pode ser classificada quanto ao seu tempo de ação, como:

Medicamento	Nome Comercial	Indicação	Cuidados de Enfermagem	Efeitos Colaterais
Ultrarrápida **Apresentação:** Frasco-ampola Solução injetável	NovoRapid® Humalog® Apidra®	É indicada nos casos de cetoacidose diabética, principalmente nas administrações por via endovenosa e intramuscular. Pico de ação em 1 hora. Pode ser administrada por via subcutânea, endovenosa ou intramuscular, próxima às refeições.	• Atentar para a via de administração, a dosagem e a forma de apresentação do medicamento. • Não agitar o frasco antes de aspirar a insulina, apenas rolá-lo na mão. • Conservar o frasco de insulina, após sua abertura, sob refrigeração. • Atentar para o prazo de validade após abertura do frasco. • Remover as bolhas de ar antes de aplicar a insulina, nos casos de administração por via subcutânea e intramuscular.	**Sinais e sintomas de hiperglicemia:** • sede excessiva; • aumento do volume urinário; • aumento da frequência de eliminação urinária (número de micções); • necessidade de urinar durante a noite; • fadiga, fraqueza e tontura; • visão turva, borrada; • aumento de apetite; e • perda de peso.

Medicamento	Nome Comercial	Indicação	Cuidados de Enfermagem	Efeitos Colaterais
Rápida (regular) **Apresentação:** Frasco-ampola Solução injetável	Novolin® R Humulin® R	É indicada nos casos de diabetes descompensada associada a situações de infecção, choque e trauma cirúrgico e cetoacidose. Pico de ação entre 2 e 4 horas. Pode ser administrada por via subcutânea, endovenosa ou intramuscular.	• Utilizar seringa de insulina (graduação em Unidades Internacionais). • Utilizar agulha adequada à via de administração prescrita. • Atentar para a aparência da insulina, não administrando nos casos de presença de grumos. • Não massagear o local, após aplicação da insulina. • Nos casos de administração por via subcutânea, respeitar o rodízio do local de aplicação. • Nos casos de administração por via endovenosa, a insulina deverá ser diluída em solução fisiológica 0,9%. • Preferencialmente, infundir a solução endovenosa por bomba de infusão. • Atentar para sinais e sintomas de encefalopatia, redução de nível de consciência e vômitos, nos casos de administração por via endovenosa. • Manter o paciente sob contínua monitorização cardíaca, atentando para sinais de arritmias, nos casos de infusão endovenosa. • Realizar controle de diurese. • Atentar para sinais e sintomas de hiperglicemia ou hipoglicemia. • Atentar para sinais e sintomas de reações alérgicas e reações locais.	**Sinais e sintomas de hipoglicemia:** • taquicardia; • transpiração em excesso; • tremores; • ansiedade; • confusão mental; • alteração de comportamento; • estupor; • inconsciência; e • coma. **Sinais e sintomas de reações alérgicas:** desconforto, dispneia, palpitação e sudorese. **Sinais de reação local:** edema, prurido, endurecimento da pele e dor anormal na região de aplicação.
Intermediária (NPH) **Apresentação:** Frasco-ampola Solução injetável	Novolin® N Humulin® N Insunorm® N	Caracterizada por absorção lenta. Administrada por via subcutânea, não é indicada em situações de emergência, nem no tratamento inicial da cetoacidose. Pico de ação entre 8 e 12 horas.		
Lenta **Apresentação:** Frasco-ampola Solução injetável	Humalog® Humalog Mix® 50 Humalog Mix® 25	Resulta da combinação de insulina ultralenta com semilenta. Tem ação semelhante à da insulina intermediária (NPH). Pico de ação entre 8 e 12 horas.		
Prolongada **Apresentação:** Frasco-ampola Solução injetável	Lantus® Levemir®	Seu início de ação é muito lento, podendo provocar hiperglicemia no período da manhã. Indicada para ser administrada em dose única diária, não sendo aconselhável dividir a dose. Não há pico de ação, pois sua liberação é praticamente contínua e com efeito prolongado.		

MEDICAMENTOS ANALGÉSICOS E ANTIPIRÉTICOS

São medicamentos que agem no combate à dor (analgésicos) e também na diminuição da temperatura corpórea (antipiréticos).

Medicamento	Nome Comercial	Indicação	Cuidados de Enfermagem	Efeitos Colaterais
Ácido Acetilsalicílico **Apresentação:** Comprimidos 500 mg	Aspirina® AAS®	O ácido acetilsalicílico, além das ações analgésica e antipirética, age como anti-inflamatório e antiagregante plaquetário. Sua administração é somente por via oral.	• Atentar para a via de administração, a dosagem e a forma de apresentação do medicamento. • Avaliar o paciente entre 30 minutos e 1 hora após a administração do medicamento, para verificar a diminuição da temperatura e/ou da dor.	Pode apresentar os seguintes efeitos colaterais: náusea, diarreia, vômito, gastralgia, hemorragia oculta, úlcera péptica, alergia e disfunção plaquetária.

Medicamento	Nome Comercial	Indicação	Cuidados de Enfermagem	Efeitos Colaterais
Dipirona **Apresentação:** Comprimido simples Comprimido efervescente Solução oral (gotas) Supositório Solução injetável	Anador® Novalgina®	Tem ação analgésica, antipirética e antitérmica. Pode ser administrado por via oral, retal ou endovenosa.	• Atentar para a via de administração, a dosagem e a forma de apresentação do medicamento. • Atentar para a diluição correta da dipirona por via endovenosa e, nos casos de administração in bolus, fazê-la lentamente. • Avaliar o paciente entre 30 minutos e 1 hora após a administração do medicamento, para verificar a diminuição da temperatura e/ou da dor.	Os pacientes em uso de Dipirona podem apresentar como efeitos colaterais: náusea, diarreia e vômito. Nos casos de infusão endovenosa, pode ocorrer hipotensão.

Medicamento	Nome Comercial	Indicação	Cuidados de Enfermagem	Efeitos Colaterais
Paracetamol **Apresentação:** Comprimidos Solução oral (gotas)	Tylenol®	Tem ações analgésica e antipirética. Sua administração é por via oral.	• Atentar para a via de administração, a dosagem e a forma de apresentação do medicamento. • Atentar para sinais e sintomas dos efeitos colaterais. • Avaliar o paciente entre 30 minutos e 1 hora após a administração do medicamento, para verificar a diminuição da temperatura e/ou da dor.	Os pacientes em uso de Paracetamol podem apresentar como efeitos colaterais: náusea, cólica abdominal, prurido, oligúria, êmese e hipo ou hiperglicemia.

Medicamento	Nome Comercial	Indicação	Cuidados de Enfermagem	Efeitos Colaterais
Ácido Mefenâmico **Apresentação:** Comprimido 500 mg	Ponstan®	Alívio sintomático de artrite reumatoide (inclusive doença de Still), osteoartrite e dor incluindo dor muscular, traumática e dentária, cefaleias de várias etiologias, dor pós-operatória e pós-parto. Alívio sintomático da dismenorreia primária. Menorragia por causas disfuncionais ou por uso de DIU (dispositivo intrauterino), tendo sido afastadas as demais causas de doença pélvica. Síndrome pré-menstrual.	• Deve-se evitar o uso concomitante a anti-inflamatórios não esteroidais (AINEs), não ácido acetil salicílico (não AAS) sistêmicos, incluindo os inibidores da COX-2. O uso concomitante de um AINE sistêmico e um outro AINE sistêmico pode aumentar a frequência de úlceras gastrintestinais e sangramento.	Efeitos colaterais não são muito comuns, por isso essas drogas são de uso comum entre a população. Dentre os efeitos colaterais possíveis, temos: reações de hipersensibilidade, hipotensão, granulocitopenia e, em casos mais severos, choque.

Medicamento	Nome Comercial	Indicação	Cuidados de Enfermagem	Efeitos Colaterais
Metamizol **Apresentação:** Comprimidos	Adegrip®	Indicado para dor e febre persistentes	• Deve ser utilizado por um curto período de tempo (no máximo, 7 dias). Em caso de utilização mais prolongada, os valores do hemograma devem ser monitorizados. • Os doentes com reações hematológicas prévias ao Metamizol ou em tratamento com imunossupressores não devem utilizar medicamentos que contenham a substância. • A prescrição destes medicamentos em doentes idosos deve ser feita com especial atenção. • Os doentes a quem foi prescrito metamizol não devem interromper o tratamento. Deverão consultar imediatamente o médico se surgirem sinais e sintomas de discrasia sanguínea, tais como mal-estar geral, infeção, febre persistente, hematomas, hemorragias ou palidez.	Efeitos colaterais não são muito comuns, por isso, essas drogas são de uso comum entre a população. Dentre os efeitos colaterais possíveis temos: reações de hipersensibilidade, hipotensão, granulocitopenia e em casos mais severos choque.

MEDICAMENTOS ANALGÉSICOS POTENTES

Entre os medicamentos classificados como analgésicos, alguns apresentam um efeito mais potente.

Medicamento	Nome Comercial	Indicação	Cuidados de Enfermagem	Efeitos Colaterais
Tramadol **Apresentação:** Comprimidos revestidos de liberação prolongada. Cápsulas Solução oral Solução injetável Ampolas com 1 ml (50 mg/ml) ou ampolas de 2 ml (50 mg/ml)	Tramal®	É um analgésico potente de ação central. Pode ser administrado por via oral (comprimidos, cápsulas ou gotas) ou endovenosa.	• Atentar para a forma de apresentação, a dosagem e a via de administração prescritas pelo médico. • Diluir o Tramadol em solução fisiológica 0,9%, nos casos de infusão endovenosa, a qual deverá ser lenta. • Atentar para sinais e sintomas dos efeitos colaterais. • Nos casos de superdosagem, utilizar o antídoto que é o medicamento Naloxona. • Orientar o paciente sobre os riscos de dirigir e operar máquinas, devido à sonolência provocada pelo medicamento.	Os pacientes em uso de Tramadol podem apresentar como efeitos colaterais: náuseas, vômitos, boca seca, sonolência, hipotensão, sudorese e cefaleia.

Medicamento	Nome Comercial	Indicação	Cuidados de Enfermagem	Efeitos Colaterais
Morfina **Apresentação:** Solução injetável 0,1 mg/ml e 0,2 mg/ml Comprimidos de 10 mg e 30 mg	Dimorf®	É um potente analgésico também classificado como opiáceo, podendo causar dependência química e psicológica. A morfina pode ser administrada por via oral, retal, subcutânea, endovenosa ou intramuscular.	• Atentar para a forma de apresentação, a dosagem e a via de administração prescritas pelo médico. • Diluir a morfina, nos casos de infusão endovenosa, que deverá ser lenta, com controle rigoroso de gotejamento. • Atentar para sinais e sintomas dos efeitos colaterais. • Orientar o paciente sobre os riscos de dirigir e operar máquinas, devido à sonolência provocada pelo medicamento.	O paciente em uso de morfina pode apresentar como efeitos colaterais: depressão respiratória, apneia, sonolência, náuseas, hiperemia, sudorese, insuficiência cardíaca, hipotensão e êmese.

Medicamento	Nome Comercial	Indicação	Cuidados de Enfermagem	Efeitos Colaterais
Dolantina **Apresentação:** Ampolas 2 ml	Dolosal®	É um analgésico narcótico, podendo causar dependência física e psicológica. Pode ser administrado por via endovenosa ou intramuscular. É muito utilizado no período pré-operatório.	• Atentar para a forma de apresentação, a dosagem e a via de administração prescritas pelo médico. • Diluir a Dolantina nos casos de infusão endovenosa, a qual deverá ser lenta. • Atentar para sinais e sintomas dos efeitos colaterais.	Os pacientes em uso de Dolantina podem apresentar como efeitos colaterais: ansiedade, dispneia, náuseas, tremores, êmese, hipotensão, constipação e excitação.

Medicamento	Nome Comercial	Indicação	Cuidados de Enfermagem	Efeitos Colaterais
Propofol **Apresentação:** Ampolas 20 ml	Diprivan® Provive®	É um analgésico potente, mas seu tempo de ação é reduzido. A administração é por via endovenosa.	• Atentar para a forma de apresentação, a dosagem e a via de administração prescritas pelo médico. • Diluir o Propofol, nos casos de infusão endovenosa, a qual deverá ser lenta. • Atentar para sinais e sintomas dos efeitos colaterais.	O paciente em uso de Propofol pode apresentar, como efeitos colaterais: hipotensão, apneia, bradicardia, flebite, depressão respiratória, hipercapnia, acidose aguda, náuseas, vômitos, cefaleia e descoloração da urina. Em pacientes epilépticos, o Propofol pode desencadear convulsões.

MEDICAMENTOS ANTIÁCIDOS

Os medicamentos antiácidos são indicados nos casos de acidez gástrica, úlceras, duodenite, esofagite, gastrite, hérnia de hiato e úlcera péptica. Merecem destaque o hidróxido de alumínio, a cimetidina, a ranitidina e o omeprazol.

Medicamento	Nome Comercial	Indicação	Cuidados de Enfermagem	Efeitos Colaterais
Hidróxido de Alumínio **Apresentação:** Comprimidos mastigáveis Suspensão oral	Pepsamar®	É indicado nos casos de acidez gástrica, duodenite, esofagite, gastrite, hérnia de hiato e úlcera péptica. Sua administração dá-se somente por via oral.	• Atentar para a forma de apresentação (comprimido ou suspensão) e a dosagem prescritas pelo médico. • Preferencialmente, administrar entre as refeições e antes do paciente dormir. • Atentar para sinais e sintomas dos efeitos colaterais.	Os pacientes em uso de Hidróxido de Alumínio podem apresentar, como efeitos colaterais: constipação intestinal, diminuição do fosfato no sangue, diminuição do peristaltismo, osteomalácia e perda de apetite.
Medicamento	**Nome Comercial**	**Indicação**	**Cuidados de Enfermagem**	**Efeitos Colaterais**
Cimetidina **Apresentação:** Ampolas 2 ml Comprimidos revestidos	Hycimet® Cimetilab®	É indicada por sua ação antiulcerosa, podendo também ser prescrita nos tratamentos de urticária e artrite reumatoide. Sua administração pode ser por via oral (comprimidos e solução), intramuscular ou endovenosa.	• Atentar para a forma de apresentação, a dosagem e a via de administração prescritas pelo médico. • Nos casos de infusão endovenosa, diluir a Cimetidina em solução glicosada 5% ou solução fisiológica 0,9%. • Atentar para sinais e sintomas dos efeitos colaterais.	Os pacientes em uso de Cimetidina podem apresentar como efeitos colaterais: diarreia, cansaço, confusão mental, cefaleia, náusea, êmese, *rush* cutâneo, bradicardia, arritmia, trombocitopenia, hipotensão e neutripenia.

Medicamento	Nome Comercial	Indicação	Cuidados de Enfermagem	Efeitos Colaterais
Ranitidina **Apresentação:** Ampolas 2 ml Comprimidos revestidos Xarope	Antak®	É indicado como antiulceroso, no tratamento de esofagite de refluxo, úlcera gástrica e duodenal. Pode ser administrado por via oral (comprimido, comprimido efervescente e xarope), intramuscular ou endovenosa.	• Atentar para a forma de apresentação, a dosagem e a via de administração prescritas pelo médico. • Nos casos de administração endovenosa, a infusão pode ser feita lentamente in bolus. • Atentar para sinais e sintomas dos efeitos colaterais.	Os pacientes em uso de Ranitidina podem apresentar como efeitos colaterais: diarreia ou constipação intestinal, cefaleia, *rush* cutâneo, náuseas, êmese, ansiedade, taquicardia ou bradicardia, queimação local (se aplicação endovenosa) e prurido.

Medicamento	Nome Comercial	Indicação	Cuidados de Enfermagem	Efeitos Colaterais
Omeprazol **Apresentação:** Injetável: Pó liófilo Cápsulas	Omenax® Peprazol® Omepramed®	É é indicado como antiulceroso e no tratamento de esofagite de refluxo, úlcera gástrica ou duodenal. Sua administração pode ser por via oral ou endovenosa.	• Atentar para a forma de apresentação, a dosagem e a via de administração prescritas pelo médico. • Atentar para sinais e sintomas dos efeitos colaterais.	Os pacientes em uso de Omeprazol podem apresentar como efeitos colaterais: náuseas, diarreia, constipação, parestesia, cefaleia, fraqueza, boca seca, sonolência, *rush* cutâneo, leucopenia, trombocitopenia e anemia.

MEDICAMENTOS ANTIARRÍTMICOS

São medicamentos indicados no tratamento de arritmias cardíacas. Entre eles, merecem destaque: Amiodarona, Atropina, Propanolol, Lidocaína, Quinidina, Procainamida e Verapamil.

Medicamento	Nome Comercial	Indicação	Cuidados de Enfermagem	Efeitos Colaterais
Amiodarona **Apresentação:** Ampolas 3 ml Comprimidos 100 e 200 mg	Ancoron® Amioron®	É indicada nos casos de arritmia ventricular. Pode ser administrada por via oral (comprimidos e gotas) ou endovenosa.	• Atentar para a forma de apresentação, a dosagem e a via de administração prescritas pelo médico. • Nos casos de administração por via endovenosa, diluir em solução fisiológica 0,9% ou em solução glicosada 5%. • Orientar o paciente a não deixar o leito sem auxílio da enfermagem, devido ao risco de tontura. • Atentar para sinais e sintomas de flebite. • Atentar para sinais e sintomas dos efeitos colaterais.	Os pacientes em uso de Amiodarona podem apresentar como efeitos colaterais: hipotensão (por vasodilatação), bradicardia, náuseas, êmese, cefaleia, perda de apetite, tontura, constipação intestinal, fibrose pulmonar, alveolite e pneumonite intersticial.

Medicamento	Nome Comercial	Indicação	Cuidados de Enfermagem	Efeitos Colaterais
Atropina **Apresentação:** Ampolas 1 ml Solução oftálmica (colírio)	Sulfato de Atropina	É indicado nos casos de intoxicação por inseticidas organofosforados, intoxicação por inibidores de colinesterase e bradicardia sinusal. Promove a inibição de secreção salivar, de secreção brônquica e da sudorese, dilata as pupilas e aumenta a frequência cardíaca. Em doses elevadas, pode diminuir a motilidade gastrointestinal e urinária, assim como inibir a secreção de ácido estomacal. A Atropina pode ser administrada pelas vias endovenosa, intramuscular ou subcutânea.	• Atentar para a via de administração e a dosagem prescritas pelo médico. • Orientar o paciente a não deixar o leito sem auxílio da enfermagem, devido ao risco de desorientação. • Atentar para sinais e sintomas dos efeitos colaterais.	O paciente em uso de Atropina pode apresentar como efeitos colaterais: agitação, alucinação, angina, ataxia, aumento da temperatura corporal, aumento da frequência cardíaca, confusão mental, constipação intestinal, desorientação, cefaleia, excitação, insônia, náuseas, palpitação, retenção urinária, sede, sensibilidade à luz, tontura e êmese.

Medicamento	Nome Comercial	Indicação	Cuidados de Enfermagem	Efeitos Colaterais
Propanolol **Apresentação:** Comprimidos de 10, 40 e 80 mg	Inderal®	Tem ação antiarrítmica, anti-hipertensiva e ansiolítica. É indicado nos casos de angina pectoris, enxaqueca, arritmia, hipertensão arterial e ansiedade. Pode ser administrado por via oral (cápsula e comprimido) ou endovenosa.	• Atentar para a forma de apresentação, a dosagem e a via de administração prescritas pelo médico. • Orientar o paciente sobre o risco de dirigir e de operar máquinas, devido ao risco de sonolência. • Nos casos de administração por via endovenosa, controlar a velocidade de infusão. • Atentar para sinais e sintomas dos efeitos colaterais.	Os pacientes em uso de Propanolol podem apresentar como efeitos colaterais: ansiedade, nervosismo, fraqueza, congestão nasal, constipação ou diarreia, diminuição da habilidade sexual, bradicardia, constrição brônquica, insuficiência cardíaca congestiva, náuseas, êmese, sonolência e hipotensão ortostática.

Medicamento	Nome Comercial	Indicação	Cuidados de Enfermagem	Efeitos Colaterais
Lidocaína **Apresentação:** Frasco-ampola 5 ml	Cloridrato de Lidocaína Xylocaína®	É indicada no tratamento de taquicardia ventricular, fibrilação ventricular e extrassístoles sintomáticas. Como antiarrítmico, a lidocaína é administrada apenas por via endovenosa.	• Orientar o paciente a não deixar o leito sem auxílio da Enfermagem, devido ao risco de tontura. • Atentar para a forma de apresentação, a dosagem, a via de administração e a concentração (1% ou 2%) prescritas pelo médico. • Atentar para sinais e sintomas dos efeitos colaterais.	O paciente em uso de Lidocaína raramente apresenta efeitos colaterais, mas os casos em que eles ocorrem podem referir ansiedade, nervosismo, sensação de calor ou de frio, dormência, reações alérgicas e tontura.

Medicamento	Nome Comercial	Indicação	Cuidados de Enfermagem	Efeitos Colaterais
Quinidina **Apresentação:** Comprimidos	Sulfato de Quinidina Quinicardine®	É indicado nos casos de arritmia ventricular, fibrilação atrial e flutter atrial. Sua administração é por via oral.	• Atentar para a forma de apresentação e a via de administração prescritas pelo médico. • Orientar o paciente a não deixar o leito sem auxílio da Enfermagem, devido ao risco de vertigem. • Atentar para sinais e sintomas dos efeitos colaterais.	Os pacientes em uso de Quinidina podem apresentar como efeitos colaterais: diarreia, náuseas, êmese, dor abdominal, cefaleia, vertigem, zumbidos, delírio, desorientação, anemia hemolítica, urticária, fotossensibilização e dermatite.

Medicamento	Nome Comercial	Indicação	Cuidados de Enfermagem	Efeitos Colaterais
Procainamida **Apresentação:** Comprimidos 300 mg Ampolas 500 mg	Procamide®	É indicada nos casos de arritmia ventricular ou supraventricular. Pode ser administrada por via oral, intramuscular ou endovenosa.	• Atentar para a forma de apresentação, a dosagem e a via de administração prescritas pelo médico. • Orientar o paciente a não deixar o leito sem auxílio da Enfermagem, devido ao risco de hipotensão. • Manter o paciente em monitorização cardíaca, com atenção especial ao traçado do complexo QRS. • Atentar para sinais e sintomas dos efeitos colaterais.	O paciente em uso de Procainamida pode apresentar como efeitos colaterais: náuseas, vômitos, anorexia, diarreia, *rush* cutâneo, confusão mental, hipotensão, choque e alargamento do complexo QRS (traçado elétrico cardíaco).

Medicamento	Nome Comercial	Indicação	Cuidados de Enfermagem	Efeitos Colaterais
Verapamil **Apresentação:** Comprimido revestido	Dilacoron®	É antiarrítmico, antianginoso e anti-hipertensivo. É indicado nos casos de hipertensão arterial, angina do peito crônica estável e taquicardia supraventricular. Pode ser administrada por via oral ou endovenosa.	• Atentar para a forma de apresentação, a dosagem e a via de administração prescritas pelo médico. • Orientar o paciente a não deixar o leito sem auxílio da Enfermagem, devido ao risco de vertigem. • A administração endovenosa da dosagem de manutenção deve ser feita com o uso de bomba de infusão contínua. • Nos casos de administração por via endovenosa, manter o paciente sob monitorização eletrocardiográfica. • Atentar para sinais e sintomas dos efeitos colaterais provocados pelo medicamento. Em casos graves, pode-se utilizar cálcio in bolus para a sua reversão.	O paciente em uso de Verapamil pode apresentar como efeitos colaterais: constipação, confusão mental, vertigem, fraqueza, nervosismo, prurido, hipotensão, cefaleia, bradicardia, náuseas, desconforto gástrico e aumento da transaminase.

MEDICAMENTOS ANTIARRÍTMICOS DIGITÁLICOS OU CARDIOTÔNICOS

Por meio do aumento da contratilidade cardíaca, essas drogas são utilizadas para melhorar os quadros de insuficiência cardíaca.

Medicamento	Nome Comercial	Indicação	Cuidados de Enfermagem	Efeitos Colaterais
Deslanosídeo **Apresentação:** Ampolas 2 ml	Desacil® Cedilanide®	Tem ações antiarrítmica e digitálica, sendo indicado nos casos de insuficiência cardíaca congestiva aguda ou crônica, taquicardia paroxística ou supraventricular. Sua administração é por via endovenosa.	• Atentar para a forma de apresentação, a dosagem e a via de administração prescritas pelo médico. • Orientar o paciente a não deixar o leito sem auxílio da Enfermagem, devido ao risco de desorientação. • Atentar para sinais e sintomas dos efeitos colaterais.	O paciente em uso de Deslanosídeo pode apresentar como efeitos colaterais: náuseas, vômito, fraqueza, apatia, diarreia, confusão, desorientação, distúrbios visuais e anorexia.

Medicamento	Nome Comercial	Indicação	Cuidados de Enfermagem	Efeitos Colaterais
Digoxina **Apresentação:** Elixir de 0,05 mg/ml Comprimidos	Cardcor® Digiphar®	É antiarrítmica, cardiotônica, inotrópica e digital. É indicada nos casos de insuficiência cardíaca congestiva, taquicardia atrioventricular paroxística e fibrilação atrial. Sua administração é por via oral (comprimido, elixir e solução).	• Atentar para a forma de apresentação, a dosagem e a via de administração prescritas pelo médico. • Orientar o paciente a não deixar o leito sem auxílio da Enfermagem, devido ao risco de tontura. • Verificar a frequência cardíaca do paciente antes da administração do medicamento. • Em casos de bradicardia, não administrar o medicamento e comunicar o médico. • Atentar para sinais e sintomas dos efeitos colaterais.	Os pacientes em uso de Digoxina podem apresentar como efeitos colaterais: agitação, arritmia cardíaca, aumento da intensidade da insuficiência cardíaca congestiva, cefaleia, fadiga, diminuição de apetite, náusea, parestesia, queda de pressão arterial, tontura e êmese. Esses sinais e sintomas são característicos de intoxicação digitálica, que ocorre porque a dose terapêutica é muito próxima à dose tóxica.

Medicamento	Nome Comercial	Indicação	Cuidados de Enfermagem	Efeitos Colaterais
Digitoxina **Apresentação:** Comprimidos	Digitoxina®	Indicada para o tratamento de insuficiência cardíaca congestiva, uma vez que sua ação aumenta a força e a velocidade da contração do coração.	• Verificar o pulso antes da administração dos digitálicos, pois são drogas que induzem a bradicardia. • Se a frequência cardíaca estiver igual ou abaixo de 60 batimentos por minuto, deve-se procurar orientação médica. • Averiguar qualquer sinal ou sintoma de intoxicação digitálica, antes da administração da droga. • A administração dos digitálicos deve seguir a prescrição do dia, após a reavaliação do paciente pelo médico. • Manter vigilância em relação à diurese do paciente, pois é através da urina que os digitálicos são eliminados. A estreita margem de segurança e efeito cumulativo da droga favorecem a intoxicação, se esta não for adequadamente excretada. • Colher e encaminhar amostra de sangue para dosagem periódica de potássio sérico, conforme orientação médica. • Exceto em situações de emergência, é indicada a administração de digitálicos no período matutino, pois, em alguns pacientes, pode provocar insônia. • A aplicação endovenosa deve ser feita lentamente, observando-se as reações do paciente. Recomenda-se que o paciente esteja monitorizado.	Os efeitos colaterais comuns são advindos da intoxicação digitálica, arritmia, mal-estar gástrico, inapetência, náusea, vômito, fraqueza, tristeza e depressão.

MEDICAMENTOS ANTICONVULSIVANTES

São medicamentos indicados nos casos de crises convulsivas, especialmente no quadro de epilepsias.

Medicamento	Nome Comercial	Indicação	Cuidados de Enfermagem	Efeitos Colaterais
Ácido Valproico **Apresentação:** Comprimidos revestidos 300 e 500 mg Cápsulas 250 mg	Depakene®	Indicado no tratamento de epilepsia e epilepsia mioclônica. Sua administração é por via oral (cápsula, comprimido revestido, drágea, solução oral, xarope e comprimido).	• Atentar para a forma de apresentação, a dosagem e a via de administração prescritas pelo médico. • Orientar o paciente a não deixar o leito sem auxílio da Enfermagem, devido ao risco de perturbação dos movimentos. • Orientar familiares sobre a possibilidade de perturbação de conduta. • Orientar sobre o risco de dirigir e operar máquinas, devido à sonolência. • Atentar para sinais e sintomas dos efeitos colaterais.	Os pacientes em uso de Ácido Valproico podem apresentar como efeitos colaterais: agressividade, alteração menstrual, alteração de peso corporal, hiperglicemia, constipação ou diarreia, depressão, dislalia, cefaleia, dor abdominal, erupção na pele, náusea, êmese, sonolência, perturbação de conduta e perturbação dos movimentos.

Medicamento	Nome Comercial	Indicação	Cuidados de Enfermagem	Efeitos Colaterais
Fenobarbital **Apresentação:** Solução oral 40 mg/ml Comprimido 100 mg Solução injetável – ampolas 2 ml	Gardenal®	Indicado nos casos de convulsão febril (em crianças) e epilepsia. Sua administração pode ser por via oral (comprimido e gotas), intramuscular ou endovenosa.	• Atentar para a forma de apresentação, a dosagem e a via de administração prescritas pelo médico. • Na apresentação injetável, atentar para a distinção entre ampolas para uso intramuscular e ampolas para uso endovenoso. • Orientar o paciente a não deixar o leito sem auxílio da enfermagem, devido ao risco de vertigem. • Observar que a administração endovenosa máxima é de 600 mg em 24 horas, em adultos. • Atentar para sinais e sintomas dos efeitos colaterais.	O paciente em uso de Fenobarbital pode apresentar como efeitos colaterais: aumento da frequência de sonhos e pesadelos, colapso circulatório, confusão mental, agitação (principalmente em idosos), constipação ou diarreia, contração da laringe, deficiência de vitamina K (sangramento em recém-nascidos de mães que utilizam o medicamento), depressão do sistema nervoso central, depressão respiratória, bradicardia, cefaleia, dor no estômago, urticária, êmese, sonolência, náusea e vertigem.

Medicamento	Nome Comercial	Indicação	Cuidados de Enfermagem	Efeitos Colaterais
Carbamazepina **Apresentação:** Comprimidos de 200 e 400 mg	Tegretol®	É classificada como anticolvulsivante, antinevrálgica, antiepiléptica e antipsicótica. Sua administração é por via oral (comprimido e xarope).	• Atentar para a forma de apresentação, a dosagem e a via de administração prescritas pelo médico. • Orientar o paciente a não deixar o leito sem auxílio da Enfermagem, devido ao risco de tontura. • Orientar familiares sobre a possibilidade de distúrbio de humor. • Orientar sobre o risco de dirigir e operar máquinas, devido à sonolência. • Atentar para sinais e sintomas dos efeitos colaterais.	Os pacientes em uso de Carbamazepina podem apresentar como efeitos colaterais: alterações nos resultados de exames laboratoriais de sangue (como a leucopenia), confusão mental, constipação ou diarreia, diminuição da atenção, distúrbio de humor, erupção na pele, febre, náusea, perturbação dos movimentos, sonolência, tontura e ulceração na cavidade oral.

Medicamento	Nome Comercial	Indicação	Cuidados de Enfermagem	Efeitos Colaterais
Lorazepan **Apresentação:** Comprimido 1 e 2 mg	Lorax®	É classificado como anticonvulsivante, tranquilizante e ansiolítico. Sua administração é por via oral. No Brasil, não há a apresentação injetável.	• Atentar para a forma de apresentação, a dosagem e a via de administração prescritas pelo médico. • Pode-se usar no lugar do Diazepam nos casos de crises convulsivas, apresentando ação mais prolongada e com menos efeitos colaterais. • Orientar o paciente a não deixar o leito sem auxílio da Enfermagem, devido ao risco de falta de coordenação dos movimentos. • Orientar sobre o risco de dirigir e operar máquinas, devido ao risco de falta de coordenação dos movimentos. • Atentar para sinais e sintomas dos efeitos colaterais.	O paciente em uso de Lorazepan pode apresentar como efeitos colaterais: alucinações, boca seca, cansaço, depressão, dificuldade para urinar, dor articular, dor no tórax, falta de coordenação dos movimentos, febre, inflamação na boca e na garganta, palpitação, pesadelo, hipotensão ortostática e diplopia.

Medicamento	Nome Comercial	Indicação	Cuidados de Enfermagem	Efeitos Colaterais
Fenitoína **Apresentação:** Comprimido 100 mg Solução injetável 50 mg/ml (ampola 5 ml)	Hidantal®	É indicada nos casos de convulsão, epilepsia e nevralgia do trigêmeo. Sua administração pode ser por via oral (cápsula, comprimido e solução) ou endovenosa.	• Atentar para a forma de apresentação, a dosagem e a via de administração prescritas pelo médico. • Orientar o paciente a não deixar o leito sem auxílio da Enfermagem, devido ao risco de tontura. • Orientar familiares sobre a possibilidade de confusão mental e irritabilidade. • Orientar sobre o risco de dirigir e operar máquinas, devido às alterações visuais (nistagmo, diplopia, distúrbio visual). • Atentar para sinais e sintomas dos efeitos colaterais.	O paciente em uso de Fenitoína pode apresentar como efeitos colaterais, nos casos de administração por via oral: nistagmo, ataxia, diplopia, confusão mental, irritabilidade, insônia, tontura, distúrbio visual, cefaleia, depressão medular, êmese, reações alérgicas e *rush* cutâneo. Nos casos de administração endovenosa, pode apresentar: hipotensão e choque (administração rápida), depressão do sistema nervoso central e arritmia.

MEDICAMENTOS ANTIEMÉTICOS

Medicamentos que atuam controlando as náuseas e os episódios de êmese.

Medicamento	Nome Comercial	Indicação	Cuidados de Enfermagem	Efeitos Colaterais
Metoclopramida **Apresentação:** Gotas 4 mg/ml: frasco com 10 ml Comprimido 10 mg Injetável – ampola de 2 ml	Plasil®	Indicados nos casos de náuseas, refluxo gastroesofágico e êmese. Sua administração dá-se por via oral (comprimidos, gotas e xarope), endovenosa, intramuscular ou retal.	• Atentar para a forma de apresentação, a dosagem e a via de administração prescritas pelo médico. • Atentar para sinais e sintomas dos efeitos colaterais. • Atentar para infusão lenta da droga, visando a diminuir o risco de aparecimento de efeitos colaterais.	O paciente em uso de Metoclopramida pode apresentar como efeitos colaterais: hipertensão, depressão, diminuição de desejo sexual, inquietação, insônia, náuseas, cefaleia, discinesia, distonia aguda, síndrome parkinsoniana, acatisia, entre outros sintomas.

CAPÍTULO 14 — CÁLCULO DE MEDICAÇÃO EM PEDIATRIA

Medicamento	Nome Comercial	Indicação	Cuidados de Enfermagem	Efeitos Colaterais
Dimenidrinato **Apresentação:** 100 mg/comprimido - comprimido simples 2,5 mg/ml - solução oral	Dramin®	Profilaxia e tratamento de náuseas e vômitos em geral, dentre os quais: - náuseas e vômitos da gravidez; - náuseas, vômitos e tonturas causados pela doença do movimento – cinetose; - náuseas e vômitos pós-tratamentos radioterápicos e em pré e pós-operatórios, incluindo vômitos pós-cirurgias do trato gastrintestinal. No controle profilático e na terapêutica da crise aguda dos transtornos da função vestibular e/ou vertiginosos, de origem central ou periférica, incluindo labirintites.	• Instrua o paciente a tomar a medicação conforme recomendado e não interromper o tratamento, sem o conhecimento do médico, ainda que melhore. • Informe ao paciente as reações adversas mais frequentes relacionados ao uso da medicação. • Pode causar boca seca. Enxágues orais frequentes, boa higiene oral e o consumo de balas ou gomas de mascar sem açúcar podem minimizar esse efeito. • Recomende ao paciente o uso de protetor solar e de roupas mais adequadas para evitar as reações de fotossensibilidade durante a terapia. • Pode causar tontura e sonolência. • Recomende ao paciente que evite o consumo de álcool e o uso concomitante de outros depressores do SNC, como também de qualquer outra droga ou medicação. • Cinetose (profilaxia): avalie a presença de náusea, vômito e dor abdominal, administre pelo menos em 30 min, e preferencialmente em 1-2 h antes da exposição a condições que podem precipitar a cinetose. • Durante a terapia, monitore: o balanço hídrico, incluindo êmese, sinais de desidratação. • Exames laboratoriais; pode causar: reação falso-negativo de testes cutâneos.	Cefaleia, tontura, sedação, ressecamento da mucosa oral, inquietação e erupções cutâneas.

CAPÍTULO 14 — CÁLCULO DE MEDICAÇÃO EM PEDIATRIA

Medicamento	Nome Comercial	Indicação	Cuidados de Enfermagem	Efeitos Colaterais
Ondansetrona **Apresentação:** Comprimido de desintegração oral 4 e 8 mg Injetável - ampolas de 2 mg/ml 2 ml	Zofran® Nausedron®	Indicada para o controle de náuseas e vômitos induzidos por quimioterapia e radioterapia. Cloridrato de ondansetrona também é indicado para prevenção e tratamento de náuseas e vômitos do período pós-operatório.	• A medicação deve ser administrada exatamente conforme o recomendado. • A medicação deve ser usada cuidadosamente em gestantes e lactantes. • Informe ao paciente as reações adversas mais frequentes relacionados ao uso da medicação. • A droga deve ser armazenada em temperatura ambiente; dilua 2 mg/ml em 50 ml de soro glicosado 5% ou fisiológico 0,9% e infunda em 15 min, após a diluição, a solução se mantém estável durante 48 h.	Cefaleia, tontura, sedação, ressecamento da mucosa oral, inquietação e erupções cutâneas.

MEDICAMENTOS ANTIESPASMÓDICOS

Eficazes para tratamento das afecções gastroduodenais.

Medicamento	Nome Comercial	Indicação	Cuidados de Enfermagem	Efeitos Colaterais
Brometo de Otilônio **Apresentação:** Comprimidos revestidos de 40 mg	Lonium®	É um antiespasmódico indicado para o tratamento sintomático da dor, do desconforto, da distensão abdominal e de outros transtornos funcionais do trato gastrointestinal, tal como a Síndrome do Intestino Irritável (SII). Também está indicado no preparo para exames por imagem do trato gastrointestinal.	•Pode causar boca seca. Enxágues orais frequentes, boa higiene oral e o consumo de balas ou gomas de mascar sem açúcar podem minimizar esse efeito. •Pode causar tontura e sonolência. •Recomende ao paciente que evite o consumo de álcool e o uso concomitante de outros depressores do SNC, como também de qualquer outra droga ou medicação. •Durante a terapia, monitore: o balanço hídrico, incluindo êmese, sinais de desidratação.	Alguns medicamentos podem vir associados à Dipirona podendo causar reações de hipersensibilidade. Boca seca, taquicardia e retenção urinária.

Medicamento	Nome Comercial	Indicação	Cuidados de Enfermagem	Efeitos Colaterais
Hioscina ou Escopolamina **Apresentação:** Drágeas de 10 mg Solução oral (gotas) de 10 mg/ml Solução injetável de 20 mg/ml (ampolas 1 ml)	Buscopan®	É indicado para o tratamento dos sintomas de cólicas intestinais, estomacais, urinárias, das vias biliares, dos órgãos sexuais femininos e menstruais.	•Pode causar boca seca. Enxágues orais frequentes, boa higiene oral e o consumo de balas ou gomas de mascar sem açúcar podem minimizar esse efeito. •Pode causar tontura e sonolência. •Recomende ao paciente que evite o consumo de álcool e o uso concomitante de outros depressores do SNC, como também de qualquer outra droga ou medicação. •Durante a terapia, monitore: o balanço hídrico, incluindo êmese, sinais de desidratação.	Alguns medicamentos podem vir associados à Dipirona podendo causar reações de hipersensibilidade. Boca seca, taquicardia e retenção urinária.

Medicamento	Nome Comercial	Indicação	Cuidados de Enfermagem	Efeitos Colaterais
Homatropina **Apresentação:** Emulsão gotas	Sedalene® Simeticona®	É um antiespasmódico e antiflatulento indicado para o alívio dos espasmos da musculatura lisa do trato gastrintestinal e da flatulência.	•Pode causar tontura e sonolência. •Recomende ao paciente que evite o consumo de álcool e o uso concomitante de outros depressores do SNC, como também de qualquer outra droga ou medicação. •Durante a terapia, monitore: o balanço hídrico, incluindo êmese, sinais de desidratação.	Alguns medicamentos podem vir associados à Dipirona podendo causar reações de hipersensibilidade. Boca seca, taquicardia e retenção urinária.

MEDICAMENTOS ANTI-HIPERTENSIVOS

Os medicamentos anti-hipertensivos que merecem destaque são: **Captopril, Enalapril, Nifedipina e Verapamil** (este último foi descrito na classificação de antiarrítmicos).

Medicamento	Nome Comercial	Indicação	Cuidados de Enfermagem	Efeitos Colaterais
Captopril **Apresentação:** Comprimidos de 25 e 50 mg	Capoten® Captosen® Captotec®	É indicado nos casos de hipertensão arterial sistêmica e insuficiência cardíaca congestiva. Sua administração dá-se somente por via oral (comprimidos).	• Atentar para a forma de apresentação, a dosagem e a via de administração prescritas pelo médico. • Orientar o paciente a não deixar o leito sem auxílio da Enfermagem, devido ao risco de tontura. • Atentar para sinais e sintomas dos efeitos colaterais.	O paciente em uso de Captopril pode apresentar como efeitos colaterais: aumento de proteína na urina, colestase hepática, cefaleia, diminuição do paladar, náusea, dor articular, tontura, icterícia, dor no peito, aumento de potássio no sangue, diminuição de glóbulos brancos e pancreatite.

Medicamento	Nome Comercial	Indicação	Cuidados de Enfermagem	Efeitos Colaterais
Enalapril **Apresentação:** Comprimidos de 5, 10 e 20 mg	Maleato de Enalapril Renitec®	É indicado nos casos de hipertensão arterial sistêmica e insuficiência cardíaca congestiva. Sua administração pode ser por via oral (comprimido) ou endovenosa.	• Atentar para a forma de apresentação, a dosagem e a via de administração prescritas pelo médico. • Orientar o paciente a não deixar o leito sem auxílio da Enfermagem, devido ao risco de tontura. • Orientar familiares sobre a possibilidade de desmaio. • Atentar para sinais e sintomas dos efeitos colaterais.	Os pacientes em uso de Enalapril podem apresentar como efeitos colaterais: colestase hepática, icterícia, cefaleia, perda do paladar, fadiga, náusea, aumento de proteína na urina, tontura, desmaio (hipotensão), dor articular e febre.

Medicamento	Nome Comercial	Indicação	Cuidados de Enfermagem	Efeitos Colaterais
Nifedipina **Apresentação:** Comprimidos de 20, 30 e 60 mg	Adalat Retard®	É indicada nos casos de hipertensão arterial sistêmica e angina do peito crônica estável. Sua administração é por via oral (cápsula e comprimidos).	• Atentar para a forma de apresentação, a dosagem e a via de administração prescritas pelo médico. • Orientar o paciente a não deixar o leito sem auxílio da Enfermagem, devido ao risco de hipotensão. • Atentar para sinais e sintomas dos efeitos colaterais.	O paciente em uso de Nifedipina pode apresentar como efeitos colaterais: náuseas, êmese, rubor, sensação de calor, bradicardia ou taquicardia, palpitação, hipotensão grave, prurido, *rush* cutâneo, agranulocitose e pancreatite.

MEDICAMENTOS ANTI-HISTAMÍNICOS

Medicamento	Nome Comercial	Indicação	Cuidados de Enfermagem	Efeitos Colaterais
Prometazina **Apresentação:** Comprimidos 25 mg Ampolas de 2 ml a 50 mg.	Fenergan®	Os medicamentos anti-histamínicos são indicados nos casos de alergias. O medicamento prometazina, além de ser anti-histamínico, é indicado como antivertiginoso. Sua administração pode ser por via intramuscular, endovenosa ou oral.	• Atentar para a forma de apresentação, a dosagem e a via de administração prescritas pelo médico. • Nos casos de administração por via endovenosa, não é indicada a diluição do medicamento, atentando-se para não extravasar (risco de necrose subcutânea). • Orientar familiares sobre a possibilidade de confusão mental e desorientação. • Orientar sobre o risco de dirigir e operar máquinas, devido à sonolência. • Atentar para sinais e sintomas dos efeitos colaterais.	Os pacientes em uso de Prometazina podem apresentar como efeitos colaterais: hipertensão, boca seca, confusão mental, congestão nasal, constipação, icterícia, desorientação, inquietação, náusea, diminuição de apetite, retenção urinária, sonolência e depressão.

MEDICAMENTOS BRONCODILATADORES

Os medicamentos broncodilatadores agem expandindo os brônquios, e, assim, facilitando a respiração do paciente. São normalmente utilizados para reverter ou aliviar crises respiratórias. Muito utilizados para pacientes asmáticos.

Medicamento	Nome Comercial	Indicação	Cuidados de Enfermagem	Efeitos Colaterais
Aminofilina **Apresentação:** Comprimido 100 e 200 mg Solução injetável 24 mg/ml (ampola 10 ml)	Aminofilina Minoton®	É indicada nos casos de asma brônquica, bronquite, enfisema e doença pulmonar obstrutiva crônica. Sua administração pode ser feita por via oral (comprimidos) ou endovenosa.	• Atentar para a forma de apresentação, a dosagem e a via de administração prescritas pelo médico. • Atentar para sinais e sintomas dos efeitos colaterais.	Os pacientes em uso de Aminofilina podem apresentar como efeitos colaterais: náuseas, vômito, diarreia, cefaleia, arritmia cardíaca, taquicardia, elevação da glicemia, parada respiratória e hipotensão.

Medicamento	Nome Comercial	Indicação	Cuidados de Enfermagem	Efeitos Colaterais
Terbutalina **Apresentação:** Xarope expectorante Solução injetável 0,5 mg/ml (ampolas 1 ml)	Bricanyl®	É indicada no tratamento de asma brônquica, bronquite e broncoespasmo. Sua administração pode ser feita por via oral (comprimido e xarope), inalatória, subcutânea ou endovenosa (quando se pretende inibir o trabalho de parto prematuro).	• Atentar para a forma de apresentação, a dosagem e a via de administração prescritas pelo médico. • Recomenda-se, como local de aplicação por via subcutânea, a área lateral do músculo deltoide (membros superiores). • Orientar familiares sobre a possibilidade de confusão mental. • Atentar para sinais e sintomas dos efeitos colaterais.	O paciente em uso de Sulfato de Terbutalina pode apresentar como efeitos colaterais: alteração de pressão arterial, ansiedade, confusão mental, cefaleia, náusea, arritmia cardíaca, parada cardiorrespiratória, azia e palpitação.

Medicamento	Nome Comercial	Indicação	Cuidados de Enfermagem	Efeitos Colaterais
Brometo de Ipratrópico **Apresentação:** Solução para inalação (gotas)	Atrovent®	Indicado nos casos de asma, bronquite crônica e enfisema. Sua administração é por via inalatória.	• Atentar para a forma de apresentação, a dosagem e a via de administração prescritas pelo médico. • Atentar para sinais e sintomas dos efeitos colaterais.	Os pacientes em uso do medicamento Brometo de Ipratrópico podem apresentar como efeitos colaterais: cefaleia, náusea, boca seca, taquicardia, palpitação e retenção urinária.

Medicamento	Nome Comercial	Indicação	Cuidados de Enfermagem	Efeitos Colaterais
Fenoterol **Apresentação:** Solução para inalação (gotas)	Berotec®	É um broncodilatador que pode ser usado para tratar sintomas de asma aguda e outras situações em que ocorra constrição reversível das vias aéreas, como bronquite obstrutiva crônica com ou sem enfisema pulmonar.	• VO: a medicação deve ser administrada durante as refeições para minimizar as reações GI. • Nebulização: os acessórios utilizados (máscaras, tubos e conexões) devem ser lavados com água e sabão de coco ou detergente e imersos em solução de hipoclorito de sódio a 9% num recipiente com tampa até a administração da próxima dose.	Sensação de nervosismo ou instabilidade; aumento da frequência cardíaca ou palpitações; dor de estômago; dificuldade para dormir; mialgia e câibras. São comuns também fadiga e sudorese.

Medicamento	Nome Comercial	Indicação	Cuidados de Enfermagem	Efeitos Colaterais
Salbutamol **Apresentação:** *Spray* - suspensão aerossol pressurizada Comprimidos 2 e 4 mg Solução para inalação (gotas)	Aerolin®	Indicado para o tratamento ou prevenção do broncoespasmo. Ele fornece ação broncodilatadora de curta duração na obstrução reversível das vias aéreas devido à asma, bronquite crônica e enfisema.	• Orientar o paciente a tomar a medicação conforme recomendado e, mesmo com apresentação de melhora, não interromper o tratamento. • Evitar a medicação durante a gestação ou lactação e em crianças. • Em pacientes com disfunção hepática ou renal, em debilitados, redobrar a atenção quanto a dose e efeitos adversos. • Recomendar a não utilização de qualquer outra droga, sem o conhecimento do médico, durante a terapia.	Comumente ou muito comumente foram relatados tremor, dor de cabeça, taquicardia (aumento da frequência dos batimentos do coração) e cãibra muscular. Raramente foram relatados diminuição dos níveis de potássio no sangue, diversos tipos de arritmias (alterações no ritmo normal dos batimentos do coração) e vasodilatação periférica, que pode ser caracterizada por aumento do fluxo sanguíneo em determinada região da pele.

Medicamento	Nome Comercial	Indicação	Cuidados de Enfermagem	Efeitos Colaterais
Teofilina **Apresentação:** Cápsulas de ação prolongada de 100, 200 e 300 mg Xarope	Marax® Talofilina®	É destinada ao tratamento e prevenção de broncoespasmo devido à asma e doença obstrutiva crônica de vias aéreas. Não é indicada para o tratamento da crise de asma ou broncoespasmo agudo. Não deve ser utilizada como fármaco de primeira escolha no tratamento de asma em crianças.	• Deve ser administrado com cautela em pacientes com prejuízo da função hepática ou renal. • O uso em pessoas idosas, pacientes com múltiplas patologias que estão gravemente enfermos e/ou que estejam sob cuidado intensivo, é associado a um risco mais elevado de toxicidade. A monitoração terapêutica da droga deve, portanto, ser executada. • No caso de um efeito insuficiente da dose recomendada e no caso de eventos adversos, a concentração plasmática de Teofilina deve ser monitorada.	Sensação de nervosismo ou instabilidade; aumento da frequência cardíaca ou palpitações; dor de estômago; dificuldade para dormir; mialgia e cãibras. São comuns também fadiga e sudorese.

MEDICAMENTOS CORTICOIDES

Os medicamentos corticoides que merecem destaque são o **Solucortef** e o **Solumedrol**.

Medicamento	Nome Comercial	Indicação	Cuidados de Enfermagem	Efeitos Colaterais
Solucortef **Apresentação:** Pó para solução injetável 100 e 500 mg	Flebocortid® Cortisonal® Succinato sódico de hidrocortisona Hidrocortisona®	É um anti-inflamatório esteroide, imunossupressor e cortisol. Indicado nos casos de asma brônquica, colite ulcerativa, doença do colágeno, angioedema, inflamação grave, insuficiência suprarrenal e reação alérgica grave. Sua administração é por via endovenosa.	• Atentar para a forma de apresentação, a dosagem e a via de administração prescritas pelo médico. • O tempo de infusão recomendado é de 30 segundos para 100 mg ou 10 minutos para 500 mg. • Atentar para sinais e sintomas dos efeitos colaterais.	Os pacientes em uso de Solucortef podem apresentar como efeitos colaterais: o aumento da pressão intracraniana, síndrome de Cushing, sudorese e cefaleia. A síndrome de Cushing é caracterizada por aumento de peso corpóreo, elevação da pressão arterial e arredondamento da face (lembrando lua cheia).

Medicamento	Nome Comercial	Indicação	Cuidados de Enfermagem	Efeitos Colaterais
Solumedrol **Apresentação:** Pó liofilizado de 40, 125, 500 mg e 1 g	Metilprednisolona® Depo-Medrol®	É um anti-inflamatório esteroide indicado nos casos de inflamação e imunossupressão. Sua administração é por via endovenosa.	• Atentar para a forma de apresentação, a dosagem e a via de administração prescritas pelo médico. • O medicamento deve ser reconstituído com o diluente que acompanha o frasco. Após a reconstituição, diluir em solução fisiológica 0,9% ou solução glicosada 5% e infundir por tempo superior a 40 minutos. • Atentar para sinais e sintomas dos efeitos colaterais.	Os pacientes em uso de Solumedrol podem apresentar como efeitos colaterais: alteração de personalidade, choque anafilático, cefaleia, náusea, retardo no processo de cicatrização e síndrome de Cushing.

MEDICAMENTOS GLICOCORTICOIDES – ANTI-INFLAMATÓRIOS ESTEROIDES

Os medicamentos glicocorticoides que merecem destaque são: **Dexametasona e Prednisona**.

Medicamento	Nome Comercial	Indicação	Cuidados de Enfermagem	Efeitos Colaterais
Dexametasona **Apresentação:** Comprimidos de 0,5; 0,75 e 4 mg Elixir Ampola de 1 ml contendo 2 mg	Decadron®	É indicada nos casos de alergopatias, reumatopatias, dermatopatias, oftalmopatias, endocrinopatias, pneumopatias, hemopatias e doenças neoplásicas. Sua administração pode ser por via oral (comprimidos e elixir), intramuscular ou endovenosa.	• Atentar para a forma de apresentação, a dosagem e a via de administração prescritas pelo médico. • Atentar para sinais e sintomas dos efeitos colaterais.	Os pacientes em uso de Dexametasona podem apresentar como efeitos colaterais: distúrbios hidroeletrolíticos, distúrbios musculares, alterações gastrointestinais, dermatológicas, neurológicas, alterações oftálmicas, distúrbios metabólicos e náusea.

Medicamento	Nome Comercial	Indicação	Cuidados de Enfermagem	Efeitos Colaterais
Prednisona **Apresentação:** Comprimidos de 2 e 20 mg	Predisim®	É indicada nos casos de doenças endócrinas, osteomusculares, reumáticas, do colágeno, reações alérgicas, oftálmicas, respiratórias e dermatológicas. Sua administração é por via oral.	• Atentar para a forma de apresentação, a dosagem e a via de administração prescritas pelo médico. • Atentar para sinais e sintomas dos efeitos colaterais.	Os pacientes em uso de Prednisona podem apresentar como efeitos colaterais: alterações hidroeletrolíticas, gastrointestinais, dermatológicas, endócrinas e metabólicas.

MEDICAMENTOS ANTI-INFLAMATÓRIOS NÃO ESTEROIDES

Utilizados para reduzir reações inflamatórias.

Medicamento	Nome Comercial	Indicação	Cuidados de Enfermagem	Efeitos Colaterais
Ácido Salicílico **Apresentação:** Comprimidos revestidos de 100 e 300 mg	Aspirina Prevent®	Apresentam ação no combate à inflamação, bem como ações analgésica e antipirética.	• Atentar para a forma de apresentação, a dosagem e a via de administração prescritas pelo médico. • Realizar lavagem gástrica, nos casos de intoxicação aguda. • Orientar o paciente sobre risco de hemorragia gástrica. • Atentar para sinais e sintomas dos efeitos colaterais.	Os medicamentos derivados do Ácido Salicílico podem apresentar como reações adversas: • alterações gastrointestinais: desconforto, náusea, vômito, hemorragia, úlcera, gastrite etc.; • aumento do tempo de coagulação (inibição da agregação plaquetária); • hipersensibilidade: urticária e choque anafilático; • alterações do equilíbrio ácido-base: hiperventilação pulmonar (alcalose respiratória), intoxicações graves (depressão do centro respiratório); e • intoxicações agudas ou crônicas.

Medicamento	Nome Comercial	Indicação	Cuidados de Enfermagem	Efeitos Colaterais
Pirazolona **Apresentação:** Ampola 2 ml Solução em gotas Comprimidos 500 mg	Metamizol®	Apresentam ação no combate à inflamação, bem como ações analgésica e antipirética.	• Atentar para a forma de apresentação, a dosagem e a via de administração prescritas pelo médico. • Atentar para sinais e sintomas dos efeitos colaterais.	Os medicamentos derivados da pirazolona podem apresentar como reações adversas: • retenção de sódio, cloro e água (nível renal); • aumento do volume plasmático; • redução do volume urinário; • alterações cardíacas; • intoxicação aguda (náuseas, vômitos, edema); • intoxicação crônica (trombocitopenia, agranulocitose, icterícia, febre e lesões orais).

Medicamento	Nome Comercial	Indicação	Cuidados de Enfermagem	Efeitos Colaterais
Para-aminofenol **Apresentação:** Comprimido revestido 200, 400 e 600 mg Frasco em gotas	Ibuprofeno®	Os medicamentos derivados do para-aminofenol têm ação analgésica, apesar de serem classificados como anti-inflamatórios não esteroides.	• Atentar para a forma de apresentação, a dosagem e a via de administração prescritas pelo médico. • Administrar N-acetilcisteína, nos casos de reações tóxicas. • Atentar para sinais e sintomas dos efeitos colaterais.	Podem provocar reações tóxicas, como necrose hepática, náuseas, vômitos, dor abdominal e insuficiência hepática.

Medicamento	Nome Comercial	Indicação	Cuidados de Enfermagem	Efeitos Colaterais
Ácido Fenilacético **Apresentação:** Ampolas 3 ml Comprimidos revestidos 50 mg Tópico - Bisnaga em gel	Diclofenaco Sódico®	Apresentam ação no combate à inflamação, bem como ações analgésica e antipirética.	• Atentar para a forma de apresentação, a dosagem e a via de administração prescritas pelo médico. • A administração por via intramuscular deve ser feita no músculo glúteo, devido ao risco de endurecimento, abscesso e necrose local. • Orientar o paciente sobre risco de sangramento. • Orientar o paciente sobre risco de queda, devido à visão borrada e à diplopia. • Atentar para sinais e sintomas dos efeitos colaterais.	Os medicamentos derivados do Ácido Fenilacético podem provocar como reações adversas: sangramento, ulceração da parede intestinal, hepatotoxicidade, endurecimento do local da aplicação intramuscular, insônia, irritabilidade, convulsões, visão borrada e diplopia.

Medicamento	Nome Comercial	Indicação	Cuidados de Enfermagem	Efeitos Colaterais
Ácido Indolacético **Apresentação:** Comprimidos revestidos	Ácido indolacético	Apresentam ação no combate à inflamação, bem como ações analgésica e antipirética.	• Atentar para a forma de apresentação, a dosagem e a via de administração prescritas pelo médico. • Orientar o paciente sobre risco de queda, devido à vertigem. • Atentar para sinais e sintomas dos efeitos colaterais.	Os medicamentos derivados do Ácido Indolacético podem provocar, como reações adversas: cefaleia, náusea, vômito, anorexia, dor abdominal, vertigem, leucopenia e hipersensibilidade.

CAPÍTULO 14 — CÁLCULO DE MEDICAÇÃO EM PEDIATRIA

Medicamento	Nome Comercial	Indicação	Cuidados de Enfermagem	Efeitos Colaterais
Ácido Propiônico **Apresentação:** Cápsula dura 50 mg	Andriodermol®	Apresentam ação no combate à inflamação, bem como ações analgésica e antipirética.	• Atentar para a forma de apresentação, a dosagem e a via de administração prescritas pelo médico. • Atentar para sinais e sintomas dos efeitos colaterais.	Os medicamentos derivados do Ácido Propiônico podem provocar reações adversas como irritação do trato gastrointestinal e lesões pré-ulcerosas.

Medicamento	Nome Comercial	Indicação	Cuidados de Enfermagem	Efeitos Colaterais
Ácido Fenilantranílico **Apresentação:** Solução 50mg/ml	Magnopyrol®	Apresentam ação no combate à inflamação, bem como ações analgésica e antipirética.	• Atentar para a forma de apresentação, a dosagem e a via de administração prescritas pelo médico. • Atentar para sinais e sintomas dos efeitos colaterais.	Os medicamentos derivados do Ácido Fenilantranílico podem provocar efeitos tóxicos como cefaleia, tontura, perturbação gastrointestinal, agranulocitose e hipersensibilidade.

Medicamento	Nome Comercial	Indicação	Cuidados de Enfermagem	Efeitos Colaterais
Ácido Enólico **Apresentação:** Comprimidos sulcados Comprimidos dispersíveis Supositórios 100 mg Granulado envelopes de 2 g Suspensão oral - frasco com 60 ml Gotas - frasco com 15 ml	Meloxican® Nimesulida®	Apresentam ação no combate à inflamação, bem como ações analgésica e antipirética.	• Atentar para a forma de apresentação, a dosagem e a via de administração prescritas pelo médico. • Atentar para sinais e sintomas dos efeitos colaterais.	Os medicamentos derivados do Ácido Enólico podem provocar reações adversas como discrasias sanguíneas (anemia, trombocitopenia, púrpura e leucopenia), lesões gástricas, náuseas, vômitos, diarreia, gastrite e aumento do tempo de coagulação.

Nome genérico	Nome comercial	Indicação	Cuidados de Enfermagem	Efeitos Colaterais
Celecoxibe **Apresentação:** Cápsulas 100 mg	Celebra®	Usado para tratar osteoartrite, artrite reumatoide e espondilite anquilosante. É indicado também para alívio da dor no pós-operatório de cirurgia ortopédica ou de dentes, entorse do tornozelo, dor no joelho e na coxa, alívio da cólica menstrual e dor nas costas.	• Atentar para a forma de apresentação, a dosagem e a via de administração prescritas pelo médico. • Atentar para sinais e sintomas dos efeitos colaterais.	Os efeitos colaterais mais comuns são aumento da pressão arterial, diarreia, sensação de falta de ar, infeção urinária, insônia, tontura, tosse, dor de barriga, sensação de queimação no estômago, falta de ar, problemas do coração ou de rins.

Nome genérico	Nome comercial	Indicação	Cuidados de Enfermagem	Efeitos Colaterais
Cetoprofeno **Apresentação:** Solução oral Bisnaga em gel Comprimidos 200 mg Ampolas 2 ml	Profenid®	É um medicamento anti-inflamatório, analgésico e antitérmico, sendo indicado no tratamento de inflamações e dores decorrentes de processos reumáticos, traumatismos e de dores em geral.	• Atentar para a forma de apresentação, a dosagem e a via de administração prescritas pelo médico. • Atentar para sinais e sintomas dos efeitos colaterais.	Efeitos gastrintestinais: gastralgia, dispepsia, dor abdominal, náusea, vômito, diarreia, prisão de ventre, flatulência, gastrite, estomatite exacerbação da colite, doença de Crohn, úlcera péptica, hemorragia gastrintestinal e perfuração; Reações alérgicas: erupção cutânea, prurido, urticária, angioedema, crise asmática, broncoespasmo e choque; Reações cutâneas: fotossensibilidade, alopecia, erupções bolhosas incluindo síndrome de Stevens-Johnson e necrólise epidérmica tóxica; Sistema nervoso central e periférico: vertigem, parestesia, convulsões; Alterações psicóticas: sonolência, alterações do humor; Alterações visuais: visão embaçada; Alterações auditivas: zumbidos; Sistema renal: anormalidade nos testes de função renal, insuficiência renal aguda, nefrite intersticial e síndrome nefrótica; Sistema hepático: elevação dos níveis de transaminase, raros casos de hepatite; Sistema hematológico: trombocitopenia, anemia devido à hemorragia, agranulocitose, aplasia medular; Sistema cardiovascular: hipertensão, vasodilatação. Além disso, pode-se manifestar dor de cabeça, edema, ganho de peso e alteração do paladar.

Nome genérico	Nome comercial	Indicação	Cuidados de Enfermagem	Efeitos Colaterais
Naproxeno **Apresentação:** Comprimidos de 250 e 500 mg	Naprosyn®	Indicado como analgésico e antitérmico	• Atentar para a forma de apresentação, a dosagem e a via de administração prescritas pelo médico. • Atentar para sinais e sintomas dos efeitos colaterais.	Náuseas e vômitos, dispepsia, diarreia ou constipação. Em administração prolongada, risco de úlcera gástrica e hemorragia gastrointestinal. Alergias como urticária na pele, eritemas e até raros casos de choque anafilático. Insuficiência renal, que é reversível com a cessação da medicação.

Nome genérico	Nome comercial	Indicação	Cuidados de Enfermagem	Efeitos Colaterais
Tenoxicam **Apresentação:** Comprimido revestido 20 mg Frasco-ampola de 20 e 40 mg	Tilatil®	Indicado para tratar os sintomas de dor e de doenças com componentes inflamatórios, degenerativos e dolorosos em geral, principalmente do sistema musculoesquelético, como: artrite reumatoide, osteoartrite, artrose, espondilite anquilosante, tendinite, bursite, periartrite dos ombros ou quadris, distensões de ligamentos, entorses, gota, dor pós-operatória e dismenorreia primária.	• Atentar para a forma de apresentação, a dosagem e a via de administração prescritas pelo médico. • Atentar para sinais e sintomas dos efeitos colaterais.	Os efeitos adversos mais comuns são anorexia, distúrbio do sono, tontura, dor de cabeça, distúrbios visuais, desconforto gástrico, epigástrico e abdominal, dificuldade de digestão, sensação de queimação gástrica, enjoo, vômito, aumento dos gases, hemorragia gastrintestinal, perfuração gastrintestinal, úlceras gastrintestinais, úlcera péptica, vômito acompanhado de sangue, fezes escuras, prisão de ventre, diarreia, ulceração da boca, gastrite, boca seca, exacerbação de doença de Crohn e inflamação do intestino. Com menos frequência, podem ocorrer vertigem, palpitações, estomatite, aumento das enzimas hepáticas, coceira, erupção cutânea, eritema, exantema, urticária, síndrome de Stevens-Johnson, necrólise epidérmica tóxica, aumento de ureia ou creatinina no sangue, cansaço e inchaço.

MEDICAMENTOS ANTI-INFLAMATÓRIOS COXIBs

Medicamento	Nome Comercial	Indicação	Cuidados de Enfermagem	Efeitos Colaterais
Etoricoxib **Apresentação:** Comprimidos de 30 mg	Exxiv®	São anti-inflamatórios inibidores de enzimas ciclo-oxigenases (COX), essenciais para a síntese de prostaglandinas. Essas enzimas são classificadas em COX 1 e COX 2.	• Atentar para a forma de apresentação, a dosagem e a via de administração prescritas pelo médico. • Atentar para sinais e sintomas dos efeitos colaterais.	Falta de ar; dores no peito; edema nos tornozelos; pernas ou pés; icterícia; fadiga, tonturas e cefaleia.
Celecoxib **Apresentação:** Cápsula 200 mg	Celecoxibe®	Esse grupo de anti-inflamatórios inibe especificamente a COX 2, mas também, em menor proporção, a COX 1. Com isso, torna-se mais efetivo no tratamento álgico e provoca menos efeitos adversos, comparando-se aos anti-inflamatórios não esteroides. Sua administração é por via oral.		

MEDICAMENTOS DIURÉTICOS

Os medicamentos diuréticos promovem o aumento do volume urinário.

Medicamento	Nome Comercial	Indicação	Cuidados de Enfermagem	Efeitos Colaterais
Hidroclorotiazida **Apresentação:** Comprimido 25 mg e 50 mg	Clorana® Moduretic®	Indicado nos casos de hipertensão arterial e edema associado à insuficiência cardíaca congestiva. Sua administração é por via oral.	• Atentar para a forma de apresentação, a dosagem e a via de administração prescritas pelo médico. • Atentar para sinais e sintomas dos efeitos colaterais.	O paciente em uso de Hidroclorotiazida pode apresentar como efeitos colaterais: a hiperglicemia, aumento do ácido úrico no sangue e hipopotassemia.

Medicamento	Nome Comercial	Indicação	Cuidados de Enfermagem	Efeitos Colaterais
Furosemida **Apresentação:** Ampolas 2 ml Comprimido 40 mg	Lasix®	É um diurético potente, cuja ação é rápida e de curta duração. Sua administração pode ser por via oral (comprimidos) ou endovenosa.	• Atentar para a forma de apresentação, a dosagem e a via de administração prescritas pelo médico. • Atentar para sinais e sintomas dos efeitos colaterais.	Os pacientes em uso de Furosemida podem apresentar como efeitos colaterais: hipotensão, fotossensibilidade, desidratação. Há possibilidade de coma hepático, hipopotassemia e diminuição da acuidade auditiva em pacientes com patologias hepáticas graves.

Medicamento	Nome Comercial	Indicação	Cuidados de Enfermagem	Efeitos Colaterais
Clortalidona **Apresentação:** Comprimidos de 12,5 mg e 25 mg	Higroton®	Este medicamento está indicado para: - hipertensão arterial; como terapia primária ou em combinação com outros agentes anti-hipertensivos; - insuficiência cardíaca congestiva estável de grau leve a moderado; - edema de origem específica; - tratamento profilático de cálculo de oxalato de cálcio recorrente.	• Atentar para a forma de apresentação, a dosagem e a via de administração prescritas pelo médico. • Atentar para sinais e sintomas dos efeitos colaterais.	As reações desagradáveis mais comuns são: coceira, reações alérgicas na pele, tontura ao se levantar quando se está deitado ou sentado, problemas de estômago e de intestino, fraqueza ou cansaço, perda de apetite e impotência. Informe ao seu médico sobre o aparecimento de reações desagradáveis.

CAPÍTULO 14 — CÁLCULO DE MEDICAÇÃO EM PEDIATRIA

Medicamento	Nome Comercial	Indicação	Cuidados de Enfermagem	Efeitos Colaterais
Manitol **Apresentação:** Solução injetável 20% Frasco-bolsa 250 ml	Manitol®	É indicado para a eliminação de líquidos e prevenção da falência dos rins durante cirurgias cardiovasculares ou após trauma. Pode ser usado no tratamento de edema cerebral, redução da pressão elevada nos olhos, ataque de glaucoma, redução da pressão dentro do crânio e eliminação de substâncias tóxicas pela urina.	• Atentar para a forma de apresentação, a dosagem e a via de administração prescritas pelo médico. • Atentar para sinais e sintomas dos efeitos colaterais.	As reações adversas mais frequentes são náusea, vômito, sede, dor de cabeça, tontura, tremores, febre, alteração dos batimentos cardíacos, dor no peito, excesso de sódio no sangue, desidratação, visão embaçada, urticária, pressão alta e reações de alergia na pele com sintomas como coceira, urticária, vermelhidão ou inchaço.

MEDICAMENTOS TROMBOLÍTICOS

O medicamento trombolítico que merece destaque é o Estreptoquinase.

Medicamento	Nome Comercial	Indicação	Cuidados de Enfermagem	Efeitos Colaterais
Estreptoquinase **Apresentação:** Pó Liófilo Injetável Administração por via intravenosa, intracoronariana ou intra-arterial.	Streptase®	É um anticoagulante, indicado nos casos de trombose venosa profunda e trombose de artéria femoral após cateterismo cardíaco. Sua administração é por via endovenosa.	• Atentar para a forma de apresentação, a dosagem e a via de administração prescritas pelo médico. • Atentar para sinais e sintomas dos efeitos colaterais.	Os pacientes em uso de Estreptoquinase podem apresentar como efeitos colaterais: sangramento espontâneo grave, hemorragia cerebral, hipersensibilidade e reações anafiláticas, febre, calafrios, hipotensão e broncoespasmo.

MEDICAMENTOS ANTICOAGULANTES

Utilizados para prevenção de trombose venosa profunda (TVP), pois evitam a formação de coágulos.

Medicamento	Nome Comercial	Indicação	Cuidados de Enfermagem	Efeitos Colaterais
Enoxaparina **Apresentação:** Solução injetável: - 20 mg/0,2 ml e 40 mg/0,4 ml	Clexane®	Tratamento da trombose venosa profunda com ou sem embolismo pulmonar. Tratamento da angina instável e infarto do miocárdio sem elevação do segmento ST. Tratamento de infarto agudo do miocárdio com elevação do segmento ST. Profilaxia do tromboembolismo venoso. Além disso, este remédio também pode ser usado na prevenção da formação de trombo na circulação extracorpórea durante a hemodiálise.	• O medicamento deverá ser administrado segundo a prescrição médica e de acordo com a posologia recomendada, seguindo-se os cuidados dos cinco certos. • Informar a ocorrência de reações desagradáveis de maior importância ou reações intensas como alergias do cliente para com o medicamento ao médico. • Recomende ao paciente que evite consumo de álcool durante o tratamento. • Por segurança e para eficácia deste medicamento, a administração deve ser somente pela via subcutânea, conforme prescrição médica. • Assim como outros anticoagulantes, pode ocorrer sangramento em qualquer local. Se ocorrer sangramento, avisar ao médico imediatamente para que este investigue a origem da hemorragia e defina o tratamento apropriado que deve ser instituído.	Erupções cutâneas, diarreia, sangramentos, hematoma principalmente no local de aplicação quando SC.

Medicamento	Nome Comercial	Indicação	Cuidados de Enfermagem	Efeitos Colaterais
Heparina **Apresentação:** Seringas de 0,3 ou 0,6 ml prontas para uso	Fraxiparina® Liquemine®	Tratamento e profilaxia das afecções tromboembólicas de qualquer etiologia e localização, bem como após um tratamento trombolítico, com estreptoquinase, por exemplo, na coagulação intravascular disseminada, no infarto do miocárdio, na inibição da coagulação ao utilizar a circulação extracorpórea ou a hemodiálise. Profilaxia e terapêutica das hiperlipidemias.	• Seguir a prescrição do dia ao administrar os anticoagulantes porque a dose é baseada em dados laboratoriais. • Observar sinais de sangramentos. • As medicações parenterais deverão ser aplicadas com cuidado para evitar formação de hematomas. • Seguir rigorosamente o horário prescrito, usar microgotas ou BIC com controle rigoroso de gotejamento.	Erupções cutâneas, diarreia, sangramentos, hematoma principalmente no local de aplicação quando SC.

Medicamento	Nome Comercial	Indicação	Cuidados de Enfermagem	Efeitos Colaterais
Varfarina **Apresentação:** Comprimidos com 2,5 mg	Marevan®	É indicada para a prevenção primária e secundária do tromboembolismo venoso, na prevenção do embolismo sistêmico em pacientes com prótese de válvulas cardíacas ou fibrilação atrial e na prevenção do acidente vascular cerebral, do infarto agudo do miocárdio e da recorrência do infarto. Os anticoagulantes orais também estão indicados na prevenção do embolismo sistêmico em pacientes com doença valvular cardíaca.	• A ingestão de vitamina K deve ser regular. • A orientação de um nutricionista pode ser de grande valia. • Evitar atividades de risco de sangramento e trauma. • Não compensar a dose esquecida no dia seguinte; se perder mais doses, entrar em contato com seu médico. • A Varfarina pode causar hematomas e sangramento; em caso de hematomas em excesso e/ou sangramentos, entrar em contato com seu médico. • Muitos medicamentos interagem com a Varfarina. Avisar seu médico sempre que houver necessidade de nova medicação. • Evitar automedicação. • Mulheres em idade fértil devem evitar engravidar durante o uso de varfarina. • Converse com seu médico sobre o planejamento familiar. • O exame usado para monitorar a terapia é o INR. O alvo terapêutico é INR entre 2,0 e 3,0. • Entrar em contato com seu médico caso apresente diarreia, hipertermia, edema.	Erupções cutâneas, diarreia, sangramentos, hematoma principalmente no local de aplicação quando SC.

MEDICAMENTOS SEDATIVOS

Os medicamentos sedativos que merecem destaque são o Tiopental, Midazolam, Diazepam e Hidrato de Cloral.

Medicamento	Nome Comercial	Indicação	Cuidados de Enfermagem	Efeitos Colaterais
Tiopental **Apresentação:** Pó para solução injetável	Thionembutal®	É anticonvulsivante e anestésico. Pode ser utilizado em anestesia geral, em procedimentos de curta duração. Sua administração é por via endovenosa.	• Atentar para a forma de apresentação, a dosagem e a via de administração prescritas pelo médico. • Atentar para sinais e sintomas dos efeitos colaterais.	Os pacientes em uso de Tiopental podem apresentar como efeitos colaterais: anemia hemolítica, ansiedade, taquicardia, calafrios, cansaço, colapso vascular periférico, depressão do miocárdio, depressão respiratória, constrição da laringe, espirros, náusea, parada respiratória, perda de memória, alteração de ritmo cardíaco, hipotensão, reações alérgicas e anafiláticas, rubor cutâneo e êmese.

Medicamento	Nome Comercial	Indicação	Cuidados de Enfermagem	Efeitos Colaterais
Midazolam **Apresentação:** Solução injetável. (5 mg/5 ml, 50 mg/10 ml, 15 mg/3 ml) Comprimidos de 4,5 e 15 mg	Dormonid® Dormire®	É anticonvulsivante e indutor do sono. É indicado nos casos de insônia, sedação contínua e sedação pré-cirúrgica. Sua administração pode ser por via oral, intramuscular ou endovenosa.	• Atentar para a forma de apresentação, a dosagem e a via de administração prescritas pelo médico. • Atentar para sinais e sintomas dos efeitos colaterais.	Os pacientes em uso de Midazolam podem apresentar como efeitos colaterais: boca seca, episódios de perda de memória, náusea e êmese.

Medicamento		Indicação	Cuidados de Enfermagem	Efeitos Colaterais
Diazepam **Apresentação:** Comprimidos de 5 mg e 10 mg Solução injetável 10 mg/2 ml	Diempax®	É anticonvulsivante, tranquilizante e ansiolítico. É indicado nos casos de crise convulsiva, como relaxante muscular esquelético e na sedação para exames de procedimentos médicos.	• Atentar para a forma de apresentação, a dosagem e a via de administração prescritas pelo médico. • A administração endovenosa deve ser lenta (risco de parada cardiorrespiratória em infusão rápida). • Nos casos de administração endovenosa, o medicamento pode ou não ser diluído. A opção pela diluição ficará a critério médico e deverá constar em prescrição médica. • Atentar para sinais e sintomas dos efeitos colaterais.	O paciente em uso de Diazepam pode apresentar alterações de desejo sexual, alucinação, ansiedade, boca seca, confusão mental, lipotimia, sonolência, tontura, náusea, excitação e parada cardiorrespiratória.

Medicamento	Nome Comercial	Indicação	Cuidados de Enfermagem	Efeitos Colaterais
Hidrato de cloral **Apresentação:** Xarope	Hidrato de cloral	É um sedativo, indicado na sedação para exames de imagem. Sua administração é por via oral.	• Atentar para a forma de apresentação, a dosagem e a via de administração prescritas pelo médico. • Atentar para sinais e sintomas dos efeitos colaterais.	Os pacientes em uso do medicamento Hidrato de Cloral podem apresentar como efeitos colaterais: depressão respiratória (pouco frequente), apneia, parada cardíaca, apneia obstrutiva durante o sono, agitação, euforia, delírio, cefaleia, confusão. Seu uso é contraindicado em pacientes com insuficiência hepática, insuficiência renal grave e gastrite.

Medicamento	Nome Comercial	Indicação	Cuidados de Enfermagem	Efeitos Colaterais
Fentanil **Apresentação:** Ampolas 2 ml Frasco-ampola 10 ml	Cloridrato de fentanila	É um analgésico narcótico de curta duração. Sua administração é por via endovenosa.	• Atentar para a forma de apresentação, a dosagem e a via de administração prescritas pelo médico. • A administração deve ser lenta, devido ao risco de provocar hipotensão. • Atentar para sinais e sintomas dos efeitos colaterais.	O paciente em uso de Fentanil pode apresentar como efeitos colaterais: depressão respiratória, bradicardia e vômito.

MEDICAMENTOS ANTIBIÓTICOS

Penicilinas: São antibióticos bactericidas recomendados em várias situações clínicas, sozinhos ou associados a outros antibióticos.

Medicamento	Nome Comercial	Indicação	Cuidados de Enfermagem	Efeitos Colaterais
Amoxicilina **Apresentação:** Suspensão oral: (125 mg/5 ml, 250 mg/5 ml e 500 mg/5 ml) Cápsulas de 500 mg	Novocilin® Hiconcil® Amoxil®	É classificada como antibiótico e antibacteriano, sendo indicada no tratamento de amigdalite, endocardite bacteriana, gonorreia, infecção de pele e partes moles, infecção odontogênica, infecção respiratória, otite média e sinusite. Sua administração pode ser por via oral (comprimidos, cápsulas e suspensão oral), intramuscular ou endovenosa.	• Atentar para a forma de apresentação, a dosagem e a via de administração prescritas pelo médico. • Orientar o paciente sobre risco de queda, provocado por tontura e vertigem. • A administração endovenosa deve seguir o protocolo da instituição sobre diluição de antibióticos. A diluição e o tempo de infusão são determinados por protocolos institucionais elaborados pela CCIH e farmácia, específicos conforme o tipo de antibiótico, a dosagem, a indicação do medicamento e a idade do paciente (adulto ou criança). • O frasco de solução, após aberto, deverá ser mantido sob refrigeração, conforme protocolo elaborado pela farmácia de cada instituição de saúde, que deverá seguir orientações das indústrias farmacêuticas. • Atentar para sinais e sintomas dos efeitos colaterais.	Os pacientes em uso de Amoxicilina podem apresentar como efeitos colaterais: agitação, alterações sanguíneas, ansiedade, candidíase oral, choque anafilático, erupção na pele, lesão oral, náusea, tontura, urticária, vertigem, êmese e diarreia.

Medicamento	Nome Comercial	Indicação	Cuidados de Enfermagem	Efeitos Colaterais
Amoxicilina + Clavulanato de Potássio **Apresentação:** Comprimidos revestidos 500 mg + 125 mg Suspensão oral Pó liofilizado para solução injetável	Clavulin® Clavoxil®	São indicados no tratamento das infecções bacterianas causadas por germes sensíveis aos componentes da fórmula. São bactericidas para ampla gama de microrganismos, sendo efetivos nas seguintes condições: - Infecções do trato respiratório superior (incluindo ouvido, nariz e garganta); - Infecções do trato respiratório inferior; - Infecções do trato geniturinário; - Infecções da pele e dos tecidos moles; - Infecções dos ossos e das articulações.	• Por via oral, ingerir medicamento preferencialmente de estômago vazio. No caso de doenças do trato gastrintestinal, ingerir no início das refeições. • Por via intravenosa, administrar logo após reconstituição com tempo de infusão de 2 a 3 minutos. • Para pacientes com antecedentes alérgicos, doenças renais, hepáticas ou do trato gastrintestinal, a atenção quanto a dose ou efeito adversos deve ser aumentada. • Está contraindicada a administração por via intramuscular. • Evitar a medicação durante a gestação ou lactação. • Investigar o uso de outros medicamentos, como contraceptivo oral e possíveis interações medicamentosas. • Se possível, orientar paciente e familiares quanto a possíveis efeitos colaterais e reações adversas. • Solicitar ao paciente que siga o tratamento medicamentoso conforme recomendado e não o interrompa sem consentimento do médico.	Candidíase mucocutânea (infecção causada por fungo que ocorre na pele e mucosas); Náusea; Vômitos; Diarreia; Vaginite (inflamação na vagina).
Ampicilina **Apresentação:** Comprimidos revestidos 500 mg Suspensão oral Pó liofilizado para solução injetável	Ampifar® Ampicil® Binotal®	É classificada como antibiótico e antibacteriano, sendo indicada no tratamento de endocardite bacteriana, infecção biliar, infecção ginecológica e obstétrica, infecção intestinal, infecção respiratória, infecção urinária, meningite bacteriana, febre tifoide e septicemia. Sua administração pode ser por via oral (cápsula, comprimido e suspensão oral), intramuscular ou endovenosa.	• Atentar para a forma de apresentação, a dosagem e a via de administração prescritas pelo médico. • Atentar para não administrar ampicilina benzatina por via endovenosa, somente por via intramuscular. • A administração endovenosa deve seguir o protocolo da instituição sobre diluição de antibióticos. • Atentar para sinais e sintomas dos efeitos colaterais.	O paciente em uso de Ampicilina pode apresentar como efeitos colaterais: angioedema, alterações no sangue, candidíase, choque, colite pseudomembranosa, diarreia, náusea, vaginite, vasculite, reações na pele, convulsão e dor articular.

Medicamento	Nome Comercial	Indicação	Cuidados de Enfermagem	Efeitos Colaterais
Ampicilina + Sulbactam **Apresentação:** Comprimidos revestidos de 375 mg Pó para suspensão oral Frasco-ampola 1,5 g	Unasyn®	Sinusite; otite média; epiglotite; pneumonia; infecção no trato urinário; pielonefrite; peritonite; colecistite; endometrite; celulite pélvica; septicemia bacteriana; infecção da pele; infecção óssea; infecção articular; infecção gonocócica.	• VO: a medicação deve ser administrada durante as refeições; a medicação deve ser administrada 1 h antes de outros antibióticos. • IM ou IV: administre com soluções fisiológica (IM OU IV) ou glicosada 5% (IV); infunda em 15-30 min.; monitore os sinais de flebite; não misture com outras drogas; a medicação deve ser administrada 1 h antes de outros antibióticos.	Diarreia; náuseas; dor no local da injeção.
Oxacilina **Apresentação:** Pó para solução injetável 500 mg	Staficilin®	É classificada como antibiótico e antibacteriano, sendo indicada no tratamento de infecção por estafilococos. Sua administração pode ser por via oral (cápsula), intramuscular ou endovenosa.	• Atentar para a forma de apresentação, a dosagem e a via de administração prescritas pelo médico. • A administração endovenosa deve seguir o protocolo da instituição sobre diluição de antibióticos. • Atentar para sinais e sintomas dos efeitos colaterais.	O paciente em uso de Oxacilina pode apresentar como efeitos colaterais: alteração no sangue, diarreia com presença de muco, convulsão, elevação de enzimas hepáticas, irritabilidade neuromuscular, lesões na boca, náuseas, nefrite, neuropatia e êmese.

Medicamento	Nome Comercial	Indicação	Cuidados de Enfermagem	Efeitos Colaterais
Penicilina G benzatina **Apresentação:** Frasco-ampola 4 ml (600 mUI ou 1,2 MUI)	Longacilin® Benzetacil®	Benzatron está indicado no tratamento de infecções ocasionadas por bactérias sensíveis à penicilina G e sua ação é bactericida, como: Infecções estreptocócicas (grupo A, sem bacteremia). Infecções leves e moderadas do trato respiratório superior e da pele. Infecções venéreas: sífilis, bouba, bejel (sífilis endêmica) e pinta. Profilaxia da glomerulonefrite aguda e doença reumática. Profilaxia de recorrências da febre reumática e/ou coreia.	• A administração por via intramuscular deve ser profunda, para diminuir a dor e favorecer a absorção. • Antes de administrar penicilinas e seu derivados, verificar se o paciente já tomou anteriormente. • Não se encontrou ainda um meio adequado para a detecção da sensibilidade a penicilinas, sendo o próprio teste cutâneo considerado uma manobra arriscada. • Estimular a hidratação em pacientes que não tenham controle hídrico, pois grande parte dos antibióticos são de eliminação renal; • Observar os efeitos tóxicos de cada medicação.	Reações de hipersensibilidade são frequentemente associadas com o uso das Penicilinas, tais como: erupções cutâneas, desde as formas maculopapulosas até a dermatite esfoliativa; urticária; edema de laringe; reações semelhantes à doença do soro incluindo febre, calafrios, edema, artralgia e prostração. Febre e eosinofilia podem ser as únicas manifestações observadas. Reações anafiláticas intensas fatais têm sido relatadas. Efeitos adversos no sistema hematopoiético como anemia hemolítica, leucopenia, trombocitopenia; neuropatia e nefropatia, são infrequentes e estão associadas com altas doses de penicilina por via parenteral. Do mesmo modo que outros tratamentos para sífilis, casos de ocorrência de reação de Jarisch-Herxheimer foram relatados.

Medicamento	Nome Comercial	Indicação	Cuidados de Enfermagem	Efeitos Colaterais
Penicilina G cristalina **Apresentação:** Frasco-ampola 1.000.000 UI ou 5.000.000 UI	Megapen® Penicilina G potássica®	Erisipela, pneumonia, sífilis, meningite, endocardite bacteriana, sepse e infecções da pele e de tecidos moles.	• Via IM, reconstituir o pó liofilizado em água destilada, utilizando 2 ml para cada 1.000.000 U de penicilina. • Para infusão EV, diluir a solução inicial com SF 0,9% ou SG 5%, observando-se uma concentração final de 50.000 U/ml. Infundir durante 30-60 minutos.	As reações de hipersensibilidade são as mais comuns e independem de dose. Essas reações incluem exantema maculopapular, urticária, febre, broncoespasmo, dermatite esfoliativa, síndrome de Stevens-Johnson e anafilaxia. Convulsões, parestesias e irritabilidade neuromuscular podem ser observadas com altas doses. Anemia hemolítica também é relatada. Nefrotoxicidade é rara.
Penicilina G procaína **Apresentação:** Frasco-ampola 300 mUI ou 400 MUI	Benapen® Wycillin®	Benzilpenicilina Procaína + Benzilpenicilina Potássica (substância ativa) está indicado no tratamento de infecções causadas por germes sensíveis à penicilina. Infecções das vias aéreas superiores e inferiores, pneumopatias e infecções da pele de leve a moderada gravidade.	• A administração por via intramuscular deve ser profunda, para diminuir a dor e favorecer a absorção. • Antes de administrar penicilinas e seu derivados, verificar se o paciente já tomou anteriormente. • Não se encontrou ainda um meio adequado para a detecção da sensibilidade a penicilinas, sendo o próprio teste cutâneo considerado uma manobra arriscada. • Estimular a hidratação em pacientes que não tenham controle hídrico, pois grande parte dos antibióticos são de eliminação renal; • Observar os efeitos tóxicos de cada medicação.	Erupções cutâneas, desde as formas maculopapulosas até dermatite esfoliativa; urticária; edema de laringe; reações semelhantes à doença do soro, incluindo febre, calafrios, edema, artralgia e prostração. Febre e eosinofilia podem ser as únicas manifestações observadas. Reações anafiláticas intensas têm sido relatadas. Reações como anemia hemolítica, leucopenia, trombocitopenia, neuropatia e nefropatia são infreqüentes e estão associadas com altas doses de penicilina por via parenteral.

Medicamento	Nome Comercial	Indicação	Cuidados de Enfermagem	Efeitos Colaterais
Penicilina V **Apresentação:** Comprimido – 500.000 UI Pó para solução oral – 80.000 UI/Ml	Meracilina® Pen-ve-oral®	Está indicada no tratamento de infecções leves a moderadas causadas por microrganismos sensíveis. A terapia deverá ser orientada por estudos bacteriológicos (incluindo antibiogramas) e pela resposta clínica.	• Os comprimidos de Pen-Ve-Oral (fenoximetilpenicilina potássica) devem ser deglutidos com um pouco de líquido. Pode ser administrado durante as refeições; entretanto, obtêm-se melhores efeitos quando tomado com estômago vazio.	Sistema nervoso central: cefaleia. Sistema gastrointestinal: moniliíase oral; náusea; vômito; diarreia. Trato genital: moniliíase vaginal e/ou vulvar. Pele: erupções cutâneas; *rash*; prurido; urticária. Sistema urinário eletrolítico: edema por retenção de água e sódio. Sistema respiratório: dispneia. Sistema gastrointestinal: dor abdominal. Reações de hipersensibilidade: reações anafiláticas; reação semelhante à doença do soro; edema de laringe. Sistema cardiovascular: hipotensão.
Piperacilina + tazobactam **Apresentação:** Pó liofilizado para injeção 2 g + 250 mg 4 g + 500 mg	Tazocin®	Usado no tratamento de uma variedade de infecções bacterianas, como, por exemplo, o tratamento de infecções complicadas no abdômen, nos rins e sistema urinário.	• Atentar para a forma de apresentação, a dosagem e a via de administração prescritas pelo médico. • Atentar para sinais e sintomas dos efeitos colaterais. • Infusão IV lenta acima de 20 ou 30 minutos • Reconstituir em 20 ml de água estéril ou SF. • Diluir para 50 ml, 100 ml ou 150 ml de SG, SF.	Cefaleia, dor de estômago, prisão de ventre, diarreia, náuseas, vômitos, aumento das enzimas hepáticas, erupção na pele, febre, diminuição na pressão sanguínea, diminuição de potássio, aumento no número de plaquetas, tonturas, ansiedade, dificuldade em dormir e reações no local de administração.

Aminoglicosídeos: Atuam sobre os bacilos Gram-negativos (Gram -) aeróbios e **Staphylococcus sp**.

Medicamento	Nome Comercial	Indicação	Cuidados de Enfermagem	Efeitos Colaterais
Amicacina **Apresentação:** Solução injetável 100 mg/2 ml 500 mg/2 ml	Amikin® Novamin®	É classificada como antibiótico e antibacteriano, indicado no tratamento de infecção do trato biliar, infecção óssea, infecção articular, infecção do sistema nervoso central, infecção intra-abdominal, pneumonia por gram-negativo, septicemia bacteriana, infecção de pele e tecidos moles e infecção urinária. Sua administração pode ser endovenosa ou intramuscular.	• Atentar para a forma de apresentação, a dosagem e a via de administração prescritas pelo médico. • Nos casos de administração endovenosa, o medicamento deve ser diluído em solução fisiológica 0,9% (100 ml). • Atentar para sinais e sintomas dos efeitos colaterais.	Afeta principalmente a função auditiva, por isso pode acarretar perda de acuidade auditiva.
Gentamicina **Apresentação:** Solução Injetável 10 mg, 40 mg e 80 mg	Garamicina®	É classificada como antibiótico e antibacteriano, indicada no combate a bacilos gram-negativos e a algumas bactérias gram-positivas. É recomendada no tratamento de infecção do sistema nervoso central, infecção intra-abdominal, pneumonia por gram-negativo, septicemia bacteriana, infecção de pele e de tecidos moles e infecção urinária. Sua administração é por via tópica (creme) ou intramuscular.	• Atentar para a forma de apresentação, a dosagem e a via de administração prescritas pelo médico. • Orientar o paciente sobre risco de queda, devido à tontura. • Atentar para sinais e sintomas dos efeitos colaterais.	Contém bissulfito de sódio, que causa reações alérgicas e anafiláticas.

Medicamento	Nome Comercial	Indicação	Cuidados de Enfermagem	Efeitos Colaterais
Tobramicina **Apresentação:** Solução oftálmica estéril 3 mg/ml	Tobramicina® Tobrex®	A Tobramicina solução oftálmica é um antibiótico tópico indicado para o tratamento de infecções externas dos olhos e seus anexos, causadas por bactérias sensíveis à Tobramicina.	• Este medicamento é de uso exclusivamente oftálmico. • Não deve ser injetado. Sensibilidade (alergia) à aplicação tópica de aminoglicosídeos pode ocorrer em alguns pacientes. • Retirar as lentes de contato antes de usar o medicamento. • Não usar lentes de contato se tiver sinais e sintomas de infecção ocular bacteriana.	Hipersensibilidade e toxicidade no olho, inchaço, coceira e vermelhidão no olhos.
Espectinomicina **Apresentação:** Frasco-ampola contendo 2 g	Trobicin®	Tratamento de uretrite e proctite gonorréica em homens e cervicite e proctite gonorréica aguda em mulheres, quando a infecção é causada por cepas suscetíveis de N. gonorrheae. Indivíduos que tiverem contatos sexuais com pessoas infectadas por gonorreia também devem ser medicados.	• Injeções IM devem ser administradas profundamente no quadrante externo superior dos músculos glúteos. Adultos: injetar uma dose única de 2 gramas (5 ml) por via IM. • Reconstituir com o diluente especial que acompanha o produto. • Agitar vigorosamente logo após adicionar o diluente e antes de extrair a dose. Recomenda-se usar agulha 30 x 8.	Apresenta poucos efeitos colaterais, os mais comuns são irritação cutânea no local da injeção.
Estreptomicina **Apresentação:** Pó para solução injetável 200 mg/ml	Enteromicina®	Este medicamento é destinado ao tratamento da tuberculose e brucelose. Na tuberculose, usa-se nos casos de falência de esquema preferencial e sempre é associado a um ou mais fármacos para diminuir o risco de resistência.	A aplicação do medicamento deve ser feita nas nádegas em indivíduos adultos, enquanto nas crianças aplica-se na face externa da coxa. É importante alternar o lugar das aplicações, nunca aplicar várias vezes no mesmo local, devido a risco de irritação.	Toxidade nos ouvidos; perda de audição; sensação de barulho ou entupimento dos ouvidos; tontura; insegurança ao andar; náusea; vômito; urticária; vertigem

Glicopeptídeos: Utilizados em infecções causadas por cocos Gram-positivos (Gram +) multiresistentes. O uso indiscriminado destes medicamentos, favorece o surgimento de cepas resistentes como o caso do Staphylococcus aureus e Enterococcus sp. Portanto, as comissões de controle de infecção hospitalar devem tratar esta classe de medicamentos com muita atenção e rigor.

Medicamento	Nome Comercial	Indicação	Cuidados de Enfermagem	Efeitos Colaterais
Vancomicina **Apresentação:** Pó liofilizado para solução injetável 500 mg	Vancomicina®	É classificada como antibiótico e antibacteriana. É indicada no tratamento de endocardite bacteriana, infecção articular por estafilococos, infecção óssea e septicemia bacteriana. Sua administração é endovenosa.	• Atentar para a forma de apresentação, a dosagem e a via de administração prescritas pelo médico. • A administração endovenosa deve seguir o protocolo da instituição sobre diluição de antibióticos. A diluição e o tempo de infusão são determinados por protocolos institucionais elaborados pela CCIH e farmácia, específicos conforme o tipo de antibiótico, a dosagem, a indicação do medicamento e a idade do paciente (adulto ou criança). • Orientar o paciente a não deixar o leito sem estar acompanhado por profissionais de enfermagem, devido ao risco de queda causado por efeitos colaterais (queda de pressão arterial e vertigem). • Atentar para sinais e sintomas dos efeitos colaterais.	Hipotensão, dispneia, flebite, síndrome do homem vermelho: rubor no local da injeção, prurido e exantema eritematoso em face e pescoço). Perda temporária de audição, zumbidos, náuseas, mialgia e febre.

Medicamento	Nome Comercial	Indicação	Cuidados de Enfermagem	Efeitos Colaterais
Teicoplanina **Apresentação:** Pó liófilo injetável 200 mg e 400 mg	Targocid®	Está indicada no tratamento de: endocardite, septicemia, infecções osteoarticulares, infecções do trato respiratório inferior, infecções de pele e tecidos moles, infecções urinárias e peritonite associada à diálise peritoneal crônica ambulatorial.	• Adicione lentamente toda a solução diluente da ampola no frasco-ampola e role-o lentamente entre as mãos, até que o pó esteja completamente dissolvido, tomando-se o cuidado de evitar a formação de espuma. É importante assegurar que todo o pó esteja dissolvido, mesmo aquele que estiver perto da tampa. • A agitação da solução pode causar a formação de espuma, a qual torna difícil recuperar o volume desejado. Entretanto, se todo o pó estiver completamente dissolvido, a espuma não altera a concentração da solução. Se a solução ficar espumosa, o frasco deve ficar em repouso por aproximadamente 15 minutos. Retire a solução lentamente do frasco-ampola, tentando recuperar a maior parte da solução, colocando a agulha na parte central da tampa de borracha. • Pode ser administrada por via intravenosa (IV) ou intramuscular (IM). • Somente o método de administração infusão IV pode ser usado em recém-nascidos.	Desconforto gastrointestinal; dor no local da aplicação; prurido; febre; tontura; cefaleia; flebite; abcesso no local da injeção; perda auditiva; zumbido nos ouvidos; problemas de equilíbrio; fadiga e choque anafilático.
Azitromicina **Apresentação:** Pó para suspensão oral 600 mg e 900 mg Comprimidos revestidos 500 mg Pó liofilizado para solução injetável de 500 mg	Azitromin® Zitromax®	É classificada como antibiótico e antibacteriano, sendo indicada no tratamento de bronquite bacteriana, cervicite, faringite, infecção de pele e de tecidos moles, infecção orofacial por anaeróbios e por cocos gram-positivos, pneumonia e uretrite. Sua administração dá-se por via oral (cápsula, comprimido e suspensão oral) ou endovenosa.	• Atentar para a forma de apresentação, a dosagem e a via de administração prescritas pelo médico. • A administração endovenosa deve seguir o protocolo da instituição sobre diluição de antibióticos. • Atentar para sinais e sintomas dos efeitos colaterais.	Afeta principalmente a função auditiva, por isso, pode acarretar perda de acuidade auditiva.

Medicamento	Nome Comercial	Indicação	Cuidados de Enfermagem	Efeitos Colaterais
Claritromicina **Apresentação:** Grânulos para suspensão oral 125 mg/5ml e 250 mg/5ml Comprimido revestido 500 mg Pó liofilizado injetável 500 mg	Klaricid®	É indicada para o tratamento de infecções das vias aéreas superiores e inferiores e de infecções de pele e tecidos moles, causadas por todos os microorganismos sensíveis à Claritromicina (substância ativa).	• Preparar a solução inicial adicionando 10 ml de água estéril para injeção ao frasco-ampola com o pó liofilizado. Deve ser agitada até a completa solubilização do produto. Possui estabilidade por 48 horas a 5°C e por 24 horas a 25°C. • A reconstituição (500 mg em 10 ml de água estéril para injeção) deverá ser adicionada a um mínimo de 250 ml de uma das seguintes soluções, antes da administração: - Solução de glicose 5% em Ringer Lactato - Glicose 5% - Ringer Lactato - Glicose 5% em Cloreto de Sódio 0,3% - Glicose 5% em Cloreto de Sódio 0,45%	Náuseas, vômito, dor abdominal, diarreia e paladar alterado.
Diritromicina **Apresentação:** Drágea de 250 mg	Dynabac®	Infecções bacterianas, bronquite, pneumonia, amigdalite, infecções da pele e outras condições.	Deve ser administrada com alimentos ou dentro de 1 hora após a refeição. As drágeas de Dynabac não devem ser cortadas, amassadas ou mastigadas.	Hipersensibilidade e toxicidade no olho, inchaço, coceira e vermelhidão nos olhos.
Eritromicina **Apresentação:** Comprimido 500 mg Solução tópica 20 mg/ml Frasco-ampola 500 mg ou 1 g	Eritrex® Ilosone® Pantomicina®	Infecções do trato respiratório superior e trato respiratório inferior, tratamento da sífilis primária; Difteria; Amebíase intestinal; Infecções da pele e tecidos moles de leve; Coqueluche; Conjuntivite do recém-nascido, pneumonia da infância e infecções urogenitais durante a gravidez; infecções uretrais não complicadas.	• Informe ao paciente as reações adversas mais frequentes relacionadas ao uso da medicação e na ocorrência de qualquer uma delas, principalmente aquelas incomuns ou intoleráveis, o médico deve ser comunicado. • Antes da administração, avalie cuidadosamente a dose, concentração e a via para evitar reações fatais. • Durante a terapia, avalie a função hepática. • VO: pode produzir reações adversas. • Tópico: diante de uma irritação excessiva da pele, o uso da medicação deverá ser suspenso.	Náuseas, vômitos, vertigens, parestesias de face, erupções cutâneas, febre, urticária, angioedema.

Medicamento	Nome Comercial	Indicação	Cuidados de Enfermagem	Efeitos Colaterais
Miocamicina **Apresentação:** Suspensão 200 mg Comprimidos 600 mg	Midecamin®	Tratamento dos processos infecciosos causados por microrganismos sensíveis à Miocamicina.	• Informe ao paciente as reações adversas mais frequentes relacionadas ao uso da medicação e na ocorrência de qualquer uma delas, principalmente aquelas incomuns ou intoleráveis, o médico deve ser comunicado. • Antes da administração, avalie cuidadosamente a dose, concentração e a via para evitar reações fatais. • Durante a terapia, avalie a função hepática.	Os efeitos colaterais mais frequentes relacionam-se ao aparelho digestivo, desconforto abdominal, cólicas e diarreia.
Roxitromicina **Apresentação:** Comprimido revestido de 150 e 300 mg	Roxitrom® Rulid®	Para o tratamento de faringite; otite; infecção nos pulmões; infecção na pele; infecções genitais; meningite.	• Informe ao paciente as reações adversas mais frequentes relacionadas ao uso da medicação e na ocorrência de qualquer uma delas, principalmente aquelas incomuns ou intoleráveis, o médico deve ser comunicado. • Antes da administração, avalie cuidadosamente a dose, concentração e a via para evitar reações fatais. • Durante a terapia, avalie a função hepática.	Erupções na pele; diarreia; dor no estômago; vômito; náuseas; hepatite; alterações no sangue; cefaleia; fraqueza; tontura; vertigem.

Lincosamidas: Atuam contra germes Gram-positivos (Gram +) e anaeróbios.

Medicamento	Nome Comercial	Indicação	Cuidados de Enfermagem	Efeitos Colaterais
Clindamicina **Apresentação:** Cápsula de 150 e 300 mg Solução injetável 150 mg/ml	Dalacin®	É classificada como antibiótico, antibacteriano e antiprotozoário. É indicada no tratamento de infecção articular, infecção de pele e tecidos moles, infecção intra-abdominal, infecção óssea, infecção pélvica em mulheres, infecção orofacial por anaeróbios, infecção por gram-positivo, pneumonia, septicemia e vaginite por gardnerella. Sua administração pode ser por via oral (cápsula) ou endovenosa.	• Atentar para a forma de apresentação, a dosagem e a via de administração prescritas pelo médico. • A administração endovenosa deve seguir o protocolo da instituição sobre diluição de antibióticos. • Atentar para sinais e sintomas dos efeitos colaterais.	Sistema imunológico: foram observados poucos casos de reações anafiláticas. Gastrintestinais: dor abdominal, náusea, vômito, diarreia, esofagite e úlcera esofágica.
Lincomicina **Apresentação:** Solução Injetável 300 mg/ml (600 mg/2 ml)	Linco-plus® Macrolin® Frademicina®	É indicado no tratamento de infecções severas causadas por bactérias aeróbias gram-positivas, incluindo estreptococos, estafilococos e pneumococos.	• Informe ao paciente as reações adversas mais frequentes relacionadas ao uso da medicação e na ocorrência de qualquer uma delas, principalmente aquelas incomuns ou intoleráveis, o médico deve ser comunicado. • Antes da administração avalie cuidadosamente a dose, concentração e a via para evitar reações fatais. • Durante a terapia, avalie a função hepática.	Pode ser observado em alguns casos: tromboflebites, fezes amolecidas ou diarreia, náuseas, vômitos e cólicas abdominais.

Sulfonamidas: São drogas de amplo espectro de ação antimicrobiana, atuando contra bactérias Gram – e Gram +. As drogas deste grupo têm somente efeito bacteriostático, sendo necessária a ação conjunta do sistema imune para a completa eliminação do patógeno.

Medicamento	Nome Comercial	Indicação	Cuidados de Enfermagem	Efeitos Colaterais
Sulfadiazina **Apresentação:** Comprimido 500 mg Creme de 10 mg/g	Sulfadiazina®	É destinada à prevenção e ao tratamento de feridas com grande potencial de infecção e risco de evolução para sepse: queimaduras, úlceras de membros inferiores, úlceras de pressão e feridas cirúrgicas.	• Informe ao paciente as reações adversas mais frequentes relacionadas ao uso da medicação e na ocorrência de qualquer uma delas, principalmente aquelas incomuns ou intoleráveis, o médico deve ser comunicado. • Antes da administração avalie cuidadosamente a dose, concentração e a via para evitar reações fatais. • Durante a terapia, monitore o pH urinário e a cultura de urina.	Os efeitos comuns são: anemia, urticária, febre, síndrome de Stevens – Johnson, exantemas, petéquias, anorexia, náusea e vômito, glossite e estomatite.
Sulfametoxazol + trimetoprim **Apresentação:** Comprimidos revestidos de 400 e 800 mg	Septiolan® Infectrim® Bactrim® Assepium®	É indicado para o tratamento de infecções causadas por microrganismos sensíveis à associação dos medicamentos Trimetoprima e Sulfametoxazol, como certas infecções respiratórias, gastrintestinais, renais e do trato urinário, genitais (homens e mulheres), infecções da pele, entre outros tipos de infecções.	• Informe ao paciente as reações adversas mais frequentes relacionadas ao uso da medicação e na ocorrência de qualquer uma delas, principalmente aquelas incomuns ou intoleráveis, o médico deve ser comunicado. • Antes da administração avalie cuidadosamente a dose, concentração e a via para evitar reações fatais.	Geralmente bem tolerado. Os efeitos colaterais mais comuns são os rashes cutâneos e os distúrbios gastrintestinais. A maioria das alterações hematológicas observadas têm sido discretas, assintomáticas e reversíveis com a suspensão da medicação.

Quinolonas: Atuam principalmente contra bacilos aeróbios (Gram -), incluindo Pseudomonas aeruginosa e Salmonella maltophilia, e também contra Staphylococcus sp.

Medicamento	Nome Comercial	Indicação	Cuidados de Enfermagem	Efeitos Colaterais
Ácido nalidíxico **Apresentação:** Suspensão oral 50 mg/ml	Wintomylon®	Infecções, principalmente infecções urinárias e intestinais.	• Informe ao paciente as reações adversas mais frequentes relacionadas ao uso da medicação e na ocorrência de qualquer uma delas, principalmente aquelas incomuns ou intoleráveis, o médico deve ser comunicado. • Antes da administração avalie cuidadosamente a dose, concentração e a via para evitar reações fatais.	Sonolência, tontura, fraqueza, dor de cabeça e vertigem (tontura). Dores abdominais, náuseas, vômitos e diarreia. Erupções na pele, prurido, urticária geralmente de origem alérgica, eosinofilia, dor e rigidez articular.
Ciprofloxacino **Apresentação:** Comprimido revestido 500 mg Solução injetável, 200 mg ou 400 mg	Ciflox® Cipro® Ciprex®	É classificado como antibiótico de amplo espectro e antibacteriano, sendo indicado no tratamento de bronquite bacteriana, gastroenterite, gonorreia endocervical, gonorreia uretral, infecção articular, infecção de pele e de tecidos moles, infecção óssea, infecção urinária, periodontite e pneumonia. Sua administração pode ser por via oral (comprimido) ou endovenosa.	• Atentar para a forma de apresentação, a dosagem e a via de administração prescritas pelo médico. • Orientar o paciente para não dirigir e não operar máquinas, devido ao risco de sonolência. • A administração endovenosa deve seguir o protocolo da instituição sobre diluição de antibióticos. • Atentar para sinais e sintomas dos efeitos colaterais.	Os pacientes em uso de ciprofloxacina podem apresentar como efeitos colaterais: alterações do paladar, cefaleia, fotossensibilidade, prurido, erupção e rubor na pele, alterações gastrointestinais, dor abdominal, náusea, êmese, toxicidade do sistema nervoso central, sonolência ou insônia e hipertermia.
Levofloxacino **Apresentação:** Comprimidos revestidos 500 e 750 mg Solução injetável 5 mg/ml	Levaquin®	É indicado no tratamento de infecções bacterianas causadas por agentes sensíveis ao levofloxacino, tais como: Infecções do trato respiratório superior e inferior, incluindo sinusite, exacerbações agudas de bronquite crônica e pneumonia.	• Atentar para a forma de apresentação, a dosagem e a via de administração prescritas pelo médico. • Orientar o paciente para não dirigir e não operar máquinas, devido ao risco de sonolência. • A administração endovenosa deve seguir o protocolo da instituição sobre diluição de antibióticos. • Atentar para sinais e sintomas dos efeitos colaterais.	Diarreia, náusea e vaginite. Também podem ocorrer, embora com menos frequência: flatulência, dor abdominal, erupção da pele e coceira, dispepsia, insônia e tontura.

CAPÍTULO 14 — CÁLCULO DE MEDICAÇÃO EM PEDIATRIA

Medicamento	Nome Comercial	Indicação	Cuidados de Enfermagem	Efeitos Colaterais
Norfloxacino **Apresentação:** Comprimido revestido 400 mg	Uroflox® Respexil® Floxacin®	Nos casos de infecção: cistite, pielite, cistopielite, pielonefrite, prostatite crônica, epididimite e aquelas associadas com cirurgia urológica, bexiga neurogênica ou nefrolitíase, causadas por bactérias suscetíveis ao norfloxacino.	• Atentar para a forma de apresentação, a dosagem e a via de administração prescritas pelo médico. • Orientar o paciente para não dirigir e não operar máquinas, devido ao risco de sonolência. • A administração endovenosa deve seguir o protocolo da instituição sobre diluição de antibióticos. • Atentar para sinais e sintomas dos efeitos colaterais.	Em geral é bem tolerado. Os efeitos adversos mais frequentes incluem: náuseas, cefaleia, tontura, exantema, pirose, dores/cólicas abdominais e diarreia.
Pefloxacino **Apresentação:** Comprimido revestido 400 mg	Peflacin®	É indicado nos processos de blefarite, dacriocistite, conjuntivite, meibomite, ceratite, úlcera de córnea, infecção pós-operatória e profilaxia de infecção no pós-operatório.	• Atentar para a forma de apresentação, a dosagem e a via de administração prescritas pelo médico. • Orientar o paciente para não dirigir e não operar máquinas, devido ao risco de sonolência. • A administração endovenosa deve seguir o protocolo da instituição sobre diluição de antibióticos. • Atentar para sinais e sintomas dos efeitos colaterais.	Diarreia, náusea e vaginite. Também podem ocorrer, embora com menos frequência: flatulência, dor abdominal, erupção da pele e coceira, dispepsia, insônia e tontura.

Tetraciclinas: São drogas bacteriostáticas de amplo espectro de ação.

Medicamento	Nome Comercial	Indicação	Cuidados de Enfermagem	Efeitos Colaterais
Doxiciclina **Apresentação:** Comprimido solúvel 100 mg	Vibramicina®	Infecções, principalmente infecções urinárias e intestinais.	• Atentar para a forma de apresentação, a dosagem e a via de administração prescritas pelo médico. • Atentar para sinais e sintomas dos efeitos colaterais.	São comuns sintomas como: náusea, vômito, diarreia, úlceras, pancreatite e descoloração do esmalte do dente (apresenta cor cinza ou marrom). Fotossensibilidade.
Oxitetraciclina **Apresentação:** Comprimido revestido 200 e 400 mg	Tequin®	É indicada no tratamento de infecções oculares superficiais, envolvendo a conjuntiva e/ou a córnea, devido a microrganismos suscetíveis.	• Assim como ocorre com outros antibióticos, a Cloridrato de Oxitetraciclina pode resultar no desenvolvimento de organismos não suscetíveis, incluindo fungos. É essencial a observação constante do paciente para esta possibilidade.	Sistema imune: hipersensibilidade. Sistema nervoso: sensação de queimação. Visão: aumento do lacrimejamento. Pele e tecido subcutâneo: dermatite de contato. Geral: dor, sensação de corpo estranho.

Medicamento	Nome Comercial	Indicação	Cuidados de Enfermagem	Efeitos Colaterais
Tetraciclina **Apresentação:** Cápsula 250 e 500 mg	Ambra-Sinto® Tetrex®	Está indicada para o tratamento de acne vulgaris, infecções geniturinárias, gengivoestomatite, granuloma inguinal, linfogranuloma venéreo, otite média, faringite, pneumonia, sinusite, tifo, sífilis e outras infecções causadas por bactérias sensíveis à Tetraciclina.	• Atentar para a forma de apresentação, a dosagem e a via de administração prescritas pelo médico. • Atentar para sinais e sintomas dos efeitos colaterais.	Náusea, vômito, diarreia, candidíase oral ou sapinho, infeção na vagina, coceira anal, língua escura, colite pseudomembranosa com sintomas como diarreia, dor abdominal, náusea, pele sensível à luz solar ou descoloração dos dentes em formação.

Cloranfenicol: Possui amplo espectro de ação, cobrindo germes Gram +, Gram – e anaeróbios. O Cloranfenicol pode causar aplasia de medula (toxidade hematológica), o que já não acontece com um análogo seu, o Tianfenicol (ex.: Glitisol).

Medicamento	Nome Comercial	Indicação	Cuidados de Enfermagem	Efeitos Colaterais
Cloranfenicol **Apresentação:** Solução oftálmica estéril 25 mg/ml	Sintomicetina® Quemicetina®	É indicado no tratamento de infecções oculares superficiais, envolvendo a córnea e/ou a conjuntiva, causadas por microrganismos sensíveis ao Cloranfenicol (substância ativa).	• É um medicamento de uso exclusivamente tópico ocular. • O uso prolongado de antibióticos pode ocasionalmente favorecer a infecção por microrganismos não sensíveis.	Náusea, diarreia, enterocolite, vômito, mucosite, estomatite, discrasias sanguíneas, reações de hipersensibilidade.

Oxazolidinonas: Antimicrobianos sintéticos que atuam contra cocos e bacilos Gram + e alguns patógenos anaeróbios.

Medicamento	Nome comercial	Indicação	Cuidados de enfermagem	Efeitos colaterais
Linezolida **Apresentação:** Comprimido revestido de 600 mg Solução injetável de 2 mg/ml	Zyvox®	Infecções por bactérias sensíveis à Linezolida, no tratamento de pneumonias, infecções de pele e de tecidos moles e infecções enterocócicas, em adultos e crianças.	• Atentar para a forma de apresentação, a dosagem e a via de administração prescritas pelo médico. • Atentar para sinais e sintomas dos efeitos colaterais.	Diarreia, náusea, vômito, infecção vaginal ou oral causada por Candida, inflamação da faringe, tosse, alterações do paladar, dor de cabeça, tontura, febre, sangramento gastrintestinal, descida dos níveis de potássio no sangue, apneia, falta de ar e pneumonia.

Cefalosporinas: São bactericidas de amplo espectro de ação, que atuam contra bactérias Gram + e Gram -. As cefalosporinas podem ser de 1ª, 2ª, 3ª e 4ª gerações, as 3ª e 4ª gerações são eficazes no tratamento de meningites por atingirem elevados níveis de concentração no sistema nervoso central.

Cefalosporinas de 1ª geração: Têm ação mais efetiva contra Staphylococcus sp e Streptococcus sp sensíveis e ação mais limitada contra bactérias Gram -.

Medicamento	Nome Comercial	Indicação	Cuidados de Enfermagem	Efeitos Colaterais
Cefalexina **Apresentação:** Drágeas 500 mg e 1 g Suspensão oral 250 mg/5 ml Solução injetável 250 mg ampola de 2 ml e pó liofilizado injetável 1 g	Cefalexin® Keflex®	É classificada como antibiótico e antibacteriano, sendo indicada no tratamento de amigdalite, faringite, infecção articular, infecção de pele e tecidos moles, infecção orofacial por anaeróbios, infecção por cocos gram-positivos, infecção urinária, otite média e pneumonia. Sua administração pode ser por via oral (comprimidos, drágeas, suspensão oral e gotas) ou endovenosa.	• Atentar para a forma de apresentação, a dosagem e a via de administração prescritas pelo médico. • A administração endovenosa deve seguir o protocolo da instituição sobre diluição de antibióticos. A diluição e o tempo de infusão são determinados por protocolos institucionais elaborados pela CCIH e farmácia, específicos conforme o tipo de antibiótico, a dosagem, a indicação do medicamento e a idade do paciente (adulto ou criança). • Atentar para sinais e sintomas dos efeitos colaterais.	Os pacientes em uso de cefalexina podem apresentar, como efeitos colaterais: candidíase oral, candidíase vaginal, cefaleia, diarreia e diminuição de protombina no sangue.

CAPÍTULO 14 — CÁLCULO DE MEDICAÇÃO EM PEDIATRIA

Medicamento	Nome Comercial	Indicação	Cuidados de Enfermagem	Efeitos Colaterais
Cefalotina **Apresentação:** Pó para solução injetável 1 g	Cefalin® Keflin®	É classificada como antibiótico e antibacteriano de primeira geração, sendo indicada no tratamento de endocardite bacteriana, infecção articular, infecção de pele e dos tecidos moles, infecção óssea, infecção perioperatória, infecção urinária, pneumonia e septicemia. Sua administração pode ser por via endovenosa e intramuscular.	• Atentar para a forma de apresentação, a dosagem e a via de administração prescritas pelo médico. • A administração endovenosa deve seguir o protocolo da instituição sobre diluição de antibióticos. • Atentar para sinais e sintomas dos efeitos colaterais.	Os pacientes em uso de Cefalotina podem apresentar como efeitos colaterais: candidíase oral, cefaleia, diarreia, dor abdominal, convulsões, dor articular e reações alérgicas.
Cefazolina **Apresentação:** Pó para solução injetável 1 g	Kefazol®	É indicada para o tratamento das seguintes infecções graves causadas por microrganismos suscetíveis: infecções do trato respiratório causadas por Streptococcus pneumoniae, Klebsiella spp., Haemophilus influenzae, Staphylococcus aureus.	• Atentar para a forma de apresentação, a dosagem e a via de administração prescritas pelo médico. • Atentar para sinais e sintomas dos efeitos colaterais.	Nefrite intersticial transitória. Hiperatividade, nervosismo, distúrbios do sono, confusão, hipertonia e tonturas. Anorexia, náusea, vômito, diarreia, dor abdominal, flatulência e dispepsia. Candidíase vaginal, intestinal e oral.

Cefalosporinas de 2ª geração: Ao compararmos esta classe às drogas de 1ª geração, pode-se dizer que as de 2ª geração **têm ação ampliada contra bactérias Gram -.**

Medicamento	Nome Comercial	Indicação	Cuidados de Enfermagem	Efeitos Colaterais
Cefaclor **Apresentação:** Suspensão oral de 250 mg/5 ml e 375 mg/5 ml	Ceclor®	Tratamento da otite média, infecções do trato respiratório inferior, infecções do trato respiratório superior, infecções do trato urinário, incluindo pielonefrite e cistite, infecções da pele e anexos, sinusites e uretrites gonocócicas.	• Atentar para a forma de apresentação, a dosagem e a via de administração prescritas pelo médico. • Atentar para sinais e sintomas dos efeitos colaterais.	Hipersensibilidade: exantema maculopapular, urticária, febre, broncoespasmo e anafilaxia.

Medicamento	Nome Comercial	Indicação	Cuidados de enfermagem	Efeitos Colaterais
Cefoxitina **Apresentação:** Pó para solução injetável 1 g	Mefoxin® Foxtil®	Indicada para: infecções intra-abdominais ou intra-pélvicas; infecções ginecológicas: septicemia; endocardite; infecções do trato urinário, inclusive gonorreia não complicada; infecções do aparelho respiratório; infecções de ossos e articulações; infecções da pele e dos tecidos moles. É indicada para prevenção de certas infecções pós-operatórias em pacientes que se submeteram a procedimentos cirúrgicos classificados como contaminados, potencialmente contaminados ou onde a ocorrência de infecção pós-operatória poderia ser especialmente grave.	• Atentar para a forma de apresentação, a dosagem e a via de administração prescritas pelo médico. • Atentar para sinais e sintomas dos efeitos colaterais.	Reações locais: pode ocorrer tromboflebite pela administração intravenosa. Foram relatadas dor, induração e hiperestesia após injeções intramusculares. Alérgicos: erupção cutânea (incluindo dermatite esfoliativa e necrólise epidérmica tóxica), urticária, prurido, febre e outras reações alérgicas (incluindo anafilaxia), nefrite intersticial e angioedema foram observados. Cardiovasculares: hipotensão. Gastrointestinais: pode ocorrer diarreia, incluindo colite pseudomembranosa, durante ou após o tratamento. Tem se observado, raramente, a ocorrência de náuseas e vômitos. Hematológicos: foram relatadas eosinofilia transitória, leucopenia (incluindo granulocitopenia), neutropenia, anemia (incluindo anemia hemolítica), trombocitopenia e depressão medular. Alguns indivíduos, particularmente aqueles com azotemia, podem desenvolver teste de Coombs direto positivo durante a terapia. Músculo-esqueléticos: piora de miastenia grave (único caso). Função hepática: raramente foram observadas elevações transitórias de TGO e TGP, DHL, fosfatase alcalina sérica e icterícia. Função renal: têm sido observadas elevações dos níveis de creatinina sérica e/ou do nitrogênio ureico do sangue. Como ocorre com as cefalosporinas, tem sido relatada raramente insuficiência renal aguda.

Cefalosporinas de 3ª geração: Tem ação ampliada contra bactérias Gram – em relação às de 2ª. geração, porém, não apresentam boa resposta no combate à estafilococos e anaeróbios.

Medicamento	Nome Comercial	Indicação	Cuidados de Enfermagem	Efeitos Colaterais
Cefetamet Pivoxila **Apresentação:** Comprimidos de 500 mg Suspensão pediátrica 100 e 250 mg/5 ml	Globocef®	Tratamento de infecções causadas por microorganismos sensíveis em: infecções de ouvidos, nariz e garganta: Otite média, sinusite, faringo-amigdalite. Infecções das vias aéreas inferiores: traqueobronquite, bronquite, exacerbação aguda da bronquite crônica, pneumonia. Infecções do trato urinário: infecções não complicadas do trato urinário; infecções complicadas do trato urinário (inclusive pielonefrite aguda primária); uretrite gonocócica aguda em homens.	• Atentar para a forma de apresentação, a dosagem e a via de administração prescritas pelo médico. • Atentar para sinais e sintomas dos efeitos colaterais.	Hipersensibilidade: exantema maculopapular, urticária, febre, broncoespasmo e anafilaxia. Diarreia, vômitos, náuseas, dor abdominal. Cefaleia e flebite.
Cefotaxima **Apresentação:** Pó para solução injetável 1 g	Claforan®	Indicada nas infecções provocadas por microrganismos gram + e gram - suscetíveis, como, por exemplo infecções urinárias, faringites, sinusites, infecções respiratórias, infecções da pele e tecidos moles, otite média e amigdalites.	• Atentar para a forma de apresentação, a dosagem e a via de administração prescritas pelo médico. • Atentar para sinais e sintomas dos efeitos colaterais.	Nefrite intersticial transitória. Hiperatividade, nervosismo, distúrbios do sono, confusão, hipertonia e tonturas. Anorexia, náusea, vômito, diarreia, dor abdominal, flatulência e dispepsia.

Medicamento	Nome Comercial	Indicação	Cuidados de Enfermagem	Efeitos Colaterais
Ceftriaxona **Apresentação:** Pó para solução injetável intramuscular 500 mg e 1 g Pó para solução injetável intravenosa 500 mg e 1 g	Rocefin®	É classificada como antibiótico e antibacteriano, sendo indicada no tratamento de gonorreia endocervical, gonorreia uretral, infecção articular, infecção de pele e de tecidos moles, infecção intra-abdominal, infecção óssea, infecção pélvica em mulheres, profilaxia de infecção perioperatória, infecção urinária, meningite, pneumonia e septicemia. Sua administração pode ser por via endovenosa ou intramuscular.	• Atentar para a forma de apresentação, a dosagem e a via de administração prescritas pelo médico. • A diluição do medicamento para infusão endovenosa pode ser em solução glicosada 5% ou solução fisiológica 0,9%. • A administração endovenosa deve seguir o protocolo da instituição sobre diluição de antibióticos. • Atentar para sinais e sintomas dos efeitos colaterais.	Os pacientes em uso de Ceftriaxona podem apresentar como efeitos colaterais: candidíase oral, candidíase vaginal, cefaleia, dor abdominal, diarreia grave (que pode apresentar sangue) e hipertermia.
Ceftazidima **Apresentação:** Pó para injeção 1 g	Kefadim® Fortaz®	Indicada nas infecções provocadas por microrganismos gram + e gram - suscetíveis, como, por exemplo, infecções urinárias, faringites, sinusites, infecções respiratórias, infecções da pele e tecidos moles, otite média e amigdalites.	• Infusão venosa lenta. • Observar surgimento de sinais flogísticos. • Atentar para a forma de apresentação, a dosagem e a via de administração prescritas pelo médico. • Atentar para sinais e sintomas dos efeitos colaterais.	Inflamação na veia; obstrução da veia; erupção na pele; urticária; coceira; dor no local da injeção; abscesso no local da injeção; aumento da temperatura; descamação na pele.

Cefalosporinas de 4ª geração: Nenhuma cefalosporina apresenta ação contra estafilococos ou enterococos resistêntes à oxacilina. Estudos apontam ação superior às de 1ª geração contra bactérias Gram + e atividade semelhante às de 3ª geração contra germes Gram -.

Medicamento	Nome Comercial	Indicação	Cuidados de Enfermagem	Efeitos Colaterais
Cefpima **Apresentação:** Pó para solução injetável 1 g e 2 g	Maxcef®	Infecções graves por microrganismos sensíveis. Infecções abdominais, ginecológicas, obstétricas, das vias urinárias, respiratórias, pele e tecidos moles. Doença inflamatória pélvica, endometrite, abcessos, septicemias, pneumonia hospitalar, osteomielite.	• Atentar para a forma de apresentação, a dosagem e a via de administração prescritas pelo médico. • Atentar para sinais e sintomas dos efeitos colaterais.	Podem incluir reações de alergia no local da administração como vermelhidão, urticária, coceira ou inchaço, urticária na pele ou diarreia.

Monobactâmicos: Atuam principalmente contra bacilos Gram – aeróbios.

Medicamento	Nome Comercial	Indicação	Cuidados de Enfermagem	Efeitos Colaterais
Aztreonam **Apresentação:** Pó para solução injetável 1 g	Azactam®	Infecções urinárias (cistite e pielonefrite); infecção da pele e dos tecidos moles (feridas, úlceras, queimaduras); infecção ginecológica (endometrite, celulite pélvica); infecção respiratória (pneumonia, bronquite, fibrose cística).	• Infusão venosa lenta. • Observar surgimento de sinais flogísticos. • Atentar para a forma de apresentação, a dosagem e a via de administração prescritas pelo médico. • Atentar para sinais e sintomas dos efeitos colaterais.	Reações cutâneas, diarreia, náuseas e vômitos.

Carbapenêmicos: Possuem ótima atividade contra a maioria das bactérias Gram +, bacilos Gram - e anaeróbios. Porém, não agem contra estafilococos resistentes à Oxacilina.

Medicamento	Nome Comercial	Indicação	Cuidados de Enfermagem	Efeitos Colaterais
Imipenem – Cilastatina **Apresentação:** Pó para solução injetável 500 mg/500 mg	Tienam®	É classificado como antibiótico de amplo espectro e antibacteriano, sendo indicado no tratamento de endocardite bacteriana, infecção articular, infecção de pele e de tecidos moles, infecção intra-abdominal, infecção óssea, infecção pélvica em mulheres, infecção urinária, pneumonia e septicemia. Sua administração dá-se por via intramuscular ou endovenosa.	• Atentar para a forma de apresentação, a dosagem e a via de administração prescritas pelo médico. • Manter a permeabilidade de acesso venoso, atentando para sinais de flebite. • A administração endovenosa deve seguir o protocolo da instituição sobre diluição de antibióticos. • Atentar para sinais e sintomas dos efeitos colaterais.	Os pacientes em uso de Imipenem podem apresentar como efeitos colaterais: sialorreia, cansaço, diarreia, fraqueza, inflamação na língua, náusea, reação alérgica, sudorese, tromboflebite e êmese. Reações cutâneas. Neurotoxicidade, febre e, se infusão rápida, náuseas e vômitos.
Meropenem **Apresentação:** Pó para solução injetável 500 mg e 1 g	Meronem®	Infecção da pele e dos tecidos moles; infecção intra-abdominal; apendicites; meningite (em crianças).	• Atentar para a forma de apresentação, a dosagem e a via de administração prescritas pelo médico. • Manter a permeabilidade de acesso venoso, atentando para sinais de flebite. • A administração endovenosa deve seguir o protocolo da instituição sobre diluição de antibióticos. • Atentar para sinais e sintomas dos efeitos colaterais.	Inflamação no local da injeção; anemia; dor; prisão de ventre; diarreia; náusea; vômito; dor de cabeça; cãibras.

Antifungicos: São muito utilizados para o combate de fungos, que acometem principalmente pacientes imunodeprimidos.

Medicamento	Nome Comercial	Indicação	Cuidados de Enfermagem	Efeitos Colaterais
Anfotericina **Apresentação:** Pó para solução injetável 50 mg	Amphocil® Anfotericina B® Fungizon®	Leishmaniose; meningite criptocócica; aspergilose; blastomicose; candidíase; criptococose; endorecatite por fungo; histoplasmose; mucormicose; esporotricose; infecção urinária por fungos.	• O pó estéril e liofilizado é apresentado em frascos contendo 50 mg de Anfotericina B (substância ativa), adicionado de Desoxicolato de Sódio e tampão, acompanhado do diluente (água para injetáveis). • O conteúdo do frasco deve ser dissolvido, com agitação, em 10 ml do diluente que acompanha o frasco-ampola, obtendo-se uma solução de 5 mg/ml. Para obter uma solução com volume final de 500 ml e concentração final de 0,1 mg/ml, deve adicionar 490 ml de solução aquosa de glicose 5%.	As reações incluem desconfortos abdominais, nausea, vômito, insuficiência hepática aguda e diabetes em casos mais extremos. Febre, edema pulmonar, perda auditiva e flebite.
Cetoconazol **Apresentação:** Comprimido 200 mg Creme Solução	Nizoral® Cetonax®	É indicado para aplicação tópica no tratamento de micoses superficiais, incluindo dermatofitoses (Tinea corporis, Tinea cruris, Tinea manum e Tinea pedis), candidíase cutânea e pitiríase versicolor.	• Atentar para a forma de apresentação, a dosagem e a via de administração prescritas pelo médico. • Atentar para sinais e sintomas dos efeitos colaterais.	No caso do uso de comprimidos, podem surgir efeitos como enjoo, náusea, vômito, dor abdominal, diarreia, dor de cabeça, tontura, sensibilidade à luz forte, sensação de formigamento nos dedos das mãos e dos pés, inchaço das mamas, impotência masculina ou distúrbios menstruais.

Medicamento	Nome Comercial	Indicação	Cuidados de Enfermagem	Efeitos Colaterais
Fluconazol **Apresentação:** Cápsula dura 150 mg Creme Solução	Monipax® Zoltex ®	Indicados nos casos de candidíase vaginal, candidíase orofaríngea, candidíase do trato gastrointestinal, candidíase cutânea ou sistêmica menos grave. Sua administração pode ser por via oral (cápsula e suspensão) ou endovenosa.	• Atentar para a forma de apresentação, a dosagem e a via de administração prescritas pelo médico. • Atentar para os sinais e sintomas de choque anafilático (hipotensão, edema de glote, tremores e palidez). • Atentar para sinais e sintomas dos efeitos colaterais.	O paciente em uso de fluconazol pode apresentar como efeitos colaterais: náuseas, êmese, dor abdominal, cefaleia, diarreia e choque anafilático.

Medicamento	Nome Comercial	Indicação	Cuidados de Enfermagem	Efeitos Colaterais
Metronidazol **Apresentação:** Comprimido revestido 250 mg e 400 mg Solução Injetável 0,5% (frasco 100 ml)	Flagyl® Metronix®	É classificado como triconomicida, amebicida e antibacteriano, sendo indicado no tratamento de infecções causadas por bactérias anaeróbicas, septicemia, bacteremia, abscesso cerebral, abscesso subfrênico, infecção puerperal e abscesso pélvico. Sua administração pode ser por via oral (comprimido e suspensão oral) ou endovenosa.	• Atentar para a forma de apresentação, a dosagem e a via de administração prescritas pelo médico. • Diluir o medicamento em solução fisiológica 0,9%, solução glicosada 5% ou solução de Ringer Lactato. • A administração endovenosa deve seguir o protocolo da instituição sobre diluição de antibióticos. • Atentar para sinais e sintomas dos efeitos colaterais.	Os pacientes em uso de Metronidazol podem apresentar como efeitos colaterais: alterações no paladar, alterações no traçado elétrico cardíaco, alterações no sangue, ataxia, boca seca, candidíase vaginal, cistite, cólica abdominal, colite pseudomembranosa, diarreia com presença de muco ou constipação, confusão mental e congestão nasal.

Antivirais e antirretrovirais: Utilizados para o tratamento de pacientes portadores da Síndrome da Imunodeficiência Adquirida.

Medicamento	Nome Comercial	Indicação	Cuidados de Enfermagem	Efeitos Colaterais
Aciclovir **Apresentação:** Comprimidos 200 e 400 mg	Aviral® Zovirax®	Tratamento de infecções pelo vírus Herpes simplex em recém-nascidos, crianças e adultos; infecções pelo vírus Varicellazoster; profilaxia de infecções por Herpes simplex em pacientes imunocomprometidos; profilaxia de infecções pelo citomegalovírus (CMV) em pacientes transplantados de medula óssea.	• Antes da administração, avalie cuidadosamente a dose, a concentração e a via para evitar reações fatais. • Antes da administração, avalie os antecedentes de hipersensibilidade à droga. • O paciente deverá receber hidratação adequada para diminuir o risco de nefrotoxidade. • Durante a terapia, monitore os níveis de creatinina. • As medicações não devem serem administradas IM ou SC. • Quando administradas IV, deve ser infundida, no mínimo, em 1 hora para prevenir distúrbio renal. • ATENÇÃO: a infusão de concentrações maiores de 10 mg/ml estão associadas com alta incidência de flebite.	Os efeitos mais comuns são: cefaleia, tontura, enjoos, vômito, diarreia e dores no abdômen. Em casos mais severos, podem aparecer efeitos como: encefalopatias, letargia, tremores e dores musculares. Cuidado: A infusão rápida pode levar à insuficiência renal aguda.
Ganciclovir **Apresentação:** Pó liofilizado para solução injetável 500 mg	Cymevene®	É indicado na prevenção e no tratamento de infecções por citomegalovírus (CMV) em pacientes imunodeprimidos e para a prevenção da doença por CMV em pacientes receptores de transplante.		
Ritonavir (antirretroviral: possui ação específica contra o HIV) **Apresentação:** Comprimido revestido 100 mg	Kaletra®	É destinado, em combinação com outros antirretrovirais, ao tratamento de pacientes adultos e pediátricos infectados pelo HIV, quando uma terapia antirretroviral for indicada com base em evidência clínica ou imunológica de progressão da doença.		
Zidovudina (antirretroviral: possui ação específica contra o HIV) **Apresentação:** 10 mg/ml - solução oral 10 mg/ml - solução injetável 100 mg - cápsula	AZT® Retrovir®	A Zidovudina está indicada para o tratamento de pacientes com Síndrome de Imunodeficiência Adquirida (AIDS).		

CAPÍTULO 14 — CÁLCULO DE MEDICAÇÃO EM PEDIATRIA

ANTINEOPLÁSICOS

Medicamentos utilizados no tratamento de cânceres (tumores malignos).

Medicamento	Nome Comercial	Indicação	Cuidados de Enfermagem	Efeitos Colaterais
Adriamicina ou Doxorrubicina **Apresentação:** Pó liofilizado injetável de 10 mg ou 50 mg	Adriblastina®	Câncer endometrial.	• A área de preparo deve ser isolada para evitar interrupções, minimizar riscos de acidentes e de contaminações. Deve estar situada em área restrita, a fim de evitar fluxo de pessoas. • A superfície de trabalho deve ser coberta com plástico absorvente para diminuir o risco de contaminação. A superfície de trabalho absorvente deve ser eliminada diariamente com cuidados especiais e se possível adicionar neutralizantes para as drogas mais agressivas no caso de acidente que determine o extravasamento de droga tóxica na superfície absorvente. • A técnica de preparo deve ser rigorosamente asséptica. • As recomendações do fabricante do medicamento quanto à compatibilidade de soluções, a compatibilidade com outras drogas, a estabilidade da droga e sensibilidade a luz devem ser rigorosamente seguidas. • A concentração final mg/ml contida na prescrição tem de ser rigorosa.	A maioria das drogas antineoplásicas apresenta grande efeito colateral no sistema gastrointestinal; são comuns: náuseas, vômitos e inapetência. Por seu efeito ser direcionado às celulas que se dividem de forma rápida, como acontece nos tumores, algumas células saudáveis que têm esse padrão de multiplicação acelerada também são muito afetadas e acabam morrendo junto com as células doentes. As células do couro cabeludo, por exemplo, têm um padrão de multiplicação muito acelerado, por isso são muito afetadas pelos antineoplásicos, ocasionando assim, em muitos casos, a alopécia. Efeitos como cefaleia, visão turva, mielodepressão e nefrotoxidade também são muito comuns.
Carboplatina **Apresentação:** Solução injetável 10 mg/ml	Paraplatin®	Câncer de pulmão, pâncreas, estômago, esôfago.		
Ciclofosfamida **Apresentação:** Comprimido revestido de liberação retardada 50 mg	Genuxal® Cyclan®	Câncer endometrial.		
Cisplatina **Apresentação:** Solução injetável 1 mg/ml	Plastistine® Cisplatinum® Platiran®	Câncer de bexiga, pâncreas, estômago, esôfago, cabeça e pescoço.		
Clorambucil **Apresentação:** Comprimidos revestidos 2 mg	Leukeran®	Doença de Hodgkin; leucemia linfocítica crônica.		

Medicamento	Nome Comercial	Indicação	Cuidados de Enfermagem	Efeitos Colaterais
Doxorrubicina **Apresentação:** Pó liofilizado Injetável 50 mg	Rubidox®	Câncer endometrial, linfomas.	• Luvas cirúrgicas estéreis. As luvas devem ser trocadas sempre que houver contaminação com quimioterápico, como extravasamento ou respingos, e sempre que mudar de ciclo por paciente. • Avental longo de boa textura, totalmente fechado na parte da frente e de preferência impermeabilizado deve ser usado durante todo procedimento. • Goros, máscaras impermeáveis e óculos de plástico devem ser usados sempre que em atividade. Caso não se trabalhe com capela de fluxo laminar vertical classe II, deve ser usada máscara com filtro próprio para purificação do ar respirado. • No frasco contendo o preparado deve ser afixada informação sobre o produto, se vesicante ou não, e cuidados essenciais no manuseio. Administração dos agentes quimioterápicos. • Verificar a via de administração, o tempo total de infusão e a quantidade de droga, mg/ml/min a ser administrada. • Punção venosa rigorosa, checar retorno venoso. Avaliar se não existe possibilidade de extravasamento, pois grande parte das drogas são vesicantes e ou irritantes. • Qualquer contato das soluções contendo as drogas com a pele deve ser evitado, entretanto, se acidentalmente acontecer a pele deve ser lavada intensamente com água e sabão. • Em acidentes envolvendo os olhos, devem ser imediatamente lavados com água, de preferência isotônica, durante pelo menos 10 minutos e deve-se procurar um médico para continuidade de tratamento.	A maioria das drogas antineoplásicas apresenta grande efeito colateral no sistema gastrointestinal; são comuns: náuseas vômitos e inapetência. Por seu efeito ser direcionado às células que se dividem de forma rápida, como acontece nos tumores, algumas células saudáveis que têm esse padrão de multiplicação acelerada também são muito afetadas e acabam morrendo junto com as células doentes. As células do couro cabeludo, por exemplo, têm um padrão de multiplicação muito acelerado, por isso são muito afetadas pelos antineoplásicos, ocasionando assim, em muitos casos, a alopécia. Efeitos como cefaleia, visão turva, mielodepressão e nefrotoxidade também são muito comuns.
Hidroxicarbamida **Apresentação:** Cápsulas 500 mg	Hydrea®	Tumores de medula óssea, leucemia mieloide.		
Ifosfamida **Apresentação:** Pó liofilizado injetável 1 g	Holoxane® Ifos® Holoxan®	Câncer de ovário.		
Metrotexato **Apresentação:** Solução injetável 25 mg/ml 100 mg/ml	Metrotexato®	Células malignas, além do processo de medicação da artrite reumatoide e da psoríase.		
Vincristina **Apresentação:** Pó para solução injetável 1 mg	Vincristin® Oncovin®	Sarcomas, linfomas.		
Paclitaxel **Apresentação:** Solução injetável 6 mg/ml	Taxol®	Câncer de mama.		
Citrato de tamoxifeno **Apresentação:** Comprimidos revestidos 10 mg e 20 mg	Tamoxifeno®	Câncer de ovário, mama.		

MEDICAMENTOS PSIQUIÁTRICOS

Os medicamentos que merecem destaque neste item são: Haloperidol, Clorpromazina, Levomepromazina, Imprarina e Imiptrilina, Sertralina e Fluoxetina, Olanzapina, Risperidona, Quetiapina, Ziprazidona, Clozapina, Carbonato de Lítio, Carbamazepina, Ácido Valproico, Benzodiazepínicos (Diazepam, Midozolam, Lorazepam e Clonazepam) e Tramilcipromina.

Medicamento	Nome Comercial	Indicação	Cuidados de Enfermagem	Efeitos Colaterais
Haloperidol **Apresentação:** Comprimidos de 1 mg ou 5 mg Solução oral de (2 mg/ml) frasco conta-gotas de 30 ml Solução injetável (5 mg/ml) ampolas de 1 ml	Haldol®	É classificado como antipsicótico, sendo indicado nos casos de agitação grave, delírios, alucinações, distúrbios psicossomáticos, transtorno obsessivo-compulsivo grave, impulsividade e mania psicótica. Sua administração pode ser por via oral (comprimidos e gotas) ou intramuscular.	• Atentar para a forma de apresentação, a dosagem e a via de administração prescritas pelo médico. • Atentar para interação medicamentosa com álcool, anestésicos, barbitúricos e Metildopa, pois tais medicamentos potencializam o efeito do Haloperidol. • Atentar para interação medicamentosa com anticonvulsivantes, pois o medicamento Haloperidol reduz o limiar convulsígeno. • Atentar para interação medicamentosa com anfetaminas, pois o Haloperidol diminui o efeito desses medicamentos. • Atentar para a interação medicamentosa com Guanetidina, pois o Haloperidol apresenta efeito antagonista ao anti-hipertensivo. • Atentar para a interação medicamentosa com antiácidos e antidiarreicos, por inibir a absorção oral. • Atentar para interação medicamentosa com Epinefrina, pois há risco de hipotensão. • Orientar o paciente sobre risco de queda devido à hipotensão ortostática, convulsões e visão turva. • Atentar para sinais e sintomas dos efeitos colaterais.	Os pacientes em uso de Haloperidol podem apresentar como efeitos colaterais: distonia, síndrome extrapiramidal, hipotensão ortostática, discinesia tardia, acatisia, convulsões, *rush* cutâneo, náusea, visão turva, vômito, sialorreia, aumento do apetite, aumento de peso corpóreo, obstipação e disfagia.

Medicamento	Nome Comercial	Indicação	Cuidados de Enfermagem	Efeitos colaterais
Clorpromazina **Apresentação:** Comprimido revestido 100 mg Solução oral 40 mg/ml Solução injetável 5 mg/ml	Amplictil® Clorpromaz®	É classificada como antipsicótico, sendo indicada nos casos de agitação grave, delírios, alucinações, distúrbios psicossomáticos, transtornos obsessivo-compulsivos graves, impulsividade e mania psicótica. Sua administração pode ser por via oral (comprimidos e gotas) ou intramuscular.	• Atentar para a forma de apresentação, a dosagem e a via de administração prescritas pelo médico. • Atentar para sinais e sintomas dos efeitos colaterais.	Os pacientes em uso de Clorpromazina podem apresentar como efeitos colaterais: distonia, síndrome extrapiramidal, hipotensão ortostática, discinesia tardia, acatisia, convulsões, *rush* cutâneo, náusea, visão turva, vômito, aumento do apetite, aumento de peso corpóreo, obstipação e disfagia.

Medicamento	Nome Comercial	Indicação	Cuidados de Enfermagem	Efeitos colaterais
Levomepromazina **Apresentação:** Comprimidos revestidos de 25 mg e 100 mg Solução oral 40 mg/ml	Neozine®	É classificada como antipsicótico, sendo indicada nos casos de agitação grave, delírios, alucinações, distúrbios psicossomáticos, transtornos obsessivo-compulsivos graves, impulsividade e mania psicótica. Sua administração pode ser por via oral (comprimidos e gotas) ou intramuscular.	• Atentar para a forma de apresentação, a dosagem e a via de administração prescritas pelo médico. • Atentar para sinais e sintomas dos efeitos colaterais.	Alguns dos efeitos colaterais de Neozine podem incluir secura da boca, prisão de ventre, alterações na visão, dificuldade em urinar, sedação, sonolência, ansiedade ou alterações de humor.

Medicamento	Nome Comercial	Indicação	Cuidados de Enfermagem	Efeitos Colaterais
Amitriptilina **Apresentação:** Comprimido 25 mg	Amitriptilina (cloridrato) Amytril®	Os medicamentos imiprarina e imiptrilina são classificados como antipsicóticos, sendo indicados nos casos de depressão maior, distimia, transtornos ansiosos e dor crônica. Sua administração é por via oral.	• Atentar para a forma de apresentação, a dosagem e a via de administração prescritas pelo médico. • Atentar para interação medicamentosa com álcool, pois esses medicamentos potencializam o efeito depressor do sistema nervoso central. • Atentar para interação medicamentosa com anticonvulsivantes, pois os medicamentos Imiprarina e Imiptrilina podem diminuir os efeitos da medicação antidepressiva, baixar o limiar convulsígeno e acentuar a depressão do sistema nervoso central. • Atentar para sinais e sintomas dos efeitos colaterais.	Os pacientes em uso desses medicamentos podem apresentar como efeitos colaterais e reações adversas: diminuição da secreção salivar, constipação intestinal, aumento do tônus do esfíncter vesical (causando dificuldade para urinar), glaucoma, alterações no sistema de condução cardíaca, hipotensão postural, diminuição do limiar convulsígeno, estados de delírio, hiperpirexia, náusea, vômito, diarreia, ansiedade e insônia.

Medicamento	Nome Comercial	Indicação	Cuidados de Enfermagem	Efeitos colaterais
Sertralina **Apresentação:** Comprimido revestido 50 mg e 100 mg	Tolrest® Zoloft®	Os medicamentos Sertralina e Fluoxetina são classificados como antipsicóticos, sendo indicados nos casos de depressão, transtorno de pânico, transtorno obsessivo-compulsivo, bulimia nervosa e outros transtornos alimentares. Sua administração é por via oral.	• Atentar para a forma de apresentação, a dosagem e a via de administração prescritas pelo médico. • Atentar para interação medicamentosa com Clozapina, pois pode ocorrer elevação de sua concentração acentuando o risco de convulsões. • Orientar o paciente a não dirigir e não operar máquinas, devido ao aumento da sonolência. • Orientar o paciente sobre risco de queda, devido à tontura e à vertigem. • Atentar para sinais e sintomas dos efeitos colaterais.	Os pacientes em uso desses medicamentos podem apresentar como efeitos colaterais e reações adversas: náuseas, diarreia, indisposição digestiva, tremor, tontura, vertigem, insônia ou sonolência, sudorese, boca seca, perda de apetite, perda de peso e disfunção sexual (homens).
Floxetina **Apresentação:** Cápsula dura 20 mg	Prozac® Fluxene® Verotina® Eufor®			

CAPÍTULO 14 — CÁLCULO DE MEDICAÇÃO EM PEDIATRIA

Medicamento	Nome Comercial	Indicação	Cuidados de Enfermagem	Efeitos Colaterais
Olanzapina **Apresentação:** Cápsulas 2,5 mg, 5 mg e 10 mg	Axonium® Midax® Zyprexa® Zap® Zalasta® Zolafren® Olzapin® Rexapin® Simbiax®	É classificada como antipsicótico, sendo indicada nos casos de esquizofrenia, transtornos esquizoafetivos, delírios, alucinações, hostilidade, agressividade, afeto diminuído, isolamento social, pobreza de linguagem, agitação e mania bipolar. Sua administração pode ser por via oral (comprimidos) ou intramuscular.	• Atentar para a forma de apresentação, a dosagem e a via de administração prescritas pelo médico. • Atentar para interação medicamentosa com álcool, pois esse medicamento aumenta o risco de convulsões. • Atentar para interação medicamentosa com medicamentos classificados como Benzodiazepínicos, pois potencializam a sonolência, a hipotensão postural e a depressão respiratória. • Orientar o paciente para não dirigir e não operar máquinas, devido ao risco de sonolência. • Orientar o paciente sobre risco de queda, devido à hipotensão ortostática e tontura. • Atentar para sinais e sintomas dos efeitos colaterais.	Os pacientes em uso de Olanzapina podem apresentar como efeitos colaterais e reações adversas: aumento de peso, sedação, acatisia, disfunção sexual, constipação, boca seca, tontura, tremores, síndrome neuroléptica maligna, hipotensão ortostática e efeitos extrapiramidais.

Medicamento	Nome Comercial	Indicação	Cuidados de Enfermagem	Efeitos colaterais
Risperidona **Apresentação:** Comprimidos revestidos 1 mg, 2 mg e 3 mg	Respidon® Risperidon® Riss® Viverdal® Zargus®	É classificada como antipsicótico, sendo indicada no tratamento de esquizofrenia, transtornos esquizoafetivos, delírios, alucinações, hostilidade, agressividade, afeto diminuído, isolamento social, pobreza de linguagem, agitação e mania bipolar. Sua administração é por via oral (comprimidos e solução oral).	• Atentar para a forma de apresentação, a dosagem e a via de administração prescritas pelo médico. • Atentar para interação medicamentosa com álcool, pois pode aumentar o risco de convulsões, sedação e alterações cardíacas. • Atentar para interação medicamentosa com Carbamazepina, barbitúricos, Oomeprazol e glicocorticoides; eles reduzem os níveis séricos da Risperidona. • Orientar o paciente sobre risco de queda, devido à hipotensão postural. • Atentar para sinais e sintomas dos efeitos colaterais.	Os pacientes em uso de Risperidona podem apresentar como efeitos colaterais e reações adversas: acatisia, agitação, ansiedade, aumento de apetite, cefaleia, disfunção sexual, hipotensão postural, sedação, parkinsonismo, taquicardia e tremores.

Medicamento	Nome Comercial	Indicação	Cuidados de Enfermagem	Efeitos Colaterais
Quetiapina **Apresentação:** comprimido revestido 25 mg, 100 mg e 200 mg	Quetros® Duoquel® Kitapen® Seroquel®	É classificada como antipsicótico, sendo indicada no tratamento de esquizofrenia, transtornos esquizoafetivos, delírios, alucinações, hostilidade, agressividade, afeto diminuído, isolamento social, pobreza de linguagem, agitação e mania bipolar. Sua administração é por via oral (comprimidos).	• Atentar para a forma de apresentação, a dosagem e a via de administração prescritas pelo médico. • Atentar para interação medicamentosa com álcool, pois esses medicamentos aumentam a sedação. • Atentar para interação medicamentosa com anti-hipertensivos; eles potencializam o efeito da Quetiapina. • Atentar para interação medicamentosa com Haloperidol e Risperidona, pois perdem o efeito se usados com a Quetiapina. • Atentar para a interação medicamentosa com barbitúricos e Carbomazepina, pois há redução do nível sérico da Quetiapina. • Atentar para interação medicamentosa com Dopamina, pois ela antagoniza os efeitos da Quetiapina. • Atentar para a interação medicamentosa com o Cetoconazol, pois este aumenta os níveis séricos da Quetiapina. • Atentar para sinais e sintomas dos efeitos colaterais.	Os pacientes em uso de Quetiapina podem apresentar como efeitos colaterais e reações adversas: aumento de peso, boca seca, constipação, hipotensão, sonolência e tontura.

Medicamento	Nome Comercial	Indicação	Cuidados de Enfermagem	Efeitos colaterais
Ziprazidona **Apresentação:** Cápsulas duras 40 mg e 80 mg	Geodon®	É classificada como antipsicótico, sendo indicada no tratamento de esquizofrenia, transtornos esquizoafetivos, agitação psicótica, mania bipolar e nas recidivas. Sua administração é por via oral.	• Atentar para a forma de apresentação, a dosagem e a via de administração prescritas pelo médico. • Atentar para sinais e sintomas dos efeitos colaterais.	O paciente em uso de Ziprazidona pode apresentar como efeitos colaterais e reações adversas: síndrome extrapiramidal, tontura, náuseas, cefaleia, coriza e hipotensão postural.

Medicamento	Nome Comercial	Indicação	Cuidados de Enfermagem	Efeitos colaterais
Clozapina **Apresentação:** Comprimidos 25 mg e 100 mg	Leponex®	É classificada como antipsicótico, sendo indicada nos tratamentos em que não há resposta com antipsicóticos tradicionais, em virtude de os pacientes não tolerarem os efeitos colaterais. Sua administração é por via oral.	• Atentar para a forma de apresentação, a dosagem e a via de administração prescritas pelo médico. • Atentar para interação medicamentosa com Carbazepina, pois esta provoca diminuição dos níveis séricos de Clozapina, aumentando o risco de agranulocitose. • O paciente deve ser submetido a controle de hemograma mensalmente. • Atentar para sinais e sintomas dos efeitos colaterais.	Os pacientes em uso de Clozapina podem apresentar como efeitos colaterais e reações adversas: agranulocitose, convulsões, sedação, sialorreia, aumento de peso corpóreo, hipotensão ortostática, náusea, enurese, obstipação, taquicardia e visão turva.

Medicamento	Nome Comercial	Indicação	Cuidados de Enfermagem	Efeitos Colaterais
Carbonato de Lítio **Apresentação:** Comprimido revestido 300 mg	Carbolitio® Carbolim®	É classificado como estabilizador de humor, sendo indicado no controle de episódios de mania. Sua administração é por via oral.	• Atentar para a forma de apresentação, a dosagem e a via de administração prescritas pelo médico. • Atentar para interação medicamentosa com Aminofilina, cafeína e Bicarbonato de Sódio, pois tais substâncias diminuem a excreção urinária. • Atentar para interação medicamentosa com diuréticos, pois pode haver toxicidade, devido à capacidade do Carbonato de Lítio de retardar a excreção renal, aumentando seu nível sérico. • Atentar para interação medicamentosa com Haloperidol, pois há risco de neurotoxicidade e lesão cerebral irreversível. • Atentar para a interação medicamentosa com Metildopa e Tetraciclina, pois há risco de toxicidade, devido à diminuição da excreção renal do Carbonato de Lítio. • Atentar para interação medicamentosa com Noraepinefrina, pois pode provocar queda de pressão arterial. • Atentar para a interação medicamentosa com relaxantes musculares, pois eles podem potencializar ou prolongar o efeito do medicamento. • Atentar para dietas pobres em Cloreto de Sódio, pois o uso do Lítio diminui a capacidade de reabsorção de Sódio pelos túbulos renais. • Atentar para sinais e sintomas dos efeitos colaterais.	Os pacientes em uso de Carbonato de Lítio podem apresentar como efeitos colaterais e reações adversas: náuseas, boca seca, diarreia, dor abdominal, estomatite, tremor fino nas mãos, poliúria, aumento da sede, fala pastosa, confusão, tontura, vertigem, cefaleia, ataxia, perda de memória, alopecia, pruridos, incontinência urinária e edema. A toxicidade do lítio pode aparecer com níveis séricos muito próximos ao nível terapêutico.

Medicamento	Nome Comercial	Indicação	Cuidados de Enfermagem	Efeitos Colaterais
Carbamazepina **Apresentação:** Suspensão oral 2% Comprimido 200 mg	Tegretol®	É classificado como anticonvulsivante e estabilizador de humor. É indicado como alternativa ao tratamento com Lítio.	• Atentar para a forma de apresentação, a dosagem e a via de administração prescritas pelo médico. • Orientar o paciente a não deixar o leito sem auxílio da Enfermagem, devido ao risco de tontura. • Orientar familiares sobre a possibilidade de distúrbio de humor. • Orientar sobre o risco de dirigir e operar máquinas, devido à sonolência. • Atentar para sinais e sintomas dos efeitos colaterais.	Em pacientes que apresentam letargia, debilidade, náuseas, vômitos, confusão ou hostilidade, anomalias neurológicas ou estupor, deve-se suspeitar de hiponatremia. São de incidência mais frequente: visão turva, cefaleia contínua, aumento da frequência de crises convulsivas, sonolência e debilidade. Raramente: bradicardia, dificuldade de respiração, disartria, rigidez, tremor, alucinações visuais, fezes pálidas, hemorragias ou hematomas, febre, adenopatias, linfadenopatias e parestesias. Sinais de superdosagem: enjoos agudos, sonolência grave, taquicardia, depressão respiratória, crises convulsivas, tremores ou contrações. Erupção cutânea ou prurido.

Medicamento	Nome Comercial	Indicação	Cuidados de Enfermagem	Efeitos Colaterais
Ácido Valproico **Apresentação:** Xarope 250 mg/ 5 ml Comprimidos revestidos 300 mg e 500 mg	Depakene® Depakine® Depakote® Divalproex® Epilim® Valparin® Epilenil®	É classificado como anticonvulsivante e estabilizador de humor. É indicado no controle de episódios de mania.	• Atentar para a forma de apresentação, a dosagem e a via de administração prescritas pelo médico. • Orientar o paciente a não deixar o leito sem auxílio da Enfermagem, devido ao risco de perturbação dos movimentos. • Orientar familiares sobre a possibilidade de perturbação de conduta. • Orientar sobre o risco de dirigir e operar máquinas, devido à sonolência. • Atentar para sinais e sintomas dos efeitos colaterais.	Os pacientes em uso de Ácido Valproico podem apresentar como efeitos colaterais: agressividade, alteração menstrual, alteração de peso corporal, hiperglicemia, constipação ou diarreia, depressão, dislalia, cefaleia, dor abdominal, erupção na pele, náusea, êmese, sonolência, perturbação de conduta e perturbação dos movimentos.

Medicamento	Nome comercial	Indicação	Cuidados de enfermagem	Efeitos Colaterais
Tranilcipromina **Apresentação:** Comprimidos 10 mg	Tranilcipromina	É classificada como antidepressivo, sendo indicada nos casos de depressão maior (quando não há resposta a outros medicamentos), depressão atípica, transtorno de pânico, agorafobia e fobia social. Sua administração é por via oral.	• Atentar para a forma de apresentação, a dosagem e a via de administração prescritas pelo médico. • Atentar para interação com nutrientes que contenham aminas vasoativas (queijo, fígado, embutidos, enlatados, peixes, molho de soja, cerveja, vinho, chocolate, café, vodka, berinjela, espinafre, tomate etc.), pois pode haver agitação e encurtamento do sono. • Atentar para interação medicamentosa com descongestionantes nasais, anfetaminas, Efedrina, Fenilpropanolamina, Fenilefrina, Metaraminol, Metifenidato, anestésicos com vasoconstritores, Levodopa e antidepressivos, devido ao fato de poderem causar crise depressiva. • Orientar o paciente para risco de queda decorrente de tontura, vertigem e hipotensão. • Atentar para sinais de intoxicação (cefaleia, tonturas, dor precordial, confusão, agitação, convulsões, hipertermia, hipotensão ou hipertensão, euforia, dores musculares e parestesias). • Atentar para sinais e sintomas dos efeitos colaterais.	Os pacientes em uso de tranilcipromina podem apresentar como efeitos colaterais e reações adversas: hipotensão ortostática, fadiga, agitação, aumento do apetite, bradicardia, cólica abdominal, diminuição de libido, fraqueza, aumento de peso, sedação, tontura, vertigem, encurtamento dos períodos de sono e alteração dos níveis séricos de glicose.

ENCARTE ESPECIAL I

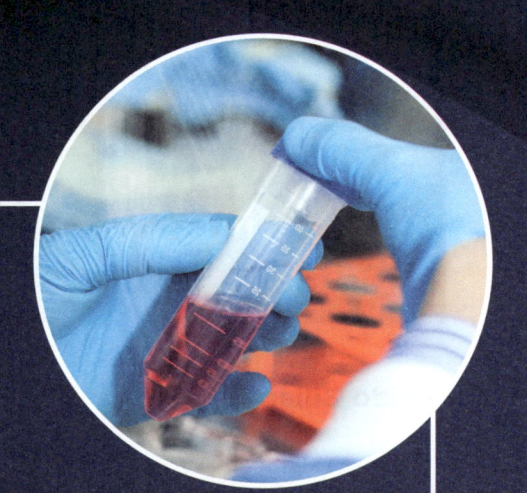

Medicamentos por categoria terapêutica

ENCARTE ESPECIAL I — MEDICAMENTOS POR CATEGORIA TERAPÊUTICA

Medicamentos que atuam no trato alimentar e metabolismo

Ácido Biliar

- Ácido Ursodesoxicólico (Ursacol Oral)

Adsorvente intestinal

- Carvão Ativado (Carvão Ativado Oral)

Aminoácidos e Associações

- Glutamina (Resource Glutamina Oral)
- Hidroxicobalamina (Vitamina B12) + L-Fosfotreonina + Glutamina + Triptofano + L-Fosfoserina + Arginina (Forten Oral)
- L-alanil-L-glutamina (Dipeptiven Inj)
- Ornitina (Hepa-merz Oral/Inj)

Antidiarreico

- Fruto-Oligossacarídeo + Microrganismos probióticos (Lactofos Oral)
- *Lactobacillus paracasei* + *Lactobacillus rhamnosus* + *Lactobacillus acidophillus* + *Bifdobacterium lactis* (Lacto Pró Oral)
- Loperamida (Imosec Oral)
- Racecadotril (Tiorfan Oral)
- *Saccharomyces boulardii* (Floratil Oral)

Carboidrato

- Glicose (Glicose 25%, Glicose 50%, Glicose 75% Inj)

Emulsão Lipídica

- Óleo de Soja + Triglicérides de Cadeia Média (Lipofundin Inj)

Suplemento Mineral

- Bicarbonato de Sódio (Bicarbonato de Sódio Oral)
- Cálcio, Carbonato (Calsan/Oscal Oral, Calcium Sandoz F Oral)
- Cálcio, Carbonato + Vitamina D (Calcium D)
- Citrato de Potássio (Litocit Oral)
- Cloreto de Potássio (Slow K Oral, Clotássio Oral)
- Cobre (Sulfato Cúprico) + Cromo (Cloreto Crômico) + Manganês (Sulfato de Manganês) + Zinco (Sulfato de Zinco) (AD-Element Inj)
- Ferro (Sulfato Ferroso Oral, Noripurum Oral/Inj)
- Magnésio, Pidolato (Pidomag Oral)
- Óxido de Magnésio (Óxido de Magnésio Oral)

Vitaminas e Associações

- Beneroc Oral (Consultar Tabela Vitaminas e Associações)
- Centrum Oral (Consultar Tabela Vitaminas e Associações)

- Cerne 12 Inj (Consultar Tabela Vitaminas e Associações)
- Citoneurin Oral/Inj (Consultar Tabela Vitaminas e Associações)
- Clusivol Oral (Consultar Tabela Vitaminas e Associações)
- Combiron Oral (Consultar Tabela Vitaminas e Associações)
- Complexo B Inj (Consultar Tabela Vitaminas e Associações)
- Frutovitam Inj (Consultar Tabela Vitaminas e Associações)
- Hidroxicobalamina (Vitamina B12) + L-Fosfotreonina + Glutamina + Triptofano + L-Fosfoserina + Arginina (Forten Oral)
- Protovit Oral (Consultar Tabela Vitaminas e Associações)
- Stresstabs com Zinco Oral (Consultar Tabela Vitaminas e Associações)
- Vitamina A (Retinol) + Vitamina D (Colecalciferol) (Ad-til Oral)
- Vitamina B1 (Tiamina) (Benerva Oral, Vitamina B1 Inj)
- Vitamina B6 (Piridoxina) (Vitamina B6 Oral)
- Vitamina B12 (Cobalamina Cronoativa) (Cronobê Inj)
- Vitamina C (Ácido Ascórbico) (Cewin/Redoxon Oral, Vitamina C Inj)
- Vitamina D (Calcitriol) (Rocaltrol Oral, Calcijex Inj)
- Vitamina D (Colecalciferol) (Addera D3 Oral)
- Vitamina E (Tocoferol) (Ephynal/Vita e Oral)
- Vitamina K (Fitomenadiona) (Kanakion MM Inj, Kavit)

Repositor Eletrolítico

- Cloreto de Sódio + Cloreto de Potássio + Cloreto de Cálcio + Lactato de Sódio + Cloreto de Magnésio + Glicose (Pedialyte Oral)
- Cloreto de Sódio + Cloreto de Potássio + Gluconato de Cálcio + Acetato de Sódio + Cloreto de Magnésio (Plasma-Lyte Inj) Antagonista de Receptor H2
- Cimetidina (Cimetidina Inj)
- Ranitidina (Antak Oral, Ranitidina Inj, Zylium Oral)

Antiácido

- Bicarbonato de Sódio + Carbonato de Sódio + Ácido Cítrico (Sal de Fruta Eno Oral)
- Hidróxido de Alumínio (Hidróxido de Alumínio Oral)
- Hidróxido de Magnésio (Leite de Magnésia Philips Oral)

Antiácido e Antifsético

- Hidróxido de Alumínio + Hidróxido de Magnésio + Simeticona (Maalox Plus/Mylanta Plus Oral) Anticolinérgico e Antiespasmódico
- Escopolamina (Buscopan Simples Oral/Inj)
- Escopolamina + Dipirona Sódica (Buscopan Composto Oral/Inj)

- Papaver Somniferum Canforado (Elixir Paregórico Oral)
- Propantelina (Propantelina Transdérmica) Antiemético
- Aprepitanto (Emend Oral)
- Dimenidrinato (Dramin Oral)
- Dimenidrinato + Vitamina B6 (Piridoxina) + Glicose + Frutose (Dramin B6 Oral/Inj, Dramin B6 DL Inj)
- Fosaprepitanto (Emend Inj)
- Granisetrona (Kytril Inj)
- Ondansetrona (Zofran Oral/Inj)
- Palonosetrona (Onicit Inj, Onicit NVPO Inj) Antifsético
- Simeticona (Simeticona Oral, Luftal Oral, Luftal Max Oral)

Anti-inflamatório Intestinal

- Mesalasina (Mesacol/Pentasa Oral, Asalit Enema)

Enema Laxativo

- Fosfato de Sódio Monobásico + Fosfato de Sódio Dibásico (Travad Enema)
- Glicerina (Solução de Enema de Glicerina 12%)

Enzima

- Pancreatina (Lipase + Amilase + Protease) (Creon Oral)

Inibidor de Bomba de Prótons

- Esomeprazol (Nexium Oral/Inj)
- Omeprazol (Omeprazol Oral/Inj, Losec Mups Oral)
- Pantoprazol (Pantozol Oral/Inj)

Laxativo

- Bisacodil (Dulcolax Oral)
- Cassia Angustifolia + Associação (Tamarine Oral)
- Docusato Sódico + Bisacodil (Humectol D Oral)
- Glicerina (Supositório de Glicerina, Glicerina estéril)
- Hidróxido de Magnésio (Leite de Magnésia Philips Oral)
- Lactulose (Lactulona Oral)
- Macrogol + Bicarbonato de Sódio + Cloreto de Potássio + Cloreto de Sódio (Muvinlax Oral)
- Magnésio, Sulfato (Salamargo Oral)
- Óleo Mineral (Nujol Oral)
- Picossulfato Sódico (Guttalax Oral)
- Plantago Semente + Plantago Casca e Semente + Sene Fruto (Agiolax Oral)
- Pysillium, Muciloide Hidróflo (Metamucil Oral)
- Senna Alexandrina + Cassia Fstula (Naturetti Oral)
- Sorbitol 70% + Lauril Sulfato de Sódio (Minilax Supositório)

Outros Medicamentos para Tratamento de Úlcera

- Sucralfato (Sucrafilm Oral)

Procinético

- Alizaprida (Superan Inj)
- Bromoprida (Digesan Oral/Inj)
- Domperidona (Motilium Oral)
- Metoclopramida (Plasil Inj/Oral)

Anestésico Local e Antisséptico de Uso Oral

- Cetilpiridínio + Benzocaína (Cepacaína Oral)
- Dequalínio + Benzocaína (Dequadin Oral)
- Hexamedina + Tetracaína (Hexomedine)

Antisséptico Oral

- Benzidamina (Flogoral Colutório)
- Cetilpiridínio (Cepacol)
- Clorexidina + Cetilpiridínio (Noplak Max)

Corticoide Oral

- Triancinolona Acetonida (Mud Oral Top, Omcilon A Orobase)

Lubrifcante Oral

- Lisozima + Lactoferrina + Glicose Oxidase + Lactoperoxidase (Oral Balance Gel Top)
- Xilitol (Kin Hidrat Top)

Protetor Labial

- Manteiga de Cacau
- Manteiga de Karité + Cera de Abelha (Cera-lip Top)

Hipoglicemiante

- Liraglutida (Victoza Inj)
- Glibenclamida (Daonil Oral)
- Glicazida MR (Diamicron MR Oral)
- Glimepirida (Amaryl Oral)
- Metformina (Glifage Oral, Glifage XR Oral)
- Pioglitazona (Actos Oral)
- Sitagliptina (Januvia Oral)
- Vildagliptina (Galvus Oral)

Hormônio Anti-hipoglicemiante

- Glucagon (Glucagen Hypokit Inj)

Insulina de Ação Lenta

- Insulina Detemir (Levemir Flexpen Inj)
- Insulina Glargina (Lantus Inj)
- Insulina Isófana Humana (NPH) (Novolin N Inj)

Insulina de Ação Rápida

- Insulina Asparte (Novorapid Flexpen Inj)
- Insulina Regular Humana (Humulin Regular Inj)
- Insulina Lispro (Humalog Inj)

> ENCARTE ESPECIAL I MEDICAMENTOS POR CATEGORIA TERAPÊUTICA

Medicamentos que atuam no sangue e órgãos formadores

Antianêmico

- Ácido Fólico (Endofolin Oral/ Ácido Fólico Inj)
- Citoneurin Oral/Inj (Consultar Tabela Vitaminas e Associações)
- Combiron Oral (Consultar Tabela Vitaminas e Associações)
- Eritropoetina (Eprex/ Recormon Inj)
- Ferro (Sulfato Ferroso Oral, Noripurum Oral/Inj)
- Ferro (Polimaltose) + Ácido Fólico (Noripurum Fólico Oral)
- Vitamina B12 (Cobalamina Cronoativa) (Cronobê Inj)

Anticoagulante, Antagonista de Vitamina K

- Varfarina (Coumadin Oral, Marevan Oral)

Anticoagulante

- Enoxaparina Sódica(Clexane Inj)
- Fondaparinux (Arixtra Inj)
- Heparina (Hepamax/Heptar Inj, Hemofol Inj)
- Rivaroxabana (Xarelto Oral)

Antifbrinolítico

- Ácido Épsilon-Aminocapróico (Ipsilon Inj)
- Ácido Tranexâmico (Transamin Oral/Inj)

Anti-hemorrágico

- Complexo Protrombínico (Beriplex P/N Inj)
- Fator VII (Novoseven Inj)
- Vitamina K (Fitomenadiona) (Kanakion MM Inj, Kavit)

Coloide

- Albumina Humana Inj

Enzima

- Hialuronidase (Hyalozima Inj)

Expansor Plasmático

- Cloreto de Sódio + Cloreto de Potássio + Cloreto de Cálcio (Solução de Ringer n°3)
- Cloreto de Sódio + Cloreto de Potássio + Cloreto de Cálcio + Lactato de Sódio (Solução de Ringer com Lactato)
- Gelatina Fluida Modifcada (Gelafundin Inj)
- Hidroxietilamido (Voluven/Venofundin Inj)

Hemostático (Cola e Adesivo Cirúrgico)

- Cianoacrilato (Adesivo Líquido Dermabond)
- Embucrilato (Histoacryl)
- Fibrina (Tissucol)
- Fibrinogênio + Fator VIII + Aprotinina + Trombina (Beriplast P)
- Fibrinogênio + Trombina (Tachosil)

- Fibrinogênio + Trombina + Cloreto de Cálcio (Evicel)
- Gelatina + Trombina (Floseal)
- Hialuronato de Sódio + Condroitina Sódica (Duovisc)

Inibidor da Agregação Plaquetária

- Abciximabe (Reopro Inj)
- Ácido Acetilsalicílico (AAS Oral)
- Ácido Acetilsalicíclico Tamponado (Aspirina Prevent Oral)
- Clopidogrel (Iscover/Plavix Oral)
- Dipiridamol (Persantin Oral/Inj)
- Ticagrelor (Brilinta Oral)
- Tirofbana (Agrastat Inj)

Trombolítico

- Alteplase (Actilyse Inj)
- Estreptoquinase (Streptase Inj)

Medicamentos que atuam no sistema cardiovascular

Adrenérgico

- Efedrina (Efedrin Inj)
- Epinefrina (Efrinalin Inj)
- Fenilefrina (Fenilefrin Inj)
- Isoprenalina (Isoprenalina Inj)
- Metaraminol (Aramin Inj)
- Noradrenalina (Norepine Inj)

Agonista Alfa-adrenérgico

- Clonidina (Atensina Oral, Clonidin Inj)

Antiarrítmico

- Adenosina (Adenocard Inj)
- Amiodarona (Atlansil Oral/Inj, Ancoron Oral)
- Propafenona (Ritmonorm Oral)

Anticolinérgico

- Atropina (Atropion Inj)14

Diurético Osmótico

- Manitol (Manitol Inj)

Dopaminérgico

- Dobutamina (Dobutrex Inj)
- Dopamina (Dopamina Inj)

Estimulante Cardíaco

- Levosimendana (Simdax Inj)
- Milrinona (Primacor Inj)

Glicosídeo Cardiotônico

- Deslanosídeo (Deslanol Inj)
- Digoxina (Digoxina Oral)

ENCARTE ESPECIAL I — MEDICAMENTOS POR CATEGORIA TERAPÊUTICA

Vasodilatador

- Hidralazina (Apresolina Oral)
- Isossorbida, Dinitrato (Isordil SL, Dinitrato de Isossorbida Oral)
- Isossorbida, Mononitrato (Monocordil Oral/Inj)
- Nitroglicerina (Tridil Inj, Nitroderm Transdérmico)
- Nitroprussiato (Nitroprus Inj)
- Papaverina (Papaverina Inj)
- Propatilnitrato (Sustrate Oral)
- Sildenafla (Viagra Oral)

Vasodilatador Periférico

- Pentoxiflina (Trental Oral/Inj)

Antagonista de Receptor de Angiotensina II

- Losartana (Cozaar Oral)
- Valsartana (Diovan Oral)

Antagonista de Receptor de Angiotensina II e Diurético

- Hidroclorotiazida + Losartana (Hyzaar Oral)

Antilipêmico

- Atorvastatina (Citalor/Lipitor Oral)
- Ciprofbrato (Oroxadin Oral)
- Ezetimiba (Ezetrol Oral)
- Pravastatina (Pravastatina Oral)
- Rosuvastatina (Crestor Oral)
- Sinvastatina (Zocor/Sinvascor Oral)

Beta-Bloqueador

- Atenolol (Atenol Oral)
- Carvedilol (Divelol Oral)
- Esmolol (Brevibloc Inj)
- Metoprolol, Succinato (Selozok Oral)
- Metoprolol, Tartarato (Seloken Oral/Inj)
- Propranolol (Inderal Oral)
- Sotalol (Sotacor Oral)

Beta-Bloqueador e Diurético

- Atenolol + Clortalidona (Tenoretic Oral)

Bloqueador de Canal de Cálcio

- Anlodipino (Roxflan Oral)
- Diltiazem (Cardizem Oral, Balcor Inj)
- Nifedipina (Adalat Oral, Adalat Oros Oral, Adalat Retard Oral)
- Nimodipino (Oxigen Oral)
- Verapamil (Dilacoron Oral)

Diurético

- Acetazolamida (Diamox Oral)
- Clortalidona (Higroton Oral)
- Espironolactona (Aldactone Oral)
- Furosemida (Lasix Oral/Inj)

> **ENCARTE ESPECIAL I** MEDICAMENTOS POR CATEGORIA TERAPÊUTICA

- Hidroclorotiazida (Clorana Oral)
- Hidroclorotiazida + Amilorida (Moduretic Oral)

Inibidor Alfa-adrenérgico

- Prazosina (Minipress SR Oral)

Inibidor da ECA

- Captopril (Captopril Oral)
- Enalapril (Renitec Oral)
- Lisinopril (Zestril Oral)

Prostaglandina

- Alprostadil (Carveject Inj)

Sequestrante de Ácido Biliar

- Colestiramina Anidra (Questran Oral)

Vasoprotetor, Antivaricoso

- Cumarina + Troxerrutina (Venalot Oral)
- Etanolamina + Álcool Benzílico (Ethamolin Inj)

Medicamentos dermatológicos

Anestésico Tópico

- Benzoxiquina + Mentol + Benzetônio + Benzocaína (Andolba Top)
- Lidocaína (Xylestesin Top, Lidocaína Viscosa Top)
- Lidocaína + Prilocaína (Emla Top)

Antiflogístico

- Camomila, extrato flor (Kamillosan Top)

Antifúngico Tópico

- Cetoconazol (Cetoconazol Top)
- Ciclopirox Olamina (Loprox Top)
- Isoconazol (Icaden Top)
- Miconazol (Miconazol Top, Miconazol Vaginal)
- Nistatina (Micostatin Top)
- Nistatina + Óxido de Zinco (Dermodex Top)

Anti-inflamatório Tópico

- Escina + Salicilato de Dietilamônio (Reparil Top)
- Diclofenaco dietilamônio (Cataflam Emulgel Top)
- Polissulfato de Mucopolissacarídeo (Hirudoid Top)

Anti-hemorroidário

- Cinchocaína + Policresuleno (Proctyl Top)
- Lidocaína + Hidrocortisona + Alumínio + Óxido de Zinco (Xyloproct Top)
- Tribenósido + Lidocaína (Procto-Glyvenol Retal)

Antimicrobiano Tópico

- Ácido Fusídico (Verutex Top)
- Gentamicina (Garamicina Top)
- Mupirocina (Bactroban Top)
- Neomicina + Bacitracina (Nebacetin Top)
- Nitrofural (Furacin Top)
- Rifamicina (Rifocina Top)
- Sulfadiazina de Prata (Dermazine Top)

Antimicrobiano Tópico e Cicatrizante

- Clostebol + Neomicina (Trofodermin Top)

Antimicrobiano Tópico e Corticoide Tópico de Alta Potência

- Betametasona + Gentamicina (Diprogenta Top)
- Betametasona + Gentamicina + Tolnaftato + Clioquinol (Quadriderm Top)

Antimicrobiano Tópico e Desbridante

- Colagenase + Cloranfenicol (Iruxol Top)
- Fibrinolisina + Cloranfenicol + Desoxirribonuclease (Fibrase Top)

Antipruriginoso

- Talco Mentolado (Talco Mentolado Top)

Antisséptico

- Ácido Acético (Ácido Acético Top)
- Clorexidina (Clorexidina Top)
- Permanganato de Potássio (Permanganato de Potássio Top)
- Peróxido de Hidrogênio (Água Oxigenada Top)

Antiviral Tópico

- Aciclovir (Zovirax Top)

Cicatrizante

- Albumina (Albumina Top)

Corticoide Tópico de Alta Potência

- Betametasona (Betnovate Top)
- Clobetasol (Psorex Top)
- Fludroxicortida (Drenison Top)
- Mometasona, furoato de mometasona (Elocom Top)

Corticoide de Potência Intermediária e Antimicrobiano

- Triancinolona + Neomicina + Gramicidina + Nistatina (Omcilon-A M Top)

Corticoide Tópico de Baixa Potência

- Hidrocortisona (Berlison Top)
- Metilprednisolona, Aceponato (Advantan Top)

Hemostático

- Ácido Tricloroacético
- Cloreto Férrico (Hemogin Top)

Hidratante

- Aloe Vera + Calêndula (Aloe Vera + Calêndula Top)
- Manteiga de Karité + Óleo de Oliva + Glicerina (Fisiogel Top)
- Óleo de Amêndoa (Óleo de Amêndoa Top)
- Óxido de Zinco + Vitamina A + Vitamina D (Hipoglós)
- Óxido de Zinco + Glicerina + Talco (Pasta d'água Top)

Lubrificante

- Gel Lubrifcante (K-Y Gel Lubrifcante Top)
- Vaselina Estéril

Medicamentos que atuam no sistema geniturinário e hormônios sexuais

Analgésico Urinário

- Fenazopiridina (Pyridium Oral)

Antiespasmódico Urinário

- Oxibutinina (Retemic Oral)

Antifúngico Vaginal

- Miconazol (Miconazol Vaginal)
- Nistatina (Micostatin Vaginal)

Anti-inflamatório

- Benzidamina (Flogo Rosa Top)

Antimicrobiano e Cicatrizante

- Clostebol, Acetato + Neomicina, Sulfato (Trofodermin Vaginal)

Bloqueador Alfa-adrenérgico (Hiperplasia Prostática)

- Tansulosina (Secotex ADV Oral)

Esteroide Anabolizante

- Nandrolona (Deca-Durabolin Inj)

Ocitócito

- Metilergometrina (Methergin Oral/Inj)
- Misoprostol (Prostokos Vag)
- Ocitocina (Syntocinon Inj)

Progestágeno

- Levonorgestrel (Mirena DIU)
- Megestrol (Megestat Oral)

Solução para Irrigação

- Manitol

Solução para Irrigação (Hemostático)

- Alúmen de Potássio

Hormônios sistêmicos (exceto hormônios sexuais e insulinas)

Análogo de Somatostatina

- Octreotida (Sandostatin Inj, Sandostatin LAR Inj)
- Somatostatina Cíclica (Stilamin Inj)

Antiparatireoidiano

- Calcitonina (Miacalcic Inj)
- Paricalcitol (Zemplar Inj)

Antitireoidiano

- Tiamazol (Tapazol Oral)

Corticoide

- Betametasona, Acetato + Betametasona, Fosfato Dissódico (Celestone Soluspan Inj)
- Betametasona, Dipropionato + Betametasona, Fosfato Dissódico (Diprospan Inj)
- Budesonida (Entocort Oral)
- Deflazacorte (Calcort Oral)
- Dexametasona (Decadron Oral/Inj)
- Dexametasona + Vitamina B1 (Tiamina) + Vitamina B6 (Piridoxina) + Vitamina B12 (Cianocobalamina) + Procaína (Dexacitoneurin Inj)
- Hidrocortisona (Solu Cortef/Cortisonal Inj)
- Metilprednisolona, Acetato (Depo-medrol Inj)
- Metilprednisolona, Succinato Sódico (Solu-medrol Inj)
- Prednisolona (Predsim Oral)
- Prednisona (Meticorten Oral)
- Triancinolona, Hexacetonido (Triancil Inj)

Hormônio Adeno-Hipofsário

- Alfatirotropina (Thyrogen Inj)

Hormônio Tireoidiano

- Levotiroxina (Synthroid/Puran T4 Oral)

Mineralocorticoide

- Fludrocortisona (Florinefe Oral)

Vasopressina e Análogos

- Desmopressina (DDAVP Nasal/Inj)
- Terlipressina (Glypressin Inj)
- Vasopressina (Encrise Inj)

ENCARTE ESPECIAL I MEDICAMENTOS POR CATEGORIA TERAPÊUTICA

Antimicrobianos de uso sistêmico e vacinas

Aminoglicosídeo

- Amicacina (Amicilon/Amicacina Inj)
- Gentamicina (Garamicina Inj)
- Tobramicina (Tobramina Inj)

Anfenicol

- Cloranfenicol (Arifenicol Inj)

Antibiótico (Ação Gastrintestinal)

- Neomicina (Neomicina Oral)
- Vancomicina (Vancomicina Oral)

Antifúngico

- Anfotericina B (Anforicin Inj)
- Anfotericina B Lipossomal (Ambisome Inj)
- Caspofungina (Cancidas Inj)
- Fluconazol (Zoltec Oral)
- Itraconazol (Sporanox Oral)
- Micafungina (Mycamine Inj)
- Nistatina (Micostatin Oral)
- Voriconazol (Vfend Oral/Inj)18

Carbapenema

- Ertapenem (Invanz Inj)
- Imipenem + Cilastatina (Tienam Inj)
- Meropenem (Meronem Inj)

Cefalosporina de Primeira Geração

- Cefadroxil (Cefamox Oral)
- Cefalexina (Keflex Oral)
- Cefalotina (Keflin Inj)
- Cefazolina (Kefazol Inj)

Cefalosporina de Segunda Geração

- Cefaclor (Ceclor Oral)
- Cefoxitina (Kefox Inj)
- Cefuroxima (Zinnat Oral, Zinacef Inj)

Cefalosporina de Terceira Geração

- Cefotaxima (Claforan Inj)
- Ceftazidima (Fortaz Inj)
- Ceftriaxona (Rocefn Inj)

Cefalosporina de Quarta Geração

- Cefepima (Maxcef Inj)

Derivado de Nitrofurano

- Nitrofurantoína (Macrodantina Oral)

Derivado Imidazólico

- Metronidazol (Flagyl Oral/Inj)

Glicopeptídeo

- Teicoplanina (Targocid Inj)
- Vancomicina (Vancocina Inj)

Lincosamida

- Clindamicina (Dalacin/ Clindamicina Inj)

Macrolídeo

- Azitromicina (Zitromax Oral/Inj)
- Claritromicina (Claritromicina Oral, Klaricid Inj)
- Eritromicina, Estolato (Eritrex Oral)
- Eritromicina, Lactobionato (Tromaxil Inj)

Outros Antimicrobianos

- Daptomicina (Cubicin Inj)
- Linezolida (Zyvox Oral/Inj)

Penicilina

- Amoxicilina (Amoxil Oral)
- Ampicilina (Binotal Oral, Amplacilina Inj)
- Benzilpenicilina (Benzetacil Inj)
- Oxacilina (Oxacilina Inj)
- Penicilina G Potássica (Aricilina Inj)

Penicilina e Inibidor de Betalactamase

- Amoxicilina + Clavulanato de Potássio (Clavulin BD Oral, Clavulin Inj, Novamox 2x Oral)
- Ampicilina + Sulbactam (Unasyn Oral/Inj)
- Piperacilina + Tazobactam (Tazocin Inj)

Polimixinas

- Colistina (Colis-tek Inj, Promixin Inj)
- Polimixina B (Polimixina B Inj)

Quinolona

- Ciprofloxacino (Cipro Oral/Inj)
- Levofloxacino (Levaquin Oral, Levofloxacino Inj)
- Moxifloxacino (Avalox Oral/Inj)
- Norfloxacino (Floxacin Oral)

Sulfonamida

- Sulfametoxazol + Trimetoprima (Bactrim Oral/Inj, Bactrim F Oral, Infectrin Oral)

Tetraciclina

- Doxiciclina (Vibramicina Oral)
- Tigeciclina (Tygacil Inj)

Antiviral

- Aciclovir (Zovirax Oral/Inj, Aciclovir Oral)
- Ganciclovir (Cymevene Inj)
- Lamivudina (Epivir Oral)
- Lamivudina + Zidovudina (Biovir Oral)
- Lopinavir + Ritonavir (Kaletra Oral)
- Oseltamivir (Tamiflu Oral)

- Ribavirina (Virazole Oral)
- Valaciclovir (Valtrex Oral)
- Valganciclovir (Valcyte Oral)

Tuberculostático

- Rifampicina (Rifaldin Oral)

Vacina para Prevenção de Infecções Bacterianas

- Vacina Anti-Haemophilus Influenzae Tipo B
- Vacina contra Febre Tifoide
- Vacina Meningocócica ACWY
- Vacina Meningocócica Conjugada Grupo C
- Vacina Pneumocócica Polivalente
- Vacina Pneumocócica Conjugada 13-Valente
- Vacina Toxoide Tetânico

Vacina para Prevenção de Infecções Virais

- Vacina Antirrábica
- Vacina contra HPV Oncogênico Bivalente
- Vacina contra Sarampo, Caxumba e Rubéola
- Vacina contra Sarampo, Caxumba, Rubéola e Varicela
- Vacina contra Febre Amarela
- Vacina contra Gripe
- Vacina contra Hepatite A
- Vacina contra Hepatite B Pediátrica
- Vacina contra Hepatite B Adulto
- Vacina contra Hepatite A e B Adulto e Pediátrica
- Vacina Quadrivalente Recombinante contra Papilomavírus Humano
- Vacina contra Rotavírus Pentavalente
- Vacina contra Varicela

Vacina Tríplice Bacteriana e Combinadas

- Vacina DTPa Adulto e Pediátrica
- Vacina DTPa Pediátrica
- Vacina DTPa/Hib/Salk
- Vacina DTPa/Hib/Salk/HB
- Vacina DTPa/Salk

Antiparasitários

- Albendazol (Zolben/Zentel Oral)
- Ivermectina (Revectina Oral)
- Mebendazol (Pantelmin/Mebendazol Oral)
- Sulfram (Tetmosol Top)
- Tiabendazol (Thiaben Oral)

Antineoplásicos e imunomoduladores

Agente Alquilante

- Bussulfano (Myleran Oral, Busilvex Inj)

- Carboplatina (Fauldcarbo/Platamine CS Inj)
- Carmustina (Becenun Inj)
- Cisplatina (Fauldcispla/Platistine CS Inj)
- Dacarbazina (Dacarb Inj)
- Ifosfamida (Holoxane Inj)20
- Melfalana (Alkeran Oral/Inj)
- Oxaliplatina (Eloxatin Inj)
- Temozolomida (Temodal Oral/Inj)

Alcaloide de Vinca

- Vimblastina (Velban/Faulblastina Inj)
- Vincristina (Oncovin/Fauldvincri/Vincizina Inj)
- Vinorelbina (Neocitec Inj)

Análogo de Gonadotropina

- Gosserrelina (Zoladex Inj, Zoladex LA Inj)

Análogo de Mostarda Nitrogenada

- Ciclofosfamida (Genuxal Oral/Inj)

Antiandrogênio

- Abiraterona (Zytiga Oral)
- Bicalutamida (Casodex Oral)
- Ciproterona (Androcur Oral)

Antibiótico Citotóxico

- Bleomicina (Tecnomicina Inj)
- Mitomicina (Mitocin Inj)

Anticorpo Monoclonal

- Bevacizumabe (Avastin Inj)
- Cetuximabe (Erbitux Inj)
- Panitumumabe (Vectibix Inj)
- Rituximabe (Mabthera Inj)
- Trastuzumabe (Herceptin Inj)

Antiestrogênio

- Fulvestrano (Faslodex Inj)
- Tamoxifeno (Nolvadex Oral)

Antimetabólito

- Hidroxiureia (Hydrea Oral)

Antimetabólito Análogo de Ácido Fólico

- Metotrexato (Metrexato Oral, Miantrex CS/ Fauldmetro Inj)
- Pemetrexede (Alimta Inj)

Antimetabólito Análogo de Pirimidina

- Azacitidina (Vidaza Inj)
- Capecitabina (Xeloda Oral)
- Citarabina (Aracytin Inj)
- Decitabina (Dacogen Inj)
- Fluorouracil (Fauldfluor Inj)
- Gencitabina (Gemzar Inj)

Antimetabólito Análogo de Purina

- Cladribina (Leustatin Inj)
- Fludarabina (Fludara Inj)
- Mercaptopurina Purinethol Oral)
- Tioguanina (Lanvis Oral)

Antraciclina

- Daunorrubicina (Daunoblastina Inj)
- Doxorrubicina (Adriblastina Inj)
- Doxorrubicina Lipossomal (Caelyx Inj)
- Epirrubicina (Farmorubicina Inj)
- Idarrubicina (Zavedos Inj)
- Mitoxantrona (Evomixan Inj)

Inibidor de Aromatase

- Anastrozol (Arimidex Oral)

Inibidor de Proteassoma

- Bortezomibe (Velcade Inj)

Inibidor de Proteína Quinase

- Dasatinibe (Sprycel Oral)
- Erlotinibe (Tarceva Oral)
- Everolimo (Afnitor Oral)
- Imatinibe (Glivec Oral)
- Lapatinibe (Tykerb Oral)
- Pazopanibe (Votrient Oral)
- Sorafenibe (Nexavar Oral)

Inibidor de TNF-alfa

- Infliximabe (Remicade Inj)

Inibidor de Topoisomerase

- Irinotecano (Camptosar Inj)
- Topotecano (Hycantim Inj)

Interleucina

- Interleucina 2 (Proleukin Inj)

Mobilizador de Células Tronco Hematopoiéticas

- Plerixafor (Mozobil Inj)

Podoflotoxina

- Etoposideo (Vepesid Oral, Eunades CS Inj)

Taxano

- Cabazitaxel (Jevtana Inj)
- Docetaxel (Taxotere Inj)
- Paclitaxel (Taxol Inj)

Fator Estimulador de Colônia

- Filgrastim (G - C S F) (Granulokine Inj)
- Pegflgrastim (Neulastim Inj)

Imunoestimulante

- Alfainterferona 2A (Roferon-A Inj)
- Alfainterferona 2B (Alfainterferona 2B Inj)
- Alfapeginterferona 2a (Pegasys Inj)
- Mycobacterium bovis (Imuno BCG)

Imunoglobulina

- Imunoglobulina Humana (Endobulin Kiovig)

Imunoglobulina Específca

- Imunoglobulina Anti-RHo (Rhophylac Inj)
- Imunoglobulina Humana Antitetânica (Tetanogamma Inj)
- Imunoglobulina de Coelhos Antitimócitos Humanos (Thymoglobuline Inj)

Imunosupressor

- Azatioprina (Imuran Oral)
- Basiliximabe (Simulect Inj)
- Ciclosporina (Sandimmun Inj, Sandimmun Neoral Oral)
- Metotrexato (Metrexato Oral)
- Micofenolato Sódico (Myfortic Oral)
- Micofenolato Mofetil (CellCept Oral)
- Sirolimo (Rapamune Oral)
- Tacrolimo (Tarfc Oral)
- Tocilizumabe (Actemra Inj)

Medicamentos que atuam no sistema músculo-esquelético

Antigotoso

- Alopurinol (Zyloric Oral)
- Colchicina (Colchis Oral)

Anti-inflamatório Não Esteroidal

- Ácido Mefenâmico (Ponstan Oral)
- Celecoxibe (Celebra Oral)
- Cetoprofeno (Profenid Oral/Inj, Profenid Entérico Oral)
- Cetorolaco de Trometamina (Toragesic SL/Inj)22
- Diclofenaco Potássico (Cataflam Oral)
- Diclofenaco Sódico (Voltaren Oral/Sup/Inj, Voltaren Retard Oral)
- Etoricoxibe (Arcoxia Oral)
- Ibuprofeno (Alivium Oral)
- Indometacina (Indocid Oral)
- Naproxeno (Naprosyn Oral)
- Parecoxibe (Bextra Inj)
- Piroxicam (Feldene SL)
- Sulfasalazina (Azulfn Oral)
- Tenoxicam (Tilatil Oral, Teflan Inj)

Anti-reumático

- Hilano (Synvisc Inj, Synvisc-One Inj)

| ENCARTE ESPECIAL I | MEDICAMENTOS POR CATEGORIA TERAPÊUTICA

Bifosfonato

- Ácido Zoledrônico (Zometa Inj)
- Pamidronato Dissódico (Melidronato Inj)

Bloqueador Neuromuscular

- Cisatracúrio (Nimbium Inj)
- Rocurônio (Esmeron Inj)
- Suxametônio (Succinil Colin Inj)

Inibidor da Reabsorção de Cálcio

- Denosumabe (Prolia Inj)

Relaxante Muscular

- Baclofeno (Lioresal Oral, Baclofeno Inj)
- Ciclobenzaprina (Miosan Oral)
- Dantroleno (Dantrolen Inj)
- Tiocolchicosido (Coltrax Inj)
- Toxina Botulínica Tipo A (Botox Inj)

Medicamentos que atuam no sistema nervoso

Analgésicos

- Dipirona (Novalgina Oral/Sup/Inj)
- Dipirona + Adifenina + Prometazina (Lisador Oral)
- Dipirona + Cafeína + Isompteno (Neosaldina Oral)
- Dipirona + Cafeína + Orfenadina (Dorflex Oral)
- Paracetamol (Acetaminofeno) (Tylenol Oral)
- Paracetamol + Cafeína (Excedrin Oral)
- Viminol (Dividol Oral)

Analgésicos Opioides

- Codeína + Paracetamol (Tylex Oral)
- Fentanila (Fentanest Inj, Durogesic D-Trans)
- Meperidina (Petidina) (Dolantina Inj)
- Metadona (Mytedom Oral/Inj)
- Morfna (Dolo moff Inj, Dimorf Oral/Inj, Dimorf LC Oral)
- Nalbufna (Nubain Inj)
- Oxicodona (Oxycontin Oral)
- Tramadol (Tramal Oral/Inj, Tramadol Inj)
- Tramadol + Paracetamol (Ultracet Oral)

Análogo do Ácido Gama-aminobutírico (GABA)

- Pregabalina (Lyrica Oral)

Anestésico Geral

- Cetamina (Ketamin S Inj)
- Etomidato (Hypnomidate Inj)
- Propofol (Fresofol/Propovan/Diprivan Inj)

Anestésico Geral Barbitúrico

- Tiopental (Thiopentax Inj)

Anestésico Geral Inalatório

- Desflurano (Desforane)
- Halotano (Tanohalo)
- Isoflurano (Forane)
- Sevoflurano (Sevoness)

Anestésico Local

- Bupivacaína (Neocaína Inj)
- Bupivacaína + Epinefrina (Neocaína com epinefrina Inj)
- Bupivacaína + Glicose (Neocaína Pesada Inj)
- Levobupivacaína (Novabupi Inj)
- Levobupivacaína + Epinefrina (Novabupi com Epinefrina Inj)
- Lidocaína (Xylestesin Inj)
- Lidocaína + Epinefrina (Xylestesin com Epinefrina Inj)
- Lidocaína + Glicose (Xylestesin Pesada Inj)
- Lidocaína + Norepinefrina (Xylestesin com Norepinefrina Inj)
- Prilocaína + Felipressina (Citocaína Inj)
- Ropivacaína (Naropin Inj)

Anestésico Opioide

- Alfentanila (Rapifen Inj)
- Fentanila + Droperidol (Nilperidol Inj)
- Fentanila (Fentanest Inj, Durogesic D-Trans)
- Remifentanila (Ultiva Inj)
- Sufentanila (Sufenta Inj)

Ansiolítico, Benzodiazepínico

- Alprazolam (Frontal Oral)
- Bromazepam (Lexotan Oral)
- Clonazepam (Rivotril Oral)
- Cloxazolam (Olcadil Oral)
- Diazepam (Valium Oral, Dienpax/Compaz Inj)
- Lorazepam (Lorax Oral)

Antagonista de Receptor de NMDA

- Memantina (Ebix Oral)

Anticonvulsivante

- Carbamazepina (Tegretol Oral)
- Divalproato de Sódio (Depakote ER Oral, Depakote Sprinkle Oral)
- Fenitoína (Hidantal Oral/Inj)
- Fenobarbital (Gardenal Oral, Fenocris Inj)
- Gabapentina (Neurontin Oral)
- Lamotrigina (Lamictal Oral)
- Oxcarbazepina (Trileptal Oral)
- Topiramato (Topamax/Topamax Sprinkle Oral)
- Valproato de Sódio (Depakene Oral, Depacon Inj)
- Vigabatrina (Sabril Oral)

(ENCARTE ESPECIAL I) MEDICAMENTOS POR CATEGORIA TERAPÊUTICA

Antidepressivo

- Amitriptilina (Amytril Oral)
- Bupropiona (Zyban Oral)
- Citalopram (Cipramil Oral)
- Clobazam (Urbanil Oral)
- Clomipramina (Anafranil Oral)
- Duloxetina (Cymbalta Oral)
- Escitalopram (Lexapro Oral)
- Fluoxetina (Prozac/Daforin Oral)
- Imipramina (Tofranil Oral)
- Maprotilina (Ludiomil Oral)
- Mirtazapina (Remeron Sol Tab SL)
- Nortriptilina (Pamelor Oral)
- Paroxetina (Aropax Oral)
- Sertralina (Zoloft Oral)
- Trazodona (Donaren Oral)
- Venlafaxina (Efexor XR Oral)

Antienxaquecoso

- Dipirona + Cafeína + Isompeteno (Neosaldina Oral)
- Naratriptana (Naramig Oral)
- Paracetamol + Cafeína (Excedrin Oral)
- Sumatriptana (Sumax Oral/Inj)

Antiparkinsoniano

- Amantadina (Mantidan Oral)
- Biperideno (Akineton Oral)
- Bromocriptina (Parlodel Oral)
- Levodopa + Benzerazida (Prolopa Oral)
- Pramipexol (Sifrol Oral)

Neuroléptico

- Clorpromazina (Amplictil Oral/Inj)
- Droperidol (Droperdal Inj)
- Haloperidol (Haldol Oral/Inj)
- Levomepromazina (Neozine Oral)
- Olanzapina (Zyprexa Oral)
- Periciazina (Neuleptil Oral)
- Quetiapina (Seroquel Oral)
- Risperidona (Risperdal Oral)
- Tioridazina (Melleril Oral)

Antivertiginoso

- Betaistina (Labirin Oral)
- Cinarizina (Stugeron Oral)

Controle da Dependência à Nicotina

- Nicotina (Niquitin Transdérmico)

Hipnótico

- Flunitrazepam (Rohypnol Oral)
- Flurazepam (Dalmadorm Oral)
- Hidrato de Cloral (Hidrato de Cloral Oral)
- Midazolam (Dormire Oral, Dormonid Oral/Inj)

- Zolpidem (Stilnox Oral)
- Zopiclona (Imovane Oral)

Hipnótico e Sedativo

- Dexmedetomidina (Precedex Inj)

Inibidor de Acetilcolinesterase

- Donepezila (Eranz Oral)
- Neostigmina (Prostigmine Inj)
- Piridostigmina (Mestinon Oral)
- Rivastigmina (Exelon Patch Transdérmico)

Estimulante do SNC

- Metilfenidato (Ritalina Oral)
- Modafnila (Stavigile Oral)

Medicamentos que atuam no sistema respiratório

Anticolinérgico

- Ipratrópio (Atrovent Inal)
- Ipratrópio + Fenoterol (Duovent N Inal)
- Tiotrópio (Spiriva Respimat Inal)

Anti-histamínico

- Cetirizina (Zyrtec Oral)
- Cetotifeno (Zaditen Oral)
- Dexclorfeniramina (Polaramine Oral)
- Difenidramina (Difenidrin Inj)
- Fexofenadina (Allegra Oral)
- Hidroxizine (Hixizine Oral)
- Loratadina (Claritin Oral)
- Prometazina (Fenergan Oral/Inj)

Antitussígeno

- Dropropizina (Gotas Binelli Oral)

Broncodilatador

- Aminoflina (Aminoflina Oral/Inj)
- Bamiflina (Bamifx Oral)
- Fenoterol (Berotec Inal)
- Formoterol (Foradil Inal)
- Formoterol + Budesonida (Foraseq Inal)
- Montelucaste Sódico (Singulair Oral, Singulair Baby Oral)
- Salbutamol (Aerolin Inal)
- Teoflina (Teolong Oral)
- Terbutalina (Bricanyl Oral, Terbutil Inj)

Corticoide Inalatório e Associações

- Beclometasona, Dipropionato (Clenil A Inal)
- Budesonida (Pulmicort Inal)

- Fluticasona (Flixotide Inal)
- Fluticasona + Salmeterol (Seretide Diskus Inal)

Corticoide Nasal e Associações

- Dexametasona + Neomicina + Fenilefrina (Decadron Nasal)
- Fluticasona (Avamys Nasal)
- Mometasona, Fuorato (Nasonex Nasal)

Descongestionante Nasal

- Cloreto de Sódio (Rinosoro Nasal, Rinosoro)
- Nafazolina + Cloreto de Benzalcônio (Sorine Nasal)
- Oximetazolina (Afrin Nasal Adulto, Afrin Nasal Infantil)

Estabilizador de Mastócitos

- Cromoglicato de Sódio (Rilan Nasal)

Mucolítico e Expectorante

- Ambroxol (Mucosolvan Oral)
- Carbocisteína (Mucofan Oral)
- N-Acetilcisteína (Fluimucil Oral/Inj)
- Potássio, Iodeto + Extrato Fluido Nobelia Inflata + Hyoscynamus Niger (MM Expectorante Oral)

Medicamentos que atuam nos órgãos sensoriais

Anestésico Local Oftalmológico

- Proximetacaína (Anestalcon Colírio)
- Tetracaína + Fenilefrina (Anestésico Colírio)

Antiglaucoma e Miótico

- Carbacol (Ophtcol)
- Latanoprosta (Xalatan Colírio)
- Pilocarpina (Pilocarpina Colírio)
- Timolol (Timoptol Colírio)

Antimicrobiano Oftalmológico

- Ciprofloxacino (Ciloxan Colírio)
- Iodopovidona (Iodo Povidona Colírio)
- Moxifloxacino (Vigamox Colírio)
- Tobramicina (Tobrex Colírio/Pomada oftálmica)

Antimicrobiano, Corticoide e Anestésico Otológico

- Fluocinolona + Polimixina + Lidocaína + Neomicina (Otosynalar Sol Otológica)

Antimicrobiano e Corticoide Oftalmológico

- Dexametasona + Neomicina + Polimixina B + Hipromelose (Maxitrol Colírio)
- Moxifloxacino + Dexametasona (Vigadexa Colírio)

Antisséptico Oftalmológico

- Vitelinato de Prata (Argirol Colírio)

Corante Oftalmológico

- Azul de Trypano (Azul de Trypan Colírio)
- Fluoresceína (Fluoresceína Colírio/ Strips)
- Lugol
- Verde Brilhante Alcoólico

Desintoxicante Após Tratamento Antineoplásico

- Dexrazoxano (Cardioxane Inj)
- Folinato de Cálcio (Leucovorina) (Fauldleuco Inj, Prevax Oral)
- Mesna (Mitexan Inj)
- Rasburicase (Fasturtec Inj)

Diluente

- Água Destilada
- Cloreto de Sódio (Soro Fisiológico)
- Glicose (Soro Glicosado)
- Soro Glicofisiológico

Eletrólitos

- Bicarbonato de Sódio
- Cloreto de Cálcio
- Cloreto de Potássio
- Cloreto de Sódio
- Fosfato de Potássio
- Glicerofosfato de Sódio (Glycophos Inj)
- Gluconato de Cálcio
- Sulfato de Magnésio

Medicamento para tratamento de hipercalemia

- Poliestirenossulfonato de Cálcio (Sorcal)

Medicamento para tratamento de hiperfosfatemia

- Sevelamer (Renagel Oral)

Quelante de Ferro

- Desferroxamina (Desferal Inj)

Radiofármaco

- Hynictoc-EDDA
- Tecnécio Sestambi

Solução Anticoagulante (Lock de Cateter)

- Citrato de Sódio (Citra-Lock)
- Heparina

Solução para Diálise

- Solução de Diálise 0,61% com Magnésio 5 L

- Solução de Citrato de Sódio 4% 3 l
- Solução Anticoagulante ACD JP 500 ml ou 800 ml
- Solução de Diálise Ácida 5 l
- Solução de Diálise Ácida com Glicose e Cálcio 2,5% 5 l
- Solução de Diálise Ácida com Glicose 3,5% 5 l
- Solução p/ CAPD 1,5% 1 l ou 2 l
- Solução p/ CAPD 2,5% 2 l
- Solução p/ CAPD 4,25% 2 l
- Solução p/ DPI/DPA 1,5% 2,5 l ou 6 l
- Solução p/ DPI/DPA 2,5% 6 l
- Solução p/ DPI/DPA 4,25% 2,5 l ou 6 l

Solução para Perfusão e Preservação de Órgãos

- Solução de Belzer 1 l
- Custodiol 1 l

Corticoide Oftalmológico

- Dexametasona (Maxidex Colírio)
- Prednisolona (Pred-Fort Colírio)

Descongestionante Oftalmológico

- Nafazolina + Sulfato de Zinco (Colírio Moura Brasil)

Emoliente Otológico

- Hidroxiquinolona + Trolamina (Cerumin Sol Otológica)

Epitelizador e Regenerador Oftálmico

- Retinol + Cloranfenicol + Aminoácidos + Metionina (Epitezan Pomada Oftálmica)

Corticoide Oftalmológico

- Triancinolona Acetonida (Ophtaac)

Lubrificante Oftalmológico

- Carbômer (Viscotears Colírio)
- Carmelose Sódica (Fresh Tears Colírio)
- Dextrana 70 + Hipromelose (Lacrima Plus Colírio)
- Hipromelose (Metilcelulose Colírio)

Midriático e Cicloplégico

- Atropina (Atropina Colírio)
- Ciclopentolato (Cicloplégico Colírio)
- Fenilefrina (Fenilefrina Colírio)
- Tropicamida (Mydriacyl Colírio)

Outros medicamentos

Antídoto

- Digoxina Imune Fab (Digibind Inj; DigiFab Inj)
- Flumazenil (Lanexat Inj)
- Tiossulfato de Sódio

- Naloxona (Narcan Inj)
- Óleo de Soja + Triglicerídeos de Cadeia Média (Lipofundin Inj)
- Protamina (Protamina Inj)
- Sugamadex (Bridion Inj)

Contraste de Bário

- Bário, Sulfato (Bariogel Oral)

Contraste Gadolíneo

- Ácido Gadotérico (Dotarem)
- Gadobutrol (Gadovist)
- Gadoversetamida (Optimark)
- Gadoxetato Dissódico (Primovist)

Contraste Iodado Iônico

- Diatrizoato Sódico de Meglumina (Pielograf)
- Diatrizoato de Meglumina (Reliev)
- Éster Etílico do Óleo de Papoula Iodado (Lipiodol)
- Iotalamato de Meglumina (Conray)
- Ioxitalamato de Meglumina (Telebrix)

Contraste Iodado Não Iônico

- Iohexol (Omnipaque)
- Iopamidol (Iopamiron)
- Ioversol (Optiray)
- Iodixanol (Visipaque)
- Iopromida (Ultravist)

ENCARTE ESPECIAL II

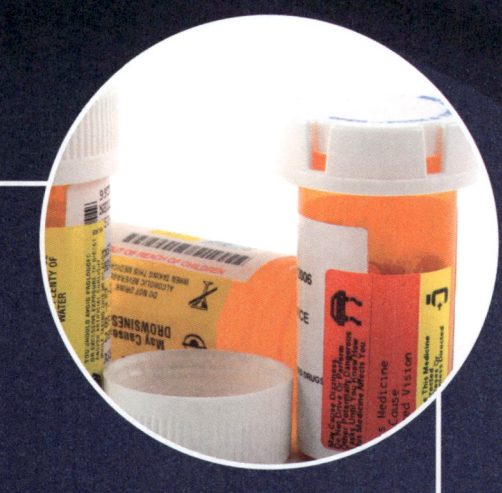

Medicamentos de Atenção Especial

ENCARTE ESPECIAL II — MEDICAMENTOS DE ATENÇÃO ESPECIAL

Medicamentos de atenção especial são aqueles que devem ser utilizados com maior cuidado pela Instituição, por oferecerem risco aos pacientes se utilizados incorretamente.

Define-se como medicamentos de atenção especial aqueles de alta vigilância, todos os quimioterápicos injetáveis, soluções analgésicas e nutrição parenteral. A escolha dos medicamentos de atenção especial é definida pela Comissão de Farmácia e Terapêutica, visando aumentar a segurança do paciente ao implantar cuidados adicionais nos processos de recebimento, armazenamento, identificação, dispensação, preparo, administração e monitoramento clínico.

A lista é baseada nas metas internacionais de segurança e na literatura internacional.

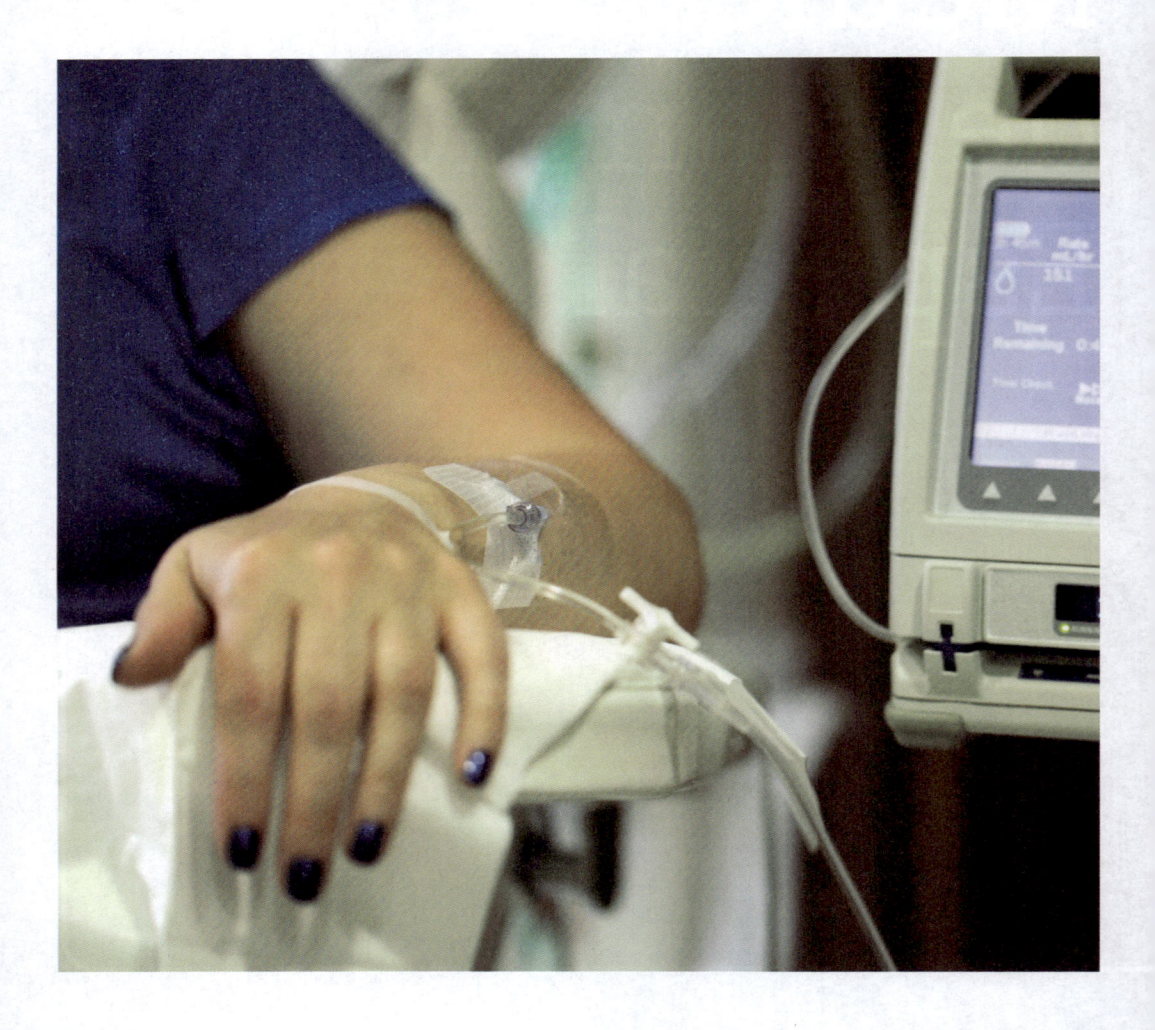

1) Medicamentos de Alta Vigilância

Os medicamentos eleitos como de alta vigilância são identificados com a cor vermelha na intenção de prevenir seu uso inadequado. Barreiras de seguranças foram adotadas:

1. Identificação dos medicamentos com etiqueta de cor vermelha;

2. Gavetas, armários, prateleiras, paletes e caixas identificados;

3. Acesso restrito a esses medicamentos;

4. Identificação na prescrição manual com caneta marca-texto amarela, de modo a permitir monitoramento clínico diferenciado;

2) Soluções Analgésicas

Há 3 tipos de soluções analgésicas que podem ser padronizadas (venosa, plexular e peridural), além da possibilidade de prescrição de analgesia individualizada. A prescrição e administração dessas soluções devem ser supervisionadas pelo Serviço de Tratamento da Dor.

3) Antineoplásicos Injetáveis

Os quimioterápicos injetáveis devem ser manipulados em cabine de segurança biológica na Farmácia da Oncologia. Os medicamentos manipulados são sinalizados com etiqueta de identificação de produtos químicos. Sua dispensação e administração ocorrem por meio de dupla checagem. Pacientes em uso de antineoplásicos são acompanhados por equipe multiprofissional especializada.

4) Nutrição Parenteral

A Nutrição Parenteral pode ser industrializada ou manipulada individualmente por empresa especializada. A prescrição e administração são acompanhadas pela equipe da Equipe Multidisciplinar de Terapia Nutricional (EMTN). A solicitação, conferência e dispensação são de responsabilidade do farmacêutico. Há fluxo específico para garantia das condições de transporte e chegada, e conformidade entre fórmula prescrita e recebida. A administração ocorre após dupla checagem.

Exemplos de medicações de atenção especial:

AMIODARONA

Indicações: Arritmias ventriculares: para reduzir o período de latência, principalmente quando for iniciado o tratamento para taquicardia ventricular recorrente, fibrilação ventricular ou ambas. Para o tratamento de recorrência de taquicardia ventricular, em pacientes com tratamento de longo prazo, nos quais a causa da recorrência for uma dose oral insuficiente. Na forma de infusão endovenosa contínua, para reduzir rapidamente a atividade ectópica ventricular em pacientes com arritmias ventriculares complexas. Em pacientes com cardiopatia chagásica que apresentem batimentos ventriculares prematuros pareados e/ou polimórficos e salvas de taquicardia ventricular. Após cirurgia cardíaca, para controle rápido de taquicardia ventricular sustentada e fibrilação ventricular. Arritmias supraventriculares: em casos em que a arritmia for muito rápida e mal tolerada. Para conversão ao ritmo sinusal de episódios de taquicardia supra-ventricular; na diminuição da frequência ventricular da fibrilação atrial e flutter atrial. Em pacientes com taquicardia supraventricular com ritmo ventricular muito rápido e suspeita de via de condução atrioventricular (AV) acessória. Nas taquiarritmias graves associadas à síndrome de Wolff-Parkinson-White (WPW).

Via de Administração: Intravenosa lenta ou infusão.

Preparo/Diluição: Diluir com solução de glicose 5%. Para infusões com duração superior a 2 horas, diluir exclusivamente com solução de glicose 5%. No caso de administração do medicamento por via periférica por período maior que 1 h, não exceder a concentração de 2 mg/ml. Não misturar outro produto na seringa ou bolsa de soro.

Estabilidade/Conservação: Após diluição, o medicamento é estável por 24 horas em temperatura ambiente.

Velocidade de Infusão: A infusão intravenosa deve ser administrada usando uma bomba de infusão volumétrica, de preferência por meio de um cateter venoso central, utilizando um filtro de linha. A dose de ataque de 150 mg deve ser administrada em 10 minutos (15 mg/min).

Reações Adversas: Local da aplicação: flebite. **Cardiovasculares:** bradicardia moderada e hipotensão. **Gastrointestinais:** náusea, vômito, anorexia e constipação. **Hepato-biliares:** aumento de transaminases e desordens hepáticas agudas. **Efeitos gerais:** choque anafilático, hipertensão intracraniana benigna, sudorese, rubor, broncoespasmo e/ou apneia em caso de insuficiência respiratória grave, pneumonite intersticial e síndrome da secreção inapropriada de hormônio antidiurético.

CISATRACÚRIO - Nimbium®

Indicações: Bloqueador neuromuscular não despolarizante de duração intermediária utilizado durante procedimento de anestesia geral para facilitar a intubação orotraqueal, promovendo relaxamento muscular durante cirurgia e ventilação mecânica.

Via de Administração: EV

Preparo/Diluição: O Cisatracúrio pode ser diluído em concentrações de 0,1 a 2 mg/ml em SF ou SG 5%.

Estabilidade/Conservação: 24 h temperatura ambiente.

Reações Adversas: Rubor, *rash* cutâneo, bradicardia, hipotensão, broncoespasmo, anafilaxia, fraqueza muscular e/ou miopatia.

CLORETO DE CÁLCIO 10%

Indicações: Tratamento de hipocalcemia aguda sintomática, distúrbios cardíacos por hipercalemia ou hipocalcemia, tratamento de hipocalcemia tetânica, tratamento de hipermagnesemia grave, tratamento de overdose de bloqueadores de canais de cálcio e betabloqueadores

Via de Administração: Intravenosa.

Preparo/Diluição: Infusão: Diluição em SF 0,9% ou SG 5%. Volume sugerido: Diluir 10 ml de Cloreto de Cálcio 10% em 50 ml SF ou SG 5% (Concentração: 20 mg/ml).

Estabilidade: Após a diluição é estável por 24 h temperatura ambiente.

Velocidade de Infusão: Deve-se evitar administração rápida (infusão maior que 100 mg/min), exceto em casos de emergência. Pode ser administrado em 2-5 min apenas, quando elevação sérica rápida de cálcio for necessária.

Infusão: Infundir em 1 hora ou não mais que 45-90 mg/kg/h, preferencialmente através de acesso venoso central (medicamento vesicante). Não é necessário utilizar bomba de infusão.

Reações Adversas: Cardiovascular: arritmia, bradicardia, parada cardiorespiratória, hipotensão, síncope, vasodilatação. **Endócrino:** hipercalcemia. **Hepático:** aumento de amilase sérica. **Neuromuscu-

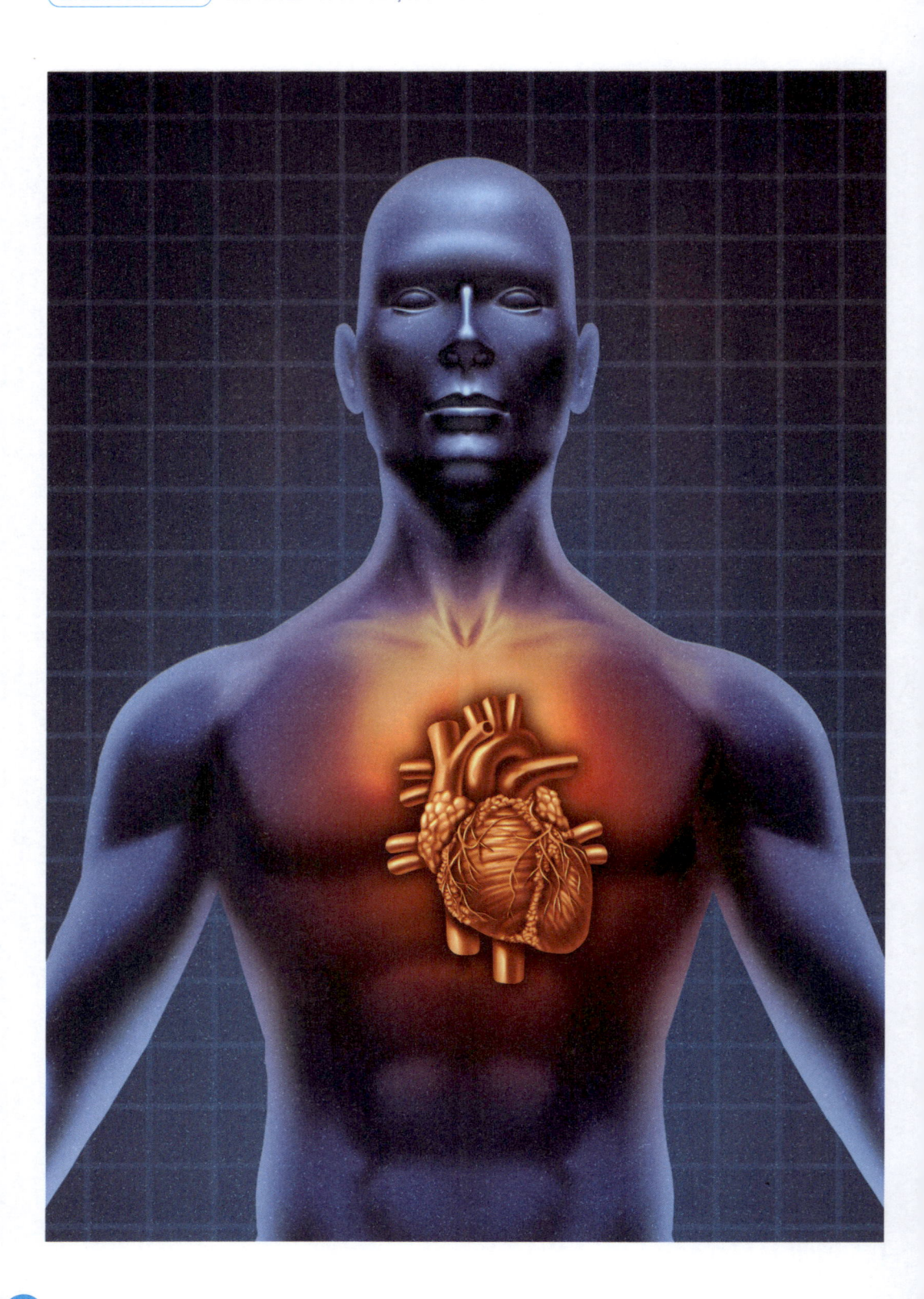

ENCARTE ESPECIAL II — MEDICAMENTOS DE ATENÇÃO ESPECIAL

lar e esquelética: sensação de formigamento. **Renal:** cálculo renal. **Gastrointestinal:** irritação e alteração do paladar.

CLORETO DE POTÁSSIO 19,1%

Indicações: Tratamento e prevenção da hipocalemia. Fórmula molecular: KCL

Preparo/Diluição: Diluição em solução fisiológica 0,9%, solução de glicose 5% e Ringer Lactato. Não é aconselhável que a diluição seja realizada com SG 5% em caso de hipocalemia.

Via de Administração: Endovenosa – somente deve ser administrado após diluição.

Estabilidade/Conservação: 24 h em temperatura ambiente.

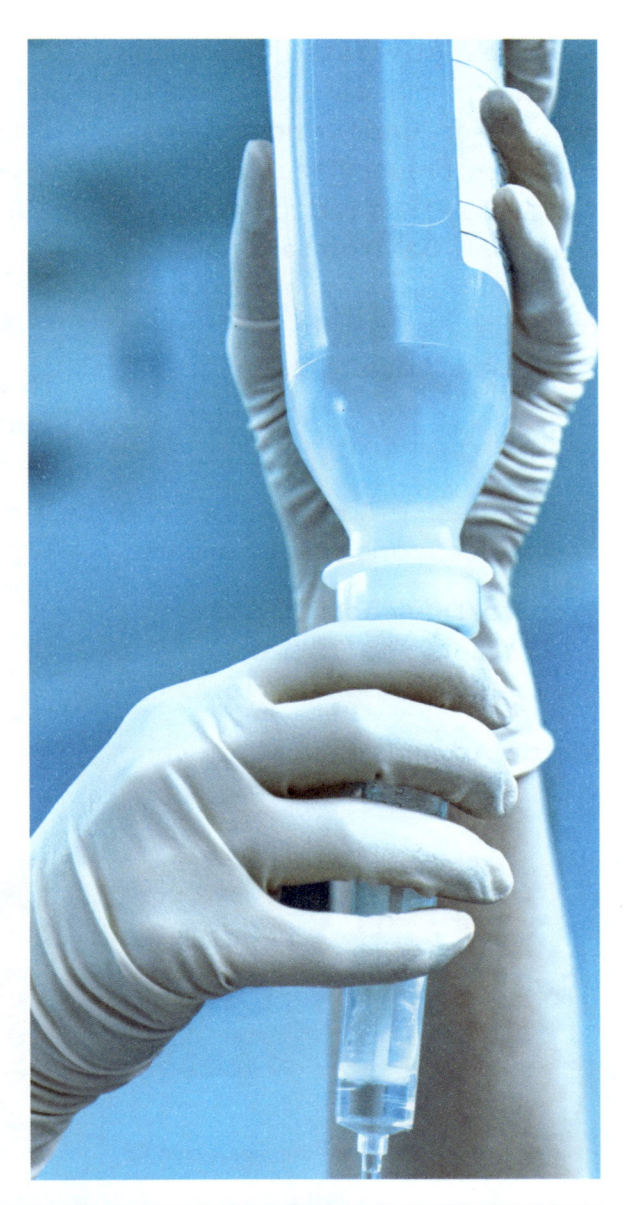

Velocidade de Infusão

Concentrações de Cloreto de Potássio maiores ou iguais às descritas a seguir exigem a utilização de bomba de infusão para administração Acesso venoso periférico (10 mEq/h)		Velocidade de infusão máxima*	
		Acesso venoso central (40 mEq/h)	
5 ml (12,8mEq) Cloreto de Potássio 19,1%	100 ml de diluente	1 h	0,5 h
10 ml (25,6mEq) Cloreto de Potássio 19,1%	250 ml de diluente	2,5 h	1 h
20 ml (51,2mEq) Cloreto de Potássio 19,1%	500 ml de diluente	5 h	1,5 h
40 ml (102,4mEq) Cloreto de Potássio 19,1%	1.000 ml de diluente	10 h	2,5 h

*O monitoramento de ECG é recomendado para infusões periféricas ou centrais acima de 10 mEq/h em adultos.

Reações Adversas: Cardiovascular: arritmia, parada cardíaca e hipotensão. **Endócrino:** hipercalemia. **Neuromuscular** e **Esquelético:** parestesia e redução de força muscular. **Gastrointestinal:** náusea, vômito, diarreia, dor abdominal, lesões gastrointestinais e flatulência. **Local:** flebite.

CLORETO DE SÓDIO

Indicações: Tratamento de hiponatremia e hipocloremia graves.

Preparo/Diluição: Diluição em solução fisiológica 0,9%, solução de glicose 5% e Ringer Lactato.

Via de Administração: Intravenosa (somente administrar o medicamento após diluição). Soluções hipertônicas somente devem ser utilizadas na correção inicial de hiponatremia grave e infundidas por meio de acesso venoso central.

Estabilidade/Conservação: 24 h em temperatura ambiente.

Reações Adversas: Cardiovascular: insuficiência cardíaca congestiva, hipotensão transitória. **Sistema nervoso central:** mielinólise pontina central. **Endócrino e metabólico:** diluição de eletrólitos séricos, hipernatremia, hipocalemia, hipervolemia, hiperhidratação. **Local:** flebite, trombose, extravasamento. **Respiratório:** edema pulmonar.

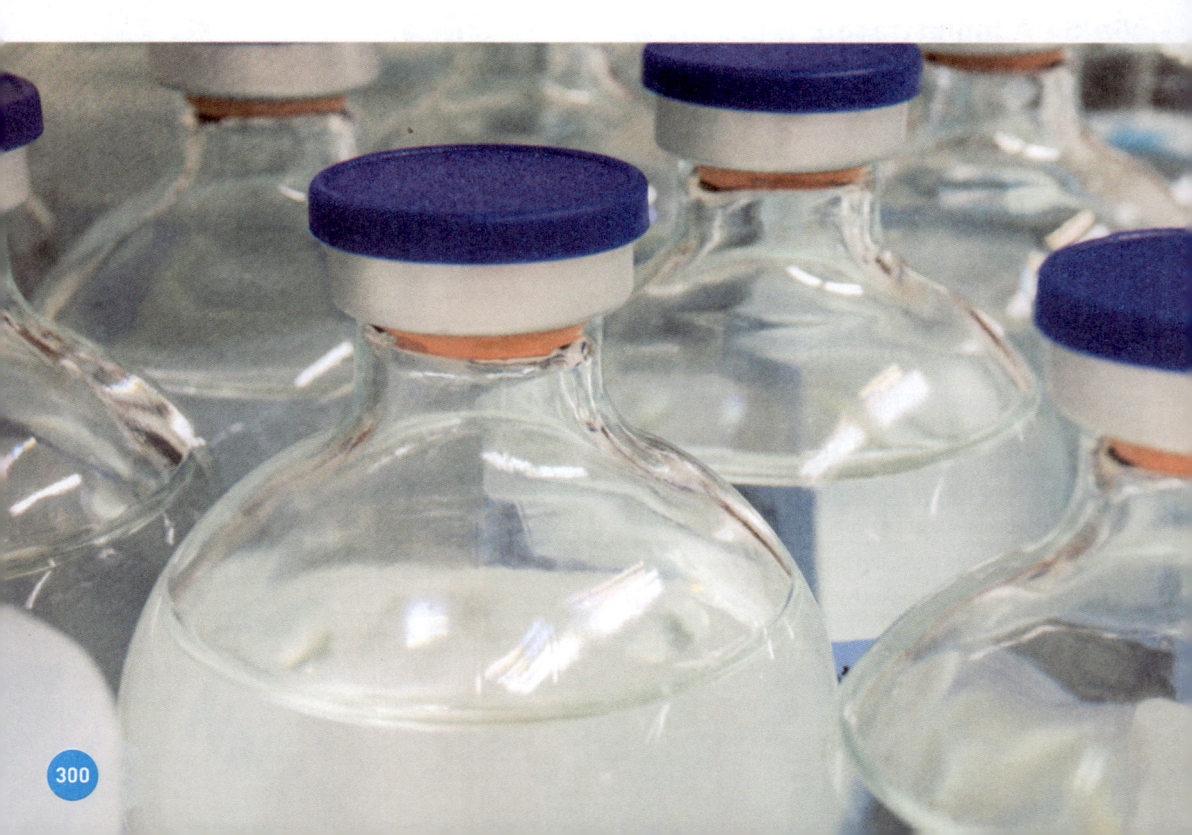

FOSFATO DE POTÁSSIO

Indicações: Tratamento e prevenção de hipofosfatemia.

Via de administração: Endovenosa (somente administrar o medicamento após diluição).

Preparo/Diluição: Diluição em solução fisiológica 0,9%, solução de glicose 5% e solução de Cloreto de Sódio 0,9% em glicose (glicofisiológica). Volume sugerido: 250 ml.

Estabilidade/Conservação: 24 h em temperatura ambiente.

Velocidade de Infusão: O tempo de infusão depende da dose a ser administrada, mas deve durar no mínimo 4 h.

Reações Adversas: > 10%: Gastrointestinal: diarreia, náusea, dor estomacal, flatulência e vômito. **Cardiovascular:** bradicardia. **Endócrino e metabólico:** hipercalemia. **Neuromuscular e esquelético:** fraqueza. **Respiratório:** dispneia. **< 1% (restrição importante ou risco de vida):** insuficiência renal aguda, arritmia, dor torácica, retenção urinária, dispneia, edema, confusão mental, paralisia, parestesia, flebite e tetania (com altas doses de fosfato).

GLICOSE

Indicações: Em episódios sintomáticos agudos de hipoglicemia, no tratamento de hipoglicemia insulínica, intoxicação alcoólica para diminuir a pressão cérebro-espinhal e edema cerebral, como componente energético na preparação de soluções hiperosmóticas, tratamento de varizes, alívio dos sintomas de edema.

Diluição: soluções de glicose concentradas devem ser diluídas para administração periférica a uma concentração máxima de 12,5%. Em situações de emergência, glicose 25% tem sido utilizada perifericamente por infusão intravenosa direta, a uma taxa máxima de 200 mg/kg/min. Infusões contínuas tem sido bem toleradas a uma taxa de 4,5-15 mg/kg/min. Recém-nascidos hiperinsulinêmicos podem exigir infusões de até 15-25 mg/kg/min. A solução não deve exceder a concentração de 12,5%.

Estabilidade/Conservação: Conservar a temperatura ambiente e desprezar porções não utilizadas.

Administração: EV ou VO (Não administrar por via subcutânea ou intramuscular). A velocidade máxima recomendada para infusão de glicose sem produzir glicosúria é de 0,5 g/kg/h.

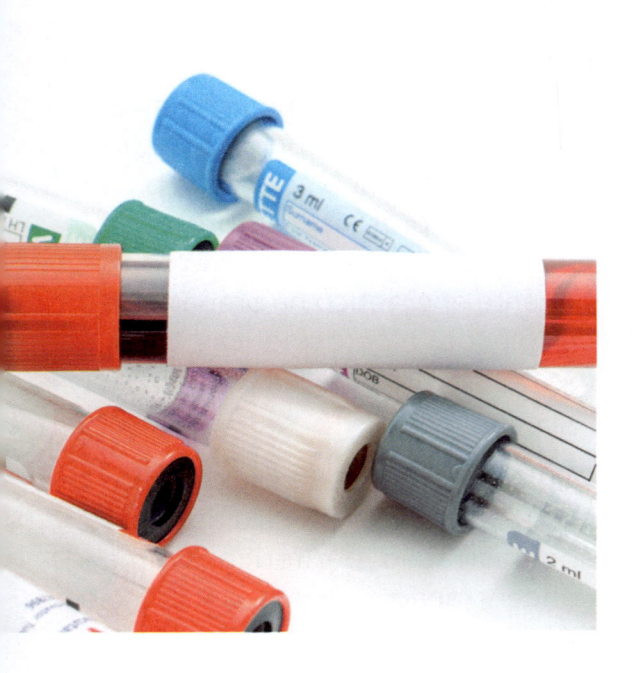

Reações Adversas: Cardiovascular: edema, desidratação, hiper/hipovolemia, flebite, trombose venosa. **Sistema nervoso central:** febre, síndrome hiperosmolar, confusão mental, perda de consciência. **Endócrino e metabólico:** acidose, hiperglicemia, hipocalemia, hipofosfatemia, hipomagnesemia. **Genitourinário:** cetonúria, glicosúria, poliúria. **Gastrointestinal:** diarreia, náusea, polidipsia. **Local:** dor, irritação. **Respiratório:** edema pulmonar, taquipneia.

GLUCONATO DE CÁLCIO

Indicações: Tratamento e prevenção de hipocalcemia, tratamento de tetania.

Via de Administração: Intravenosa. Não é necessário utilizar bomba de infusão.

Preparo/Diluição: Diluição em solução de SF 0,9% e SG 5%. Sugestões para diluição: 1 g em 100 ml de diluente ou 2 g em 100 ml de diluente.

Estabilidade/Conservação: Após diluição, a solução é estável por 24 h em temperatura ambiente.

Reações Adversas: Cardiovascular: arritmia, bradicardia, parada cardíaca, hipotensão, vasodilatação, síncope (pode ocorrer após injeção intravenosa rápida). **Sistema nervoso central:** sensação de opressão. **Gastrointestinal:** alteração do paladar. **Neuromuscular e esquelético:** sensação de formigamento. **Gerais:** ondas de calor.

INSULINA ASPARTE

Indicações: Tratamento de diabetes tipo I (insulinodependente); diabetes tipo II (não insulinodependente) não responsivo ao tratamento com dieta e/ou hipoglicemiantes orais para melhor controle glicêmico; adjunto de nutrição parenteral; cetoacidose diabética; hipercalemia.

Preparo/Diluição: Verificar o rótulo para assegurar se contém o tipo correto de insulina.

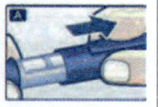

	A. Retirar a tampa. Desinfetar a membrana de borracha com um algodão umedecido com álcool.
	B. Remover o selo protetor da agulha. Rosquear a agulha firmemente na caneta pré-preenchida de insulina asparte.
	C. Retirar a tampa externa da agulha e guardá-la para ser utilizada depois.
	D. Retirar a tampa interna da agulha e descartá-la.

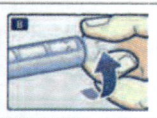

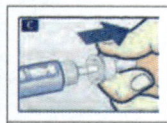

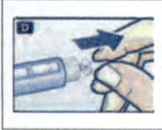

- Usar sempre uma nova agulha para cada aplicação para prevenir contaminação.

- Deve-se tomar cuidado para não entortar ou danificar a agulha antes do uso.

- Para reduzir o risco de acidentes com a agulha, nunca recolocar a tampa interna da agulha uma vez retirada.

Checando o Fluxo de Insulina

Antes de cada injeção, pequena quantidade de ar pode se acumular na agulha e no reservatório durante seu uso normal. Para evitar a injeção de ar e assegurar-se da dosagem adequada:

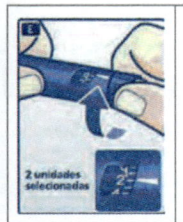

	E. Girar o seletor de dose para 2 unidades.
	F. Segurar a caneta pré-preenchida com a agulha apontada para cima e bater levemente com o dedo no reservatório algumas vezes para fazer com que qualquer bolha de ar vá para o topo do cartucho.

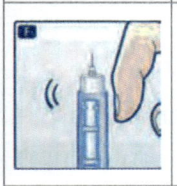

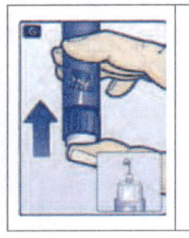

G. Mantendo a agulha para cima, pressionar o botão injetor completamente. O seletor de dose retorna a zero. Uma gota de insulina deve aparecer na ponta da agulha. Se não, trocar a agulha e repetir o procedimento não mais do que seis vezes. Se uma gota de insulina ainda não aparecer, o sistema de aplicação está com defeito e não deve ser usado.

Selecionando a dose. Verificar se o seletor de dose está zerado.

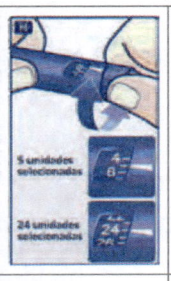

H. Girar o seletor de dose para selecionar o número de unidades que você necessita injetar. A dose pode ser corrigida para mais ou para menos, girando-se o seletor de dose na direção correspondente. Ao retornar ao seletor, tomar cuidado para não pressionar o botão injetor, pois a insulina poderá sair.

Uma dose maior do que o número de unidades disponíveis no reservatório não pode ser selecionada.

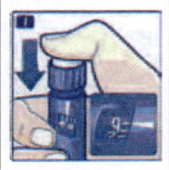

I. Injetar a dose pressionando o botão injetor completamente, até que o 0 apareça no marcador. Certificar-se de apertar o botão injetor somente quando estiver efetuando a injeção.

Girar o seletor de dose não injetará insulina.

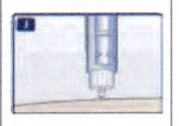

J. Manter o botão injetor totalmente pressionado após a injeção até que a agulha tenha sido retirada da pele. A agulha deverá permanecer sob a pele por pelo menos seis segundos. Isso garantirá a aplicação da dose total.

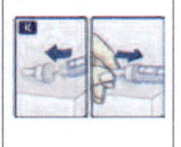

K. Encapar a agulha com a tampa externa sem tocar na tampa. Quando a agulha estiver encapada, cuidadosamente pressionar a tampa externa completamente e desenroscar a agulha. Descartá-la cuidadosamente e colocar a tampa no sistema de aplicação.

Sempre remover a agulha após cada injeção e guardar a caneta pré-preenchida sem que esta esteja rosqueada. Se não, a insulina pode vazar, levando a dosagem inadequada.

Via de Acesso: SC.

Estabilidade: Quando não estiver sendo utilizada, deve ser conservada sob refrigeração (2°C a 8°C). Nunca congelar. Quando a insulina estiver em uso, não deverá ser conservada em refrigeração, e sim em temperatura ambiente (não acima de 30°C), e é estável por até 4 semanas.

Sempre manter a caneta tampada quando não estiver em uso, a fim de proteger o produto da luz. Deve-se armazenar em local protegido do calor excessivo e luz solar.

Reações Adversas: Imunológico: urticária, *rash*, erupções e reações anafiláticas. **Sistema nervoso central:** neuropatia periférica. **Dermatológico:** lipodistrofia, hipersensibilidade local. **Endócrino e Metabólico**: hipoglicemia, hipocalemia. **Gastrointestinal:** fome, náuseas, dormência na boca, ganho de peso. **Local:** atrofia ou hipertrofia de tecido subcutâneo, edema, coceira, dor ou calor no local da injeção, pontadas. **Neuromuscular:** fraqueza muscular, parestesia, tremor. **Ocular:** presbiopia transitória, visão manchada, distúrbios de refração, retinopatia diabética. **Outros:** produção de anticorpos anti-insulina e diaforese.

INSULINA DETEMIR

Indicações: Tratamento de diabetes tipo I (insulinodependente); diabetes tipo II (não insulinode-pendente) não responsivo ao tratamento com dieta e/ou hipoglicemiantes orais para melhor controle glicêmico; adjunto de nutrição parenteral; cetoacidose diabética; hipercalemia.

Via de Acesso: SC.

Estabilidade/Conservação: quando não estiver sendo utilizada, deve ser conservada sob refrigeração (2°C a 8°C). Nunca congelar. Quando a insulina estiver em uso não deverá ser conservada em refrigeração, e sim em temperatura ambiente (não acima de 30°C) e é estável por até 6 semanas. Sempre manter a caneta tampada quando não estiver em uso, a fim de proteger o produto da luz. Deve- se armazenar em local protegido do calor excessivo e luz solar.

Reações Adversas: Local: reações (vermelhidão, inflamação, inchaço, coceira, contusão) no local da injeção, lipodistrofia. **Sistema nervoso central:** fadiga, dor de cabeça, hipotermia, perda de consciência, confusão mental. **Dermatológico:** urticária, vermelhidão. **Endócrino e Metabólico:** hipoglicemia, hipocalemia. **Gastrointestinal:** fome, náuseas, dormência na boca, ganho de peso. **Local:** atrofia ou hipertrofia de tecido subcutâneo, edema, coceira, dor ou calor no local da injeção, pontadas. **Neuromuscular:** fraqueza muscular, parestesia, tremor. **Ocular:** distúrbios temporários na visão. **Outros:** anafilaxia, produção de anticorpos anti-insulina, diaforese, alergia local, sintomas alérgicos.

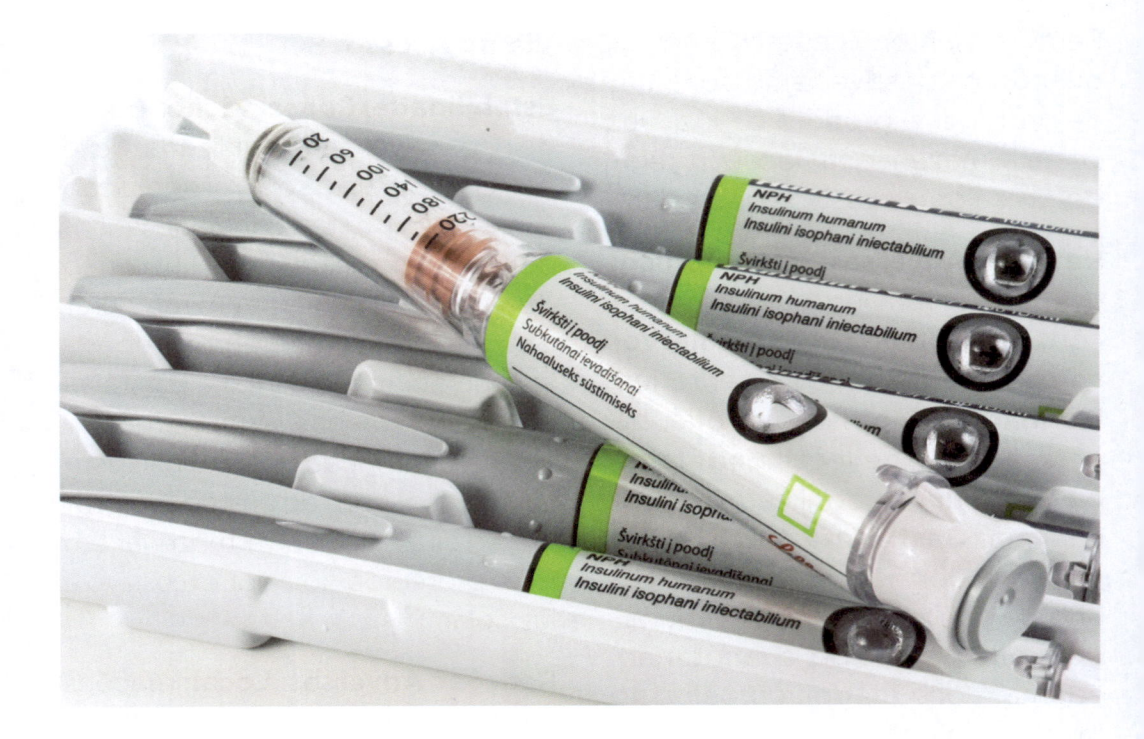

INSULINA GLARGINA

Indicações: Tratamento de diabetes tipo I (insulinodependente); diabetes tipo II (não insulinodependente) não responsivo ao tratamento com dieta e/ou hipoglicemiantes orais para melhor controle glicêmico; adjunto de nutrição parenteral; cetoacidose diabética; hipercalemia.

Preparo/Diluição: Inspecionar o frasco antes do uso. Somente utilizar se a solução estiver clara, incolor e sem a presença de partículas visíveis. Não deve ser misturada ou diluída com qualquer outra insulina.

Via de Acesso: SC.

Estabilidade/Conservação: Proteger da luz solar, proteger do calor excessivo. Armazenar em geladeira (2°C a 8°C), mas nunca congelar. Uma vez em uso, o frasco pode ficar fora da geladeira ou em local fresco, longe do calor e luz solar direta por até 28 dias. Após esse período, o frasco deve ser descartado, mesmo se ainda houver conteúdo.

Reações Adversas: Cardiovascular: palpitação, palidez, taquicardia. **Sistema nervoso central:** fadiga, dor de cabeça, hipotermia, perda de consciência, confusão mental. **Dermatológico:** urticária, vermelhidão. **Endócrino e Metabólico:** hipoglicemia, hipocalemia. **Gastrointestinal:** fome, náuseas, dormência na boca, ganho de peso. **Local:** atrofia ou hipertrofia de tecido subcutâneo, edema, coceira, dor ou calor no local da injeção, pontadas. **Neuromuscular:** fraqueza muscular, parestesia, tremor. Ocular: presbiopia transitória ou visão manchada. **Outros:** anafilaxia, produção de anticorpos anti-insulina, diaforese, alergia local, sintomas alérgicos.

INSULINA ISOFANA HUMANA NPH

Indicações: Tratamento de diabetes tipo I (insulinodependente); diabetes tipo II (não insulinodependente) não responsivo ao tratamento com dieta e/ou hipoglicemiantes orais para melhor controle glicêmico; adjunto de nutrição parenteral; cetoacidose diabética; hipercalemia.

Via de Acesso: SC.

Estabilidade/Conservação: Proteger da luz solar e do calor excessivo. Armazenar em geladeira (2°C a 8°C), mas nunca congelar. Uma vez em uso, o frasco pode ficar fora da geladeira ou em local fresco, longe do calor e luz solar direta por até 28 dias. Após esse período, o frasco deve ser descartado, mesmo se ainda houver conteúdo.

Reações Adversas: Cardiovascular: palpitação, palidez, taquicardia. **Sistema nervoso central:** fadiga, dor de cabeça, hipotermia, perda de consciência, confusão mental. **Dermatológico:** urticária, vermelhidão. **Endócrino e Metabólico:** hipoglicemia, hipocalemia. **Gastrointestinal:** fome, náuseas, dormência na boca, ganho de peso. **Local:** atrofia ou hipertrofia de tecido subcutâneo, edema, coceira, dor ou calor no local da injeção, pontadas. **Neuromuscular:** fraqueza muscular, parestesia, tremor. **Ocular:** presbiopia transitória ou visão manchada. **Outros:** anafilaxia, produção de anticorpos anti-insulina, diaforese, alergia local, sintomas alérgicos.

INSULINA LISPRO

Indicações: Tratamento de diabetes tipo I (insulinodependente); diabetes tipo II (não insulinodependente) não responsivo ao tratamento com dieta e/ou hipoglicemiantes orais para melhor controle glicêmico; adjunto de nutrição parenteral; cetoacidose diabética; hipercalemia.

Via de Acesso: SC.

Estabilidade/Conservação: Proteger da luz solar, proteger do calor excessivo. Armazenar em geladeira (2°C a 8°C), mas nunca congelar. Uma vez em uso, o frasco pode ficar fora da geladeira ou em local fresco, longe do calor e luz solar direta por até 28 dias. Após esse período, o frasco deve ser descartado, mesmo se ainda houver conteúdo.

Reações Adversas: Cardiovascular: palpitação, palidez, taquicardia. **Sistema nervoso central:** fadiga, dor de cabeça, hipotermia, perda de consciência, confusão mental. **Dermatológico:** urticária, vermelhidão. **Endócrino e Metabólico:** hipoglicemia, hipocalemia. **Gastrointestinal:** fome, náuseas, dormência na boca, ganho de peso. **Local:** atrofia ou hipertrofia de tecido subcutâneo, edema, coceira, dor ou calor no local da injeção, pontadas. **Neuromuscular:** fraqueza muscular, parestesia, tremor. **Ocular:** presbiopia transitória ou visão manchada. **Outros:** anafilaxia, produção de anticorpos anti-insulina, diaforese, alergia local, sintomas alérgicos.

INSULINA REGULAR HUMANA

Indicações: Tratamento de diabetes tipo I (insulinodependente); diabetes tipo II (não insulinodependente) não responsivo ao tratamento com dieta e/ou hipoglicemiantes orais para melhor controle glicêmico; adjunto de nutrição parenteral; cetoacidose diabética; hipercalemia.

Preparo/Diluição: Diluir cada 100 UI de insulina em 100 ml de soro fisiológico.

Via de Acesso: SC, IM e EV.

Estabilidade/Conservação: Proteger da luz solar e do calor excessivo. Armazenar em geladeira (2°C a 8°C), mas nunca congelar. Uma vez em uso, o frasco pode ficar fora da geladeira ou em local fresco, longe do calor e luz solar direta, por até 28 dias. Após esse período, o frasco deve ser descartado, mesmo se ainda houver conteúdo.

Reações Adversas: Cardiovascular: palpitação, palidez, taquicardia. **Sistema nervoso central:** fadiga, dor de cabeça, hipotermia, perda de consciência, confusão mental. **Dermatológico:** urticária, vermelhidão. **Endócrino e Metabólico:** hipoglicemia, hipocalemia. **Gastrointestinal:** fome, náuseas, dormência na boca, ganho de peso. **Local:** atrofia ou hipertrofia de tecido subcutâneo, edema, coceira, dor ou calor no local da injeção, pontadas. **Neuromuscular:**

fraqueza muscular, parestesia, tremor. **Ocular:** presbiopia transitória ou visão manchada. **Outros:** anafilaxia, produção de anticorpos anti-insulina, diaforese, alergia local, sintomas alérgicos.

HEPARINA

Indicações: Tratamento e profilaxia das afecções tromboembólicas de qualquer etiologia e localização, bem como após um tratamento trombolítico, com estreptoquinase, por exemplo, na coagulação intravascular disseminada, no infarto do miocárdio, na inibição da coagulação ao utilizar a circulação extracorpórea ou a hemodiálise. Também é indicado para profilaxia e tratamento das hiperlipidemias.

Preparo/Diluição: A Heparina é compatível com soro fisiologico 0,9%, soro glicosado 5% e 10% e solução de Ringer.

Via de Acesso: Intravenoso (em injeções diretas ou em infusão).

Estabilidade/Conservação: A solução em temperatura ambiente e estável por 24 h.

Velocidade de Infusão: Monitorar a velocidade de infusão conforme indicação de uso.

Dose Adulto:

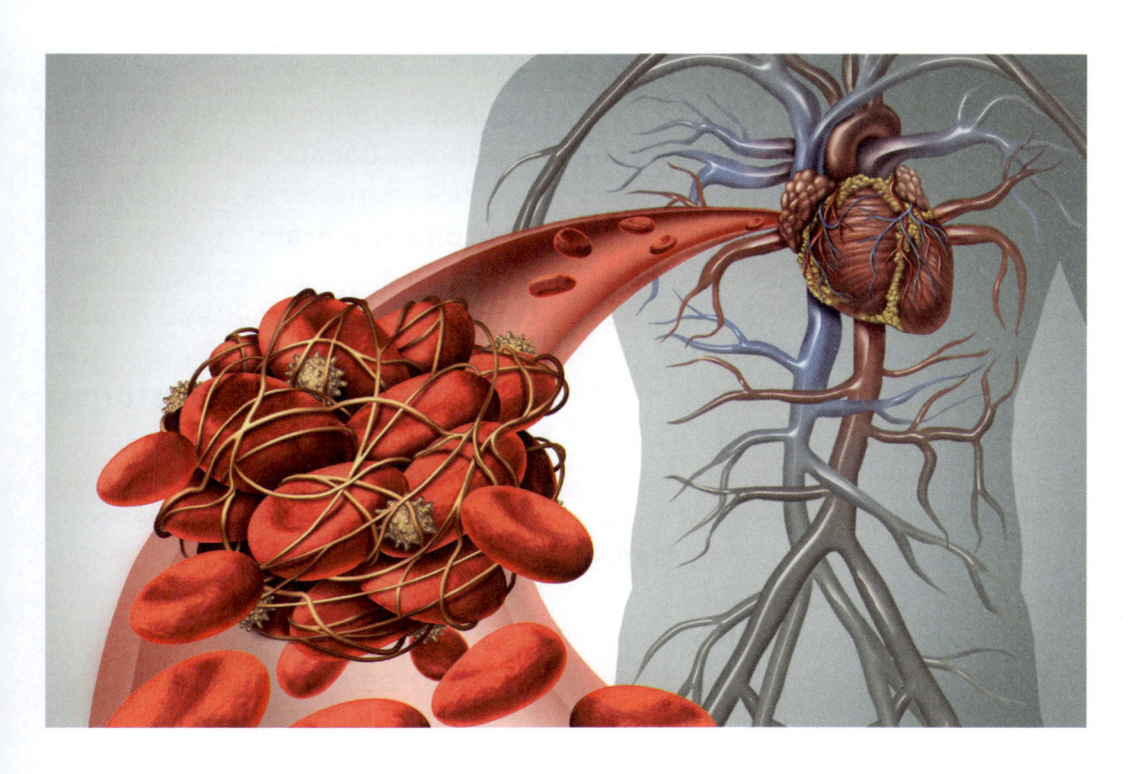

Indicações	Dose Inicial	Dose de Manutenção
Profilaxia* e Tratamento da Trombose e Embolia	5.000 - 10.000 UI (injeções)	20.000 - 30.000 UI/dia (infusão)
	—	40.000 - 50.000 UI/dia (divididas em 4 a 6 injeções)
Tratamento da Trombose e Embolia após Trombólise	—	20.000 UI/dia
Hiperlipidemia	—	2.500 - 5.000 UI 2 a 3 vezes/semana

Administração após 2-4 dias de uma intervenção cirúrgica.

Dose Pediátrica:

Idade	Administração	Dose Inicial (injeção)	Dose de Manutenção	TTPa
Neonatos e Crianças com menos de 1 ano de idade	Infusão	75 UI/kg administradas em 10 min	28 UI/kg/hora	Manter em 60 - 85 s
Crianças com mais de 1 ano de idade	Injeções Intermitentes*	50 - 100 UI/kg a cada 4 horas	—	—
	Infusão	75 UI/kg administradas em 10 min	20 UI/kg/hora	Manter em 60 - 85 s

Administração por infusão e preferível.

Reações Adversas: Cardiovasculares: reação alérgica vasoespástica, dor torácica, choque hemorrágico e trombose. **Sistema nervoso central:** febre, dor de cabeça e calafrios. **Dermatológicas:** urticária, alopécia, púrpura, eczema, placas eritematosas e necrose cutânea. **Endócrinas e Metabólicas:** hemorragia adrenal, hipercalemia, hemorragia ovariana, hiperlipedemia de rebote com a interrupção. **Gastrointestinais:** náusea, vômito, hematêmese e constipação. **Genitourinário:** ereção frequente ou persistente. **Hematológicas:** sangramento de gengivas, epistaxe, hemorragias e trombocitopenia. **Hepáticas:** aumento das enzimas hepáticas. **Locais:** irritação, eritema, dor, hematoma e ulceração. **Neuromusculares:** neuropatia e osteoporose (uso prolongado). **Oculares:** conjuntivites (reação alérgica) e lacrimejamento. **Renais:** hematúria. **Respiratórias:** hemorragia pulmonar, asma, rinite, hemoptise e broncoespasmo. **Gerais:** reações alérgicas, reações anafilactoides, resistência à insulina e hipersensibilidade.

SULFATO DE MAGNÉSIO – Fórmula Molecular: $MgSO_4$

Via de Administração: Intravenosa e intramuscular. Para administração intravenosa, não é necessário utilizar bomba de infusão.

Preparo/Diluição: Pode ser diluído em SF 0,9% ou SG 5%. Volume sugerido: 1 g em 100 ml.

Estabilidade/Conservação: Conservar em temperatura ambiente. Após a diluição é estável por 48 h em temperatura ambiente.

Indicações: Tratamento de hipomagnesemia, da taquicardia paroxística atrial, tratamento e profilaxia de eclampsia.

NORADRENALINA

Indicações: Tratamento de hipotensão aguda de diversas etiologias, tratamento de choque que persiste após a reposição adequada de volume de líquidos.

Preparo/Diluição: O medicamento deve ser diluído antes do uso em solução de glicose 5% ou soro glicofisiológico. As soluções que contêm glicose protegem o produto contra oxidação, a qual gera uma significativa perda de potência. Não é recomendada a administração apenas em solução salina. Uma ampola (4 ml) pode ser adicionada a um volume de 1.000 ml do diluente, obtendo-se a concentração de 4 mcg/ml.

Via de Acesso: Infusão intravenosa em veia calibrosa (preferencialmente a veia cubital anterior). Não deve ser administrado sem diluição.

Estabilidade/Conservação: Após diluição em SG 5%, a solução é estável por 24 h em temperatura ambiente.

Reações Adversas: Cardiovasculares: arritmias, bradicardia, isquemia periférica. **Sistema nervoso central:** ansiedade, dor de cabeça (transitória). **Local:** necrose da pele por extravasamento no local de administração. **Respiratória:** dispneia, dificuldade respiratória.

ROCURÔNIO

Indicações: é indicado como adjuvante à anestesia geral para facilitar a intubação endotraqueal em procedimentos de rotina e de indução de sequência rápida de anestesia, bem como para relaxar a musculatura esquelética durante intervenções cirúrgicas. Também é indicado como adjuvante na Unidade de Terapia Intensiva (UTI) para facilitar a intubação endotraqueal e a ventilação mecânica.

Preparo/Diluição: em concentrações de 0,5 mg/ml e 2 mg/ml, o Rocurônio pode ser diluído em

SF 0,9%, SG 5%, soro glicofisiológico, água para injeção, solução de Ringer Lactato.

Via de Acesso: Endovenosa (bolus ou infusão).

Estabilidade/Conservação: O frasco deve ser armazenado na temperatura de 2°-8°C. Pode ser armazenado entre 8°C-30°C por um período de até 12 semanas; os frascos não utilizados nesse período devem ser descartados. A administração deve ser feita imediatamente após a mistura, devendo ser completada dentro das 24 horas seguintes. Após a diluição com os líquidos de infusão, foi demonstrada estabilidade física e química durante o uso por até 72 horas a 30°C.

Reações Adversas: Cardiovasculares: hipertensão, hipotensão. **< 1% (limitação importante ou risco de morte):** ECG anormal, reação anafilactoide, anafilaxia, arritmia, broncoespasmo, edema no local da injeção, soluços, prurido, náuseas, resistência vascular pulmonar (aumento), erupção cutânea, ronco, choque, taquicardia, vômitos, sibilos.

SUXAMETÔNIO

Indicações: Utilizado como relaxante muscular em anestesia de curta duração, intubação endotraqueal e para reduzir a intensidade das convulsões induzidas farmacologicamente ou eletricamente.

Reconstituição: Reconstituir o frasco com 10 ml de SF 0,9%, ficando a concentração de 10 mg/ml.

Diluição: SF 0,9% ou SG 5%, as soluções podem ser diluídas de modo que a concentração final seja de 1-2 mg/ml.

Estabilidade/Conservação: Após reconstituição: 24 h sob refrigeração (2° a 8°C) e após diluição: 24 h temperatura ambiente.

Velocidade de Infusão: EV: Infusão contínua de 1 mg/ml correr de 0,5-10 ml/min. Injeções EV intermitentes do Suxametônio podem também ser usadas para produzir o relaxamento muscular em procedimentos prolongados. Uma injeção EV de 0,3 a 1,1 mg/kg pode ser aplicada inicialmente, seguida, em intervalos apropriados, de outras injeções de 0,04 a 0,07 mg/kg para manter o grau de relaxamento adequado. **IM:** Por via intramuscular quando um vaso adequado está inacessível, uma dose de até 3 a 4 mg/kg pode ser dada. O início da ação é normalmente observado em cerca de 2 a 3 minutos.

Reações Adversas: As reações adversas ao Suxametônio consistem principalmente no prolongamento de seus efeitos farmacológicos. Outras reações podem estar associadas a reações de hipersensibilidade. Também foram relatadas hipertermia maligna, arritmia, bradicardia, aumento da pressão intraocular, fasciculação muscular, rigidez maxilar, rabdomiólise.

VARFARINA

Indicações: Prevenção e/ou tratamento da trombose venosa e sua extensão e na embolia pulmonar. Prevenção e/ou tratamento das complicações tromboembólicas associadas a fibrilação atrial e/ou substituição de válvula cardíaca. Redução do risco de morte, recidiva de infarto do miocárdio e eventos tromboembólicos, tais como acidente vascular cerebral ou embolização sistêmica após o infarto do miocárdio.

Via de Administração: VO.

Reações Adversas: Sangramento é o maior evento adverso relacionado ao uso de Varfarina. **Cardiovasculares:** vasculite. **Sistema nervoso central:** sinais de sangramento (tontura, fadiga, febre, cefaleia, letargia). **Dermatológicas:** alopécia, erupções bolhosas, dermatite, *rash*, prurido e urticária. **Gastrointestinais:** dor abdominal, anorexia, diarreia, flatulências, sangramento gastrointestinal, úlceras bucais (aftas), náusea, distúrbio de paladar e vômitos. **Genitourinárias:** hematuria. **Hematológicas:** anemia, hematoma retroperitoneal. **Hepáticas:** icterícia colestática, dano hepático, hepatite e aumento de transaminases. **Neuromusculares:** dor nas articulações, dor muscular, osteoporose, paralisia, parestesia e fraqueza. **Respiratórias:** dispneia e calcificação traqueobronquial.

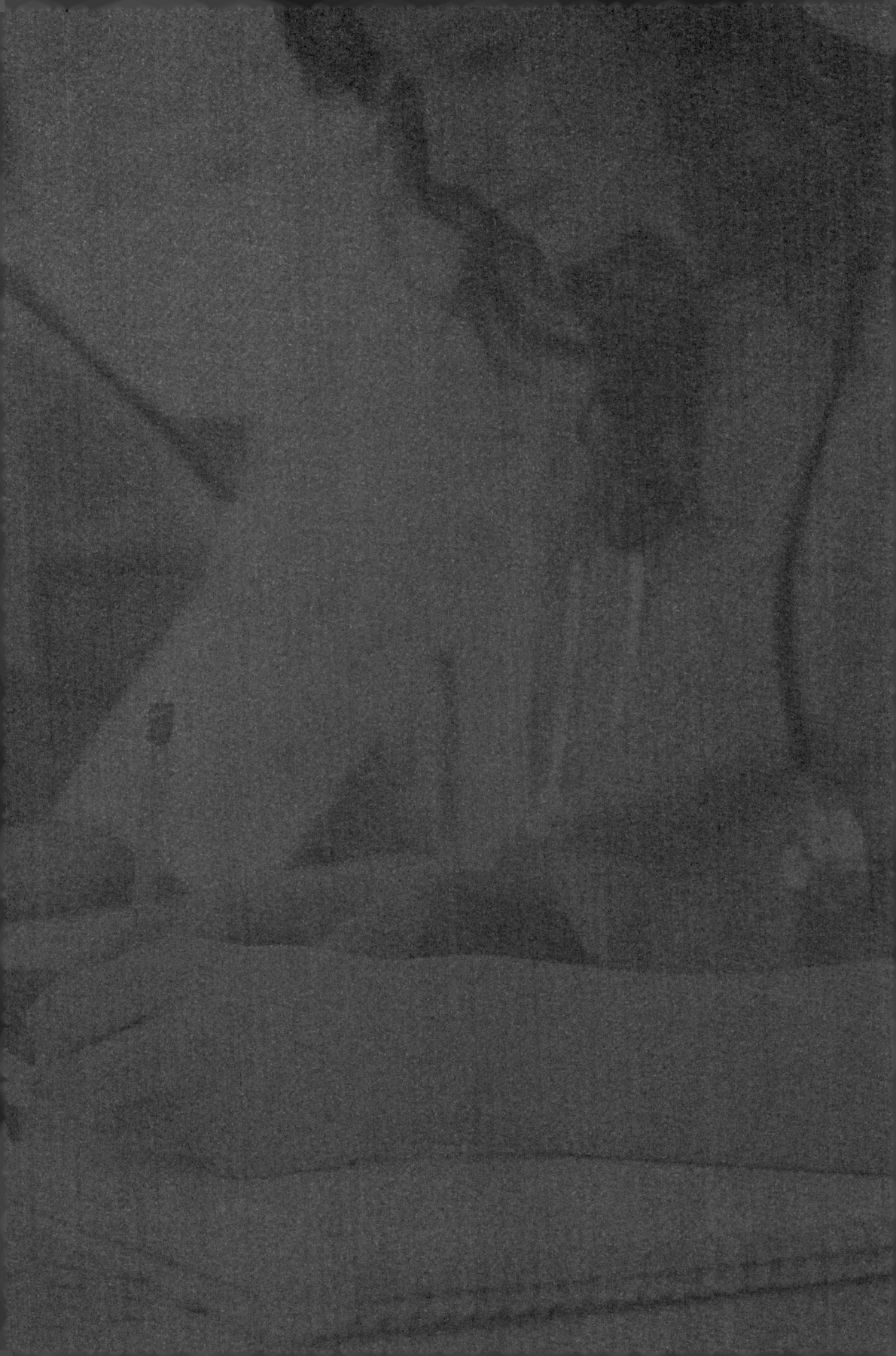

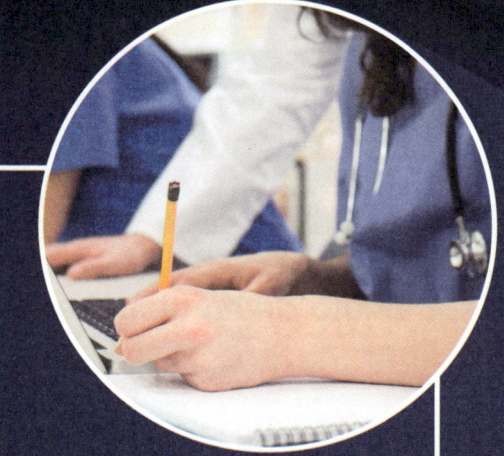

APÊNDICE

Caderno de Exercícios

Caderno de Exercícios Inicial - Vamos Fazer Juntos!

Cálculo de Medicações Via Oral

1. M.B.H. é uma paciente com crises de gastrite frequentes. Para o seu tratamento foi prescrito pelo seu gastroenterologista o seguinte tratamento: 100 mg de Ranitidina VO de 12\12 h. Quantos ml devemos administrar? Temos disponíveis frascos de Ranitidina xarope (150 mg\10 ml).

Vamos começar? Primeiro passo é organizar as coisas... Eu te ajudo a iniciar e você continua!

150 mg ------ 10 ml

100 mg ------ X ml

Agora você continua, faça a regra de 3 e preencha as lacunas

_____ x _____ = _____ x _____
_____ x _____ = _____

X = 1.000 = _____
     150

X = [ ]

Resposta: Para cumprir a prescrição de 100 ml de Ranitidina, a paciente deverá receber: _____ ml do xarope.

2. Você recebeu a passagem de plantão com uma medicação pendente e precisa realizá-la rapidamente. Vamos fazer o cálculo juntos para que seu paciente seja atendido sem demora!

P.M.: Ranitidina 45 mg VO de 12\12 h. Sabendo que nesta clínica dispomos de frascos de Ranitidina xarope (75 mg\5ml), calcule:

Vamos lá: Agora eu inicio o cálculo e você continua, porque já está ficando fácil!

75 x X = 45 x 5

75 x X = 225

X = _____ = [ ]

3. Atenção para a seguinte P.M.: Administrar 100 mg de Amiodarona por SNE 1x ao dia. Sabendo que na clínica médica temos disponível frasco-gotas de Amiodarona (200 mg\ml), como deveremos proceder?

Agora faremos juntos desde o começo.... Vamos começar?

200 mg ------- 1 ml
_____ -------- X ml

X x _____ = _____ x _____

X x _____ = _____

X = _____ = [ ]

Resposta: Devemos administrar _____ ml da solução do frasco-gotas por SNE 1x ao dia.

4. Atenção para o que foi prescrito: Paciente C.K.L. segue em observação após crise convulsiva, o médico plantonista deixou a seguinte prescrição em prontuário:

200 mg de Fenitoína por SNE de 8\8 h. Temos disponíveis em clínica frascos de suspensão oral de Fenitoína 100 mg\5 ml. Como faremos para cumprir a prescrição?

Agora que já fizemos alguns exercícios juntos, acredito que você consiga fazer quase tudo sozinho; vou dar apenas uma dica inicial, ok? Vamos lá!

100 mg ------ _____ ml
_____ ------ ___ X ___ml

Pronto! A regra de três já está montada, vamos para os cálculos!

_____ X _____ = _____ X _____
_____ X _____ = _____
X = _____ = ☐

Resposta: Deveremos administrar _____ ml da suspensão oral de Fenitoína por SNE para cumprir a prescrição.

5. Tenho certeza de que você já está se sentindo mais seguro para fazer os cálculos. Então, dessa vez, você vai completando as lacunas e eu te conto a resposta, ok? Vamos lá!

Temos disponível em clínica Azitromicina 200 mg\5 ml e a Prescrição Médica para o paciente B.K.P. foi: 400 mg de Azitromicina VO 1x ao dia. Como devemos proceder?

_____ ------ _____
_____ ------ _____
_____ X _____ = _____ X _____
_____ X _____ = _____
X = _____ = ☐

Resposta: Devemos administrar 10 ml de Azitromicina em suspensão. Tenha o cuidado de agitar bem o frasco antes.

Cálculo de Medicações Via Parenteral - Endovenosa

6. Paciente T.P.D. apresenta um quadro de pneumonia e, para o tratamento, foram prescritos 300 mg de Clindamicina EV de 8\8 h. Sabendo que temos disponíveis ampolas de Clindamicina 600 mg\4 ml, quantos ml devemos administrar para cumprir a prescrição?

Vamos fazer juntos? Eu começo e você continua...

Primeiro, a regra de três:

600 mg ------ 4 ml
300 mg ------ X ml

X x 600 = 300 x 4
_____ x _____ = 1.200
X = _____ = 2 ml

Resposta: Devemos aspirar 2 ml da ampola de Clindamicina para administrar no paciente. Lembrando que estes 2 ml devem ser colocados em soro para administração, não devem ser aplicados diretamente na veia por ter perfil flebogênico alto!

7. O paciente R.U.R. apresentou um pico hipertensivo durante uma consulta de rotina ao clínico geral da Unidade Básica de seu bairro. Foi então prescrito o que segue: 40 mg de Furosemida EV --- agora. Quantos ml deveremos administrar sabendo que cada ampola de Furosemida contém 20 mg\2 ml.

Agora, vamos fazendo juntos...

20 mg ------ ____
40 mg ------ X ml

X x 20 = ____ x ____
____ x ____ = ____
X = ____ = 4 ml

Resposta: Devemos administrar 4 ml de Furosemida ou 2 ampolas.

8. Atenção à Prescrição Médica: Paciente U.P.R.; em crise alérgica, administrar 50 mg Difenidramina EV agora. Sabendo que temos disponíveis ampolas de Difenidramina (25 mg\ml).

Como fazer? Lembre-se de que o primeiro passo é a organização do cálculo. Vamos montar a regra de três!

25 mg ------ 1 ml
50 mg ------ X ml

Agora você continua...

____ x ____ = ____ x ____
____ x ____ = ____
____ = ____ = ____

X = ☐

Resposta: Devemos administrar ____ ml de Difenidramina ou ____ ampolas.

9. Durante uma crise de hipertermia, a paciente T.U.E. foi ao pronto-socorro buscar atendimento e recebeu a seguinte prescrição: 400 mg de Dipirona EV agora, sabendo que temos disponíveis no pronto-socorro ampolas de Dipirona (1 g/2 ml), como devemos proceder? Calma que vou ajudar! Primeiro lembrete: 1 g = 1.000 mg!

Vamos calcular?

1.000 --------- 2 ml
400 mg ------- X ml

Agora você continua...

____ x ____ = 400 x 2
____ x ____ = ____
___ X ___ = ____ = ____
       1.000

X = 0,8 ml

Resposta: Devemos aspirar 0,8 ml da ampola de Dipirona, para administrar e cumprir a prescrição de 400 mg.

10. Atenção para a prescrição médica: sabendo que a clínica médica dispõe de ampolas de Dipirona

(1 g/2 ml), realize os cálculos necessários para cumprir a prescrição de: 750 mg de dipirona EV de 8 em 8 h. Como fazer?

Lembre-se da dica do exercício anterior! 1 g = _____ mg.

Agora você faz sozinho e eu te conto o resultado!

Regra de três: _____ ------ _____

_____ ------ _____

Agora vamos aos cálculos!

_____ X _____ = _____ X _____

_____ X _____ = _____

___ X ___ = _____ = _____

X = [1,5 ml]

Resposta: Devemos aspirar 1,5 ml da ampola de Dipirona e administrar ao paciente.

Cálculo de Medicações Via Parenteral – IM e SC

11. Atenção para a prescrição médica de 40 mg de Escopolamina IM 1x ao dia. Se temos disponíveis ampolas de Escopolamina (20 mg/1 ml), quantos ml devemos aspirar para aplicar via intramuscular?

Estes exercícios só mudam a via de administração, mas seguem o mesmo molde que já praticamos nas medicações endovenosas; vamos ver se você consegue fazer esse aqui sozinho?

Regra de três: _____ ------ _____

_____ ------ _____

Agora vamos aos cálculos!

_____ X _____ = _____ X _____

_____ X _____ = _____

___ X ___ = _____ = _____

X = [   ]

12. Sabemos que em clínica temos disponível: Morfina ampola (10 mg/ml). Se forem prescritos 5 mg de Morfina SC de 8\8 horas, quantos ml deverei aspirar para administrar?

Acho que agora está fácil! Vamos lá...

_____ ------ _____

_____ ------ _____

_____ X _____ = _____ X _____

_____ X _____ = _____

___ X ___ = ___ = _____

X = [   ]

Resposta: Devo aspirar _____ ml da ampola de Morfina para aplicar via SC.

Cálculo de Medicações Via Parenteral – Endovenosa com Diluição

13. Em uma unidade de internação, o técnico de Enfermagem depara-se com a seguinte prescrição: 1,5 g de

Cefuroxima EV 8\8 h. Sabendo que encontra-se em estoque frasco-ampola de Cefuroxima 750 mg, quantos ml devo administrar ao paciente se a diluição for feita em 10 ml?

Esse exercício pode gerar um pouco de confusão, então, faremos juntos, ok?

Primeiro vamos lembrar:
1,5 g = 1.500 mg

750 ------ 10
____ ------ X

750 x X = 1.500 x ____

____ x X = 15.000

___ X ____ = ____ = 20

X = [20 ml]

Resposta: Devo diluir 2 frascos de Cefuroxima de 750 mg com 10 ml cada, aspirar os dois frascos, ou seja, 20 ml aplicar via EV.

14. Se temos disponível frasco-ampola de Meropenem 500 mg e faremos a diluição em 5 ml de AD, quantos frascos-ampola serão necessários para cumprir uma prescrição de 2 g de Meropenem? Lembrando que 2 g = _____ mg.

Vamos tentar fazer sem auxilio agora?

____ ------ ____

____ ------ ____

_____ x _____ = _____ x _____

_____ x _____ = _____

_____ = _____

X = [   ]

15. Foram prescritos 20 mg de Omeprazol EV de 8/8 h, sabendo que temos disponíveis frascos-ampola de 40 mg e que a diluição será feita em 10 ml de AD, quantos ml deverei aspirar para administrar?

Vamos lá! Você faz sozinho e eu te ajudo só um pouquinho, ok?

____ ------ ____

____ ------ ____

_____ x _____ = _____ x _____

_____ x _____ = _____

_____ = 200 = _____
           40

X = [   ]

Cálculo de Medicações Via Parenteral – Diluição em Soro

16. Temos a prescrição médica:

SF --------------- 250 ml } EV   em 2 h
Targocid ------- 150 mg

Temos disponível Targocid 125 mg, para a diluição utilizaremos 10 ml de AD.

Vamos fazer juntos!

APÊNDICE — CADERNO DE EXERCÍCIOS

$\underline{125}$ -------- ____
____ -------- $\underline{X}$

_____ X _____ = _____ x $\underline{10}$

_____ X _____ = _____

_____ = _____ = _____
         125

X = | 12 ml |

17. Atenção para a seguinte prescrição:

SF ------------- 250 ml ⎫
Mefoxin ------ 375 mg ⎬ EV de 8/8 h

Sabendo que temos disponível frasco-ampola de Mefoxin de 1 g e que para cálculo de dosagens não usamos arredondamento, utilizaremos 8 ml de AD para diluição.

Vou começar e você continua.

$\underline{1.000}$ ------ $\underline{8\ ml}$
$\underline{375}$ -------- $\underline{X}$

_____ X _____ = _____ x $\underline{10}$

_____ X _____ = $\underline{3.000}$

_____ = _____ = _____

X = | |

18. Atenção para a prescrição:

SF ------------- 150 ml ⎫
Rocefin------- 180 mg ⎬ EV agora

Sabendo que temos disponível frasco-ampola de Rocefin 1 g e que a diluição deverá ser feita em 5 ml de AD, realize o cálculo para saber quanto deverá ser aspirado e adicionado ao soro do paciente.

Acredito que agora os cálculos estejam mais faceis para você, então vou dar apenas uma dica!

_____ ------ _____

_____ ------ _____

_____ X _____ = _____ X _____

_____ X _____ = $\underline{900}$

_____ = _____ = _____

X = | |

19. Atenção para a prescrição:

SG 5 % ---------- 750 ml ⎫
Terbutalina ------ 180 mg ⎬ EV 1x ao dia

Sabendo que temos disponíveis ampolas de Terbutalina 0,5 mg/ml, calcule quanto deverá ser aspirado e colocado no soro glicosado e administrado ao paciente.

Que tal fazer sozinho?

_____ ------ _____

_____ ------ _____

_____ X _____ = _____ X _____

_____ X _____ = _____

_____ = _____ = _____

X = | |

20. Temos a seguinte P.M.:

AD ------------ 8 ml
Dolantina ----- 100 mg
} EV aplicar 3 ml a cada 8 horas, se houver queixa de algia.

Sabendo que em cada ampola de Dolantina há 100 mg /2 ml, quantos mg o paciente receberá a cada horário de aplicação?

Nesse exercício mudamos um pouco a pergunta, então vou ajudar você nesse início....

100 mg ------ 10 ml (8 ml de AD + 2 da solução)
___X___ ------ 2 ml

_____ x _____ = _____ x _100_

_____ x _____ = _200_

_____ = _____ = _____
              10

X = ☐

Cálculo com Penicilina Cristalina

21. Temos a seguinte P.M.:

Penicilina Cristalina ---- 2,5 Mi. UI
SF 0,9% ---------------- 100 ml
} EV de 6/6 h

Quantos ml devemos administrar ao paciente, se temos disponível frasco-ampola de Penicilina Cristalina de 5 Mi. UI. Dilua em 8 ml de AD.

Pode ficar tranquilo que o primeiro vamos fazer juntos!

_5.000.000_ ------ _10 ml_ (8 ml de AD + 2 do pó)
_2.500.000_ ------ __X__

_5.000.000_ x _X_ = _____ x _10_

_____ x _____ = _____

_____ = _____ = _____
              5.000.000

X = ☐

Resposta: Devemos diluir 1 frasco-ampola de Penicilina Cristalina em 8 ml de AD, aspirar ____ ml da solução final e adicionar ao soro prescrito.

22. Atenção à P.M.:

Penicilina Cristalina --- 300.000 UI
SF 0,9% ---------------- 50 ml
} EV de 6 em 6 h

Temos disponível frasco-ampola de Penicilina Cristalina 1 Mi. UI. ATENÇÃO: neste caso a dosagem de Penicilina é menor, 1 milhão, então você deverá diluir o medicamento em 9,6 ml de AD para no final ter um volume total de 10 ml (9,6 AD + 0,4 pó).

_1.000.000_ ------ _10 ml_ (9,6 AD + 0,4 pó)
_300.000_ ------- _X ml_

_____ x _____ = _____ x _____

_____ x _____ = _____

_____ = _____ = _____
              1.000.000

X = ☐

23. Temos prescrito o seguinte:

Penicilina Crsitalina --- 800.000 UI
SG 5% ---------------- 100 ml
} EV de 8 em 8 h

Temos disponível frasco-ampola de Penicilina Cristalina 1 Mi. UI. Lembre-se de como fizemos o exercício anterior com frasco de 1 milhão UI, mas esse você fará sozinho...

_____ ------- _____

_____ ------- __X ml__

_____ x _____ = _____ x _____

_____ x _____ = _____

_____ = _____ = _____

X = ☐

24. Temos a seguinte P.M.:

Penicilina Cristalina --- 4.000.000 UI ⎫
SF 0,9% ---------------- 100 ml ⎭ EV de 4 em 4 h

Está disponível: frasco-ampola de Penicilina Cristalina 10.000.000 Mi. UI.

Atenção: aqui a dosagem do medicamento é maior; devemos diluir em 16 ml de AD, o volume total aumentará em mais 4 ml, então, o volume total será de 20 ml.

Vamos juntos!

__10.000.000 UI__ ----- __20 ml__ (16 ml + 4 ml do pó)

__4.000.000__ ----- __X ml__

_____ x _____ = _____ x __20__

_____ x _____ = _____

_____ = _____ = _____

X = ☐

25. Atenção para a P.M.:

Penicilina Crsitalina --- 6.000.000 UI ⎫
SF 0,9% ---------------- 150 ml ⎭ EV de 8 em 8 h

Temos disponível frasco-ampola de penicilina cristalina 10.000.000 Mi. UI.

Atenção para a dosagem! Já fizemos esse modelo juntos, agora você consegue sozinho!

_____ ----- _____

_____ ----- _____

_____ x _____ = _____ x __20__

_____ x _____ = _____

_____ = _____ = _____

X = ☐

Resposta: Devemos diluir 1 frasco-ampola de Penicilina Cristalina 10 milhões em 16 ml de AD, aspirar _____ml da solução para aplicar ao soro do paciente.

Cálculo de Insulina

26. A Sra. P.D.F. chegou à Unidade Básica de Saúde com crise hiperglicêmica de 550 mg/dl. O médico presente prescreveu o que segue:

Aplicar 40 UI de Insulina Regular, agora.

Porém, não temos seringa graduada em UI, somente seringas de 3 ml. Quantos ml de Insulina devemos administrar para cumprir a prescrição? Disponível frasco-ampola de Insulina Regular – 100 UI/ml.

Vamos resolver isso juntos!

100 UI ------- 1 ml
40 UI --------- X ml

Agora você continua:

_____ x 100 = _____ x 1

_____ x 100 = _____

_____ = _____ = _____
              100

X = ☐

Resposta: Devemos aspirar 0,4 ml de Insulina Regular utilizando uma seringa de 3 ml e realizar a aplicação SC.

27. A Sra. B.D.C. recebeu a seguinte prescrição:

Aplicar 60 UI de insulina NPH - SC, após o almoço. Porém, não temos seringa graduada em UI, somente seringas de 3 ml. Quantos ml de insulina devemos administrar para cumprir a prescrição? Disponível frasco-ampola de Insulina NPH – 100 UI/ml.

Agora ficou fácil... Vou ajudar só um pouquinho....

100 UI --------- _____

_____ --------- Xml

_____ x _____ = _____ x _____

_____ x _____ = _____

_____ = _____ = _____

X = ☐

Resposta: Devemos aspirar _____ ml de Insulina NPH utilizando uma seringa de 3 ml e realizar a aplicação SC.

28. A Sra. J.J.U. recebeu a seguinte prescrição:

Aplicar 40 UI de Insulina NPH - SC, após o almoço. Temos seringa graduada em 50 UI/0,5 ml. Quantos ml de Insulina devemos administrar para cumprir a prescrição?

Disponível frasco-ampola de Insulina NPH – 100 UI/ml.

Fique tranquilo que vou iniciar esse cálculo para você!

50 UI --------- 0,5 ml
40 UI --------- X ml

Agora você continua.....

_____ x _____ = _____ x _____

_____ x _____ = _____

_____ = _____ = _____

X = ☐

Resposta: Devemos aspirar _____ ml de Insulina NPH e realizar a aplicação SC.

Cálculo com Heparina

Os cálculos de Heparina são semelhantes aos de Insulina, pois também são feitos em UI. Vamos fazer passo a passo alguns exemplos.

APÊNDICE CADERNO DE EXERCÍCIOS

29. Atenção para a prescrição médica:

Aplicar 4.000 UI de Heparina – SC 1 x ao dia. Quantos ml devo administrar ao paciente se tenho disponível frasco-ampola de Heparina – 5.000 UI/ml?

Fique tranquilo que vou iniciar esse cálculo para você!

 5.000 UI ------- 1 ml
 4.000 UI -------- X ml

Agora você continua...

_____ x _____ = _____ x _____

_____ x _____ = _____

_____ = _____ = _____

X = ☐

Resposta: Devemos aspirar _____ ml de Heparina e realizar a aplicação SC.

30. Atenção para a prescrição médica:

Heparina -------- 9.000 UI ⎱
SG 5 % --------- 22,2 ml ⎰ EV em BIC (1ml/h)

Quantos ml da Heparina devemos acrescentar ao soro prescrito, se temos disponível frasco-ampola de Heparina – 5.000 UI/ml?

Vou começar para você:

 5.000 UI ------- 1 ml
 9.000 UI -------- X ml

Agora você continua...

_____ x _____ = _____ x _____

_____ x _____ = _____

_____ = _____ = _____

X = ☐

Resposta: Devemos aspirar _____ ml de Heparina e realizar a aplicação SC.

Parabéns! Você concluiu o primeiro Caderno de Exercícios. Agora está pronto para os cálculos mais avançados! Bons estudos!

CADERNO DE RESPOSTAS

1. Administrar 6,7 ml de Ranitidina (Xarope).

2. Devemos administrar 3 ml de Ranitidina (Xarope).

3. Devemos administrar 0,5 ml da solução do frasco–gotas por SNE 1x ao dia.

4. Deveremos administrar 10 ml da suspensão oral de Fenitoína por SNE para cumprir a prescrição.

5. Deveremos administrar 10 ml de Azitromicina em suspensão.

6. Devemos aspirar 2 ml da ampola de Clindamicina para administrar no paciente.

7. Devemos administrar 4 ml de Furosemida ou 2 ampolas.

8. Devemos administrar 2 ml de Difenidramina ou 2 ampolas.

9. Devemos aspirar 0,8 ml da ampola de Dipirona e administrar.

10. Devemos aspirar 1,5 ml da ampola de Dipirona e administrar.

11. Devemos aspirar 2 ml de Escopolamina, ou seja, 2 ampolas.

12. Deverei aspirar 0,5 ml da ampola de Morfina para administrar via SC.

13. Devo diluir 2 frascos em 10 ml cada e aspirar o total de 20 ml para aplicação EV.

14. Devemos diluir 4 frascos ampola de Meropenem com 5 ml de AD cada, aspirar cada um deles e aplicar então os 20 ml para o total prescrito.

15. Deverei diluir 1 frasco-ampola de Omeprazol em 10 ml de AD, aspirar 5 ml e utilizar.

16. Devemos diluir 2 frascos de Targocid (125 mg) com 10 ml de AD, aspirar 10 ml de um frasco e 2 ml do segundo frasco. Adicionar os 12 ml aspirados nos soro prescrito.

17. Devemos diluir 1 frasco-ampola de Mefoxin em 8 ml de AD, aspirar 3 ml dessa solução e administrar 3 ml.

18. Devemos diluir 1 frasco de Rocefin 1 g em 5 ml de AD, aspirar 0,9 ml dessa solução e adicionar ao soro prescrito.

19. Devemos aspirar 10 ml de Terbutalina, ou seja, 10 ampolas e injetar no SG prescrito.

20. A cada administração da solução, o paciente irá receber 20 mg de Dolantina.

21. Devemos diluir 1 frasco-ampola de Penicilina Cristalina em 8 ml de AD, aspirar 5 ml da solução.

22. Devo diluir 1 frasco-ampola de Penicilina Cristalina 1 milhão, em 9,6 ml de AD, aspirar 3 ml da solução final e acrescentar ao soro prescrito.

23. Devemos diluir 1 frasco-ampola de Penicilina Cristalina (1 Mi) em 9,6 ml de AD, aspirar 8 ml dessa solução e acrescentar ao soro prescrito.

24. Devemos diluir 1 frasco-ampola de Penicilina 10.000.000 em 16 ml de AD, aspirar 8 ml dessa solução e acrescentar ao soro prescrito.

25. Devemos diluir 1 frasco-ampola de Penicilina Cristalina 10 milhões em 16 ml de AD, aspirar 12 ml da solução para aplicar ao soro do paciente.

26. Devemos aspirar 0,4 ml de Insulina Regular utilizando uma seringa de 3 ml e realizar a aplicação SC.

27. Devemos aspirar 0,6 ml de Insulina Regular utilizando uma seringa de 3 ml e realizar a aplicação SC.

28. Devemos aspirar 0,4 ml de Insulina NPH e realizar a aplicação SC.

29. Devemos aspirar 0,8 ml de Heparina e realizar a aplicação SC.

30. Devemos aspirar 1,8 ml da solução de Heparina e acrescentar ao soro prescrito!

Caderno de Exercícios Avançado

Cálculos de Medicações

1. Um paciente em tratamento de úlcera venosa infectada recebeu a seguinte prescrição: Cefalexina 350 mg, suspensão VO de 6/6 h. Quantos ml devemos administrar, se temos disponíveis frascos de 125 mg/5 ml?

2. A paciente A.V.P. apresentou febre durante a noite. A equipe de Enfermagem tem em prontuário a seguinte prescrição: 1 g de Paracetemol se febre. Porém, na clínica temos apenas comprimidos de 500 mg, como cumprir a prescrição?

3. Geralmente, durante o tratamento medicamentoso intenso ou para pacientes com problemas de acidez estomacal como gastrites e úlceras, são prescritos protetores gástricos como a Ranitidina. Se temos a prescrição médica de 75 mg de Ranitidina VO de 12/12 h, quantos ml devemos administrar se temos xarope de Ranitidina a 150 mg/5 ml.

4. Foram prescritos ao Sr. J.B.S. 62,5 mcg de Tiroxina VO, 1x ao dia. O enfermeiro realizou o aprazamento para às 9 da manhã. Quantos comprimidos devem ser dados se temos disponível Tiroxina 25 mcg/cmp?

5. Pacientes cuja medicação deva ser por SNE precisam ser macerados, diluídos ou de maneira ideal, serem prescritos em forma de xarope ou gotas, assim, evitando perda de medicação e, portanto, descumprimento da prescrição médica. Para o Sr. L.J.; o médico plantonista receitou Amiodarona 100 mg em gotas. Temos disponível apenas Amiodarona em gotas 200 mg/ml, como cumprir a prescrição de forma adequada?

6. Um paciente foi levado para o serviço de saúde pelos colegas após ter apresentado uma crise convulsiva no trabalho. O médico de plantão prescreveu 250 mg Fenitoína em gotas. Se o frasco de Fenitoína tem 100 mg/5 ml, quantos ml ele deverá tomar?

7. Foram prescritos 15 mg de Prednisona VO após o café da manhã para um paciente que se encontra em crise de bronquite. Porém, na farmácia só tem disponível Prednisona 5 mg/comprimido. Quantos comprimidos o paciente deverá tomar para alcançar a dose prescrita?

8. A Sra. U.I.O. de 98 anos, está com quadro de sinusite. Para tratamento dessa infecção, o médico prescreveu: Azitromicina 500 mg VO pela manhã. Porém, na farmácia só havia disponível suspensão oral de 200 mg/5 ml. Quantos ml ela deverá tomar para a dose prescrita de Azitromicina?

9. Um paciente diabético de 45 anos, apresenta infecção em hálux direito após cortado sua unha de forma errada. Para o tratamento, o médico prescreveu: 300 mg de Clindamicina EV 6/6 h. Se temos ampolas de 600 mg/4 ml, quantos ml devemos administrar para cumprir a prescrição?

10. No inverno as infecções respiratórias são muito comuns. Com um quadro de infecção de garganta grave, a paciente U.P.P. procurou a Unidade Básica de Saúde e recebeu a seguinte prescrição: Gentamicina 200 mg EV 1x ao dia, porém, se temos apenas ampolas de 40 mg/ml, quantas dessas serão necessárias para cumprir a prescrição de 200 mg de Gentamicina?

11. Foram prescritos ao Sr. M.N.O. 40 mg de Dexametasona EV 2x ao dia; sabendo que cada ampola de Dexametasona contém: 4 mg/ml, quantas ampolas serão necessárias para cumprir a prescrição?

12. Temos disponíveis na clínica médica apenas ampolas de Amicacina 500 mg/2 ml. Caso o médico plantonista prescreva 250 mg de amicacina, quantos ml deveremos administrar?

13. A paciente T.U.T. está internada na clínica cirúrgica aguardando cirurgia de apendicectomia, mas está com muita dor. A equipe de Enfermagem tem prescrito em prontuário o seguinte: Se dor - Dipirona 400 mg EV. Sabendo que temos disponíveis ampolas de Dipirona 1 g/2 ml, quanto deveremos aspirar para cumprir a prescrição?

14. Temos a seguinte prescrição: Administrar 50 mg de Furosemida EV 6/6 h. Quantos ml devo administrar sabendo que cada ampola de Furosemida contém: 20 mg/2 ml?

15. Uma adolescente procura o serviço de saúde com uma cólica menstrual forte. A ginecologista de plantão prescreve: 40 mg de Escopolamina EV em 30 minutos. Sabendo que em cada ampola de Escopolamina temos 20 mg/ml, quantos ml devemos administrar para cumprir a prescrição?

16. Um paciente com quadro de eczema recebeu a seguinte prescrição:

Hidrocortisona 200 mg   EV   8/8 h   Dilua cada frasco em 5 ml de AD

Temos disponível frasco-ampola de Hidrocortisona 100 mg. Quantos frascos-ampola serão necessários para cumprir a prescrição?

17. A Sra. Y.B.R. está internada em clínica médica por uma otite grave. Para o seu tratamento, o clínico geral prescreveu:

600 mg de Ceftazidima EV 12/12 h. Sabendo que temos disponíveis frasco-ampola de 2 g, e que devemos diluir a medicação em 10 ml de AD, quantos ml dessa solução deveremos utilizar?

18. Foram prescritos 60 mg de Teicoplanina EV 24/24 h, sabendo que em cada frasco-ampola temos 200 mg e que a diluição foi feita em 5 ml de AD, quanto devemos aspirar dessa solução para cumprir a prescrição de 60 mg?

19. Foram prescritos 30 mg de Omeprazol EV 8/8 h, sabendo que em cada frasco-ampola temos 40 mg e que a diluição foi feita em 10 ml de AD, quanto devemos aspirar dessa solução para cumprir a prescrição de 30 mg?

20. Foram prescritos 450 mg de Cefuroxima EV 24/24 h, sabendo que em cada frasco-ampola temos: 750 mg e que a diluição foi feita em 5 ml de AD, quanto devemos aspirar dessa solução para cumprir a prescrição de 450 mg?

Cálculos com Penicilina

21. Temos a seguinte prescrição médica:

Penicilina Cristalina ------- 6.000.000 UI { EV aplica de 8/8 h

SF 0,9% -----------------------------100 ml

Quantos ml de Penicilina Cristalina devemos administrar? **Disponível:** fr/amp de Penicilina Cristalina 10 milhões UI. Dilua em 16 ml de AD esterilizada.

22. Temos a seguinte prescrição médica:

Penicilina Cristalina ---------- 7,5 milhões UI { EV aplicar de 6/6 h

SF 5% -----------------------------100 ml

Quantos ml de Penicilina Cristalina devemos administrar?

Disponível: fr/amp de Penicilina Cristalina 10 milhões UI. Dilua em 16 ml de AD esterilizada.

23. Penicilina Cristalina 2.500.000 EV 4/4 h. **Disponível:** apresentação Penicilina Cristalina 5 milhões UI em pó. Dilua em 5 ml. Quantos ml de Penicilina Cristalina devemos administrar?

Cálculos com Insulina

24. Foram prescritos 60 UI de insulina NPH-SC pela manhã. Não temos a seringa graduada em UI, somente seringas de 3 ml. Quantos ml de insulina devemos administrar? **Disponível:** fr/amp de insulina NPH – 100 UI/ml.

25. Está prescrito 40 UI de insulina NPH-SC pela manhã. Na unidade, está em falta a seringa graduada em UI, existindo no estoque somente seringas de 3 ml. Quantos ml de insulina devemos administrar? **Disponível:** fr/amp de insulina NPH – 100 UI/ml.

26. Na prescrição da Sra. F.T.M. está prescrito 30 UI de insulina regular, SC, se dextro ≥ 250. Verificou-se que no estoque está em falta a seringa graduada em UI, dispondo apenas de seringas de 3 ml. Quantos ml de insulina devemos administrar? **Disponível:** fr/amp de insulina regular – 100 UI/ml.

27. O plantonista prescreveu para o Sr. J.O.M. 70 UI de insulina regular, NPH-SC às 9 h da manhã. Na unidade, não temos a seringa graduada em UI. Estão disponíveis apenas seringas de 3 ml. Quantos ml de insulina devemos administrar? **Disponível:** fr/amp de insulina regular – 100 UI/ml.

28. Foram prescritos para a Sra. P.M.N. 80 UI de insulina regular, NPH-SC após o café da manhã. No estoque, existem somente seringas de 3 ml (a seringa graduada em UI está em falta). Quantos ml de insulina devemos administrar? **Disponível:** fr/amp de insulina NPH – 100 UI/ml.

29. A Sra. G.G.M. está com a glicemia de difícil controle. Foram prescritos 90 UI de insulina regular, NPH-SC às 8 h da manhã, porém, na unidade, contamos apenas com as seringas de 3 ml, uma vez que a seringa graduada em UI está em falta. Quantos ml de insulina devemos administrar? **Disponível:** fr/amp de insulina NPH – 100 UI/ml.

30. Estão em falta as seringas graduadas em UI. Foram prescritos 30 UI de insulina regular, NPH-SC pela manhã para o Sr. M.D.S. Quantos ml de insulina devemos administrar utilizando a seringa de 3 ml? **Disponível:** fr/amp de insulina NPH – 100 UI/ml.

31. Utilizando a seringa de 3 ml, uma vez que a seringa graduada em UI está em falta, quantos ml de insulina deverão ser administrados, mediante a prescrição de 10 UI de insulina regular, se dextro ≥ 200? **Disponível:** fr/amp de insulina NPH – 100 UI/ml.

32. Estão prescritos 30 UI de insulina NPH-SC às 9 h da manhã. Temos seringas graduadas em 50 UI/0,5 ml. Dessa forma, quantos ml de insulina deverão ser administrados? **Disponível:** fr/amp de insulina NPH – 100 UI/ml.

33. O plantonista da clínica médica prescreveu 15 UI de insulina NPH-SC após o café da manhã para o Sr. C.S.P. Utilizando a seringa graduada em 30 UI/0,3 ml, quantos ml de insulina devemos administrar? **Disponível:** fr/amp de insulina NPH – 100 UI/ml.

Cálculos de Heparina

34. Está prescrito 2.500 UI de Heparina (por via) SC de 8/8 horas. Dessa forma, quantos ml devemos administrar ao paciente?

Disponível: fr/amp de heparina – 5.000 UI/ml

Ponto Crítico: Atenção à dosagem do medicamento disponível!

35. A senhora P.F.G. necessita de 4.500 UI de Heparina (por via) SC de 24/24 horas. Qual deverá ser o volume, em ml, a se administrar? **Disponível:** fr/amp de Heparina – 5.000 UI/ml.

36. O plantonista médico da unidade de internação adulto realizou a seguinte prescrição para o Sr. M.Q.R.:

Heparina ---------- 14.000 UI {EV de BI (1 ml/h)

SG 5% ------------ 22,2 ml

Quantos ml de Heparina devemos acrescentar ao soro prescrito? **Disponível:** fr/amp de Heparina – 5.000 UI/ml.

37. Na Unidade de Terapia Intensiva (UTI), o médico de plantão realizou para a paciente Sra. C.B.N. a seguinte prescrição de Heparina:

Heparina ------------- 6.500 UI {EV de BI (1 ml/h)

SG 5% --------------- 22,3 ml

Responda quantos ml de Heparina devemos acrescentar ao soro prescrito. **Disponível:** fr/amp de Heparina – 5.000 UI/ml.

38. Foi realizada a seguinte prescrição médica para o Sr. J.O.R.:

Heparina -------------- 9.500 UI {EV de BI (1 ml/h)

SG 5% --------------- 22,5 ml

Ao soro prescrito, serão necessários quantos ml de Heparina? **Disponível:** fr/amp de Heparina – 5.000 UI/ml.

39. É necessário administrar 0,7 ml de Heparina SC ao Sr. Z.A.M. Na unidade temos a seringa de insulina para realizar este procedimento. Quantas unidades correspondem a 0,7 ml? **Disponível:** fr/amp de Heparina – 5.000 UI/ml. Lembre-se de que na graduação da seringa de insulina 100 UI correspondem a 1 ml.

40. Está solicitado na prescrição médica administrar 0,6 ml de Heparina SC e existem na unidade, para esse procedimento seringas de insulina. Quantas unidades correspondem a 0,6 ml? **Disponível:** fr/amp de Heparina – 5.000 UI/ml.

41. O plantonista da unidade de internação solicitou administrar 5.000 UI de Heparina SC, utilizando a seringa de insulina para fazer o procedimento. Quantas unidades correspondem a 5.000 UI? **Disponível:** Ampola de Liquemine (Heparina) – 5.000 UI/0,25 ml.

42. O Sr. U.L.G. necessita de 0,6 ml de Heparina (5.000 UI/ml) por via SC que deverá ser administrado utilizando a seringa de insulina para fazer o procedimento. Quantas unidades correspondem a 0,6 ml? **Disponível:** fr/amp de Heparina – 5.000 UI/ml.

43. Verificou-se que para a Sra. M.M.D., do leito 8 da unidade de internação adulto, o plantonista prescreveu para ser administrado 0,75 ml de Heparina (5.000 UI/ml) por via SC. Na unidade de internação adulto, estão disponíveis apenas as seringas de insulina para a realização do procedimento. Quantas unidades deverão ser administradas correspondendo a 0,75 ml? **Disponível:** fr/amp de Heparina – 5.000 UI/ml. Cálculos de diluição (concentração final recomendada).

Cálculos de Diluição

44. O plantonista da clínica médica prescreveu 500 mg de Vancomicina EV de 8/8 horas. Solicitou a infusão em 1 h, e a concentração final recomendada para diluição é de 3,5 mg/ml. Quantos ml de SF 0,9% devemos acrescentar aos mg prescritos?

45. A Sra. B.M.N. necessita receber, de acordo com a prescrição médica, 500 mg de Cloridrato de Vancomicina EV de 8/8 horas. Está recomendado administrar sob a forma de infusão em 1 h, e a concentração final recomendada para diluição é de 4 mg/ml. Serão necessários quantos ml de SG 5% para serem acrescentados aos 500 mg prescritos?

46. O urologista de plantão prescreveu para o Sra. T.P.M. 900 mg de Mesna EV de 20 minutos, imediatamente antes, 3 h e 6 h, após infusão de Ifosfamida. É necessário administrar sob a forma de infusão, e a concentração final recomendada para diluição é de 20 mg/ml. Sendo assim, quantos ml de SF 0,9% deverão ser acrescentados aos 900 mg prescritos?

47. Um paciente com otite média necessita de 1,5 g de Ceftriaxona EV de 30 minutos, de 8/8 h. Foi orientado administrar sob a forma de infusão, e a concentração final recomendada para diluição do medicamento é de 30 mg/ml. Serão necessários quantos ml de SG 5% para serem acrescentados aos 1,5 g prescritos? Lembre-se de que 1,5 g = 1.500 mg.

48. O Sr. O.M.G. com pielonefrite necessita durante seu tratamento medicamentoso de 2 g de Cefepima EV de 6/6 h, em 30 minutos. O plantonista da clínica médica orientou administrar sob forma de infusão, e a concentração final recomendada para diluição é ≤ 40 mg/ml. Quantos ml de SF 0,9% devemos acrescentar aos 2 g de Cefepima prescritos? Lembre-se de que 2 g = 2.000 mg.

49. Um paciente com anemia, está em tratamento utilizando 150 mg de Ácido Folínico EV de 8/8 h, em 1 hora. Está orientado administrar sob a forma de infusão, e a concentração final recomendada para diluição é de 0,5 mg/ml. São necessários quantos ml de SF 0,9% para serem acrescentados aos 150 mg prescritos de Ácido Folínico?

50. Para a terapia antimicrobiana do paciente, Sr. G.C.S., foram prescritas 500 mg de Floxacino EV de 12/12 horas, em 1 hora. Para administrar sob a forma de infusão, e a concentração final recomendada para diluição é de 5 mg/ml. Realize o cálculo para identificar quantos ml de SG 5% devemos acrescentar aos 500 mg de Floxacino prescritos.

51. A Sra. M.F.C., portadora de insuficiência cardíaca, necessita para redução do seu edema dos membros inferiores 40 mg de Furosemida EV 1x ao dia, pela manhã em 10 minutos. Para administrar sob a forma de infusão, e a concentração final recomendada para diluição é de 1 mg/ml. Quantos ml de SF 0,9% devemos acrescentar aos 40 mg de Furosemida prescritos?

52. Como terapia profilática pré-operatória, foram prescritos 1 g de Cefalotina EV de 12/12 h, em 20 minutos, para a Sra. O.L.M. Recomenda-se administrar sob a forma de infusão, e a concentração final recomendada para diluição é de 20 mg/ml. Sendo assim, quantos ml de

SG 5% são necessários acrescentar aos 1 g de Cefalotina prescritos?

53. Uma adolescente com infecção urinária necessita para seu tratamento de 500 mg de Cefazolina EV de 6/6 h, em 30 minutos, devendo ser administrado sob a forma de infusão, e a concentração final recomendada para diluição e entre 10 e 20 mg/ml. Realizando o cálculo, quantos ml de SF 0,9% devemos acrescentar aos 500 mg de Cefazolina prescritos?

Cálculos Utilizando Rediluição

54. Na clínica cardiológica, um paciente com endocardite infecciosa necessita de 5 mg de Gentamicina EV de 8/8 h, diluídos em 20 ml de SG 5%. Serão necessários quantos ml de Gentamicina para acrescentar ao soro prescrito? **Disponível:** Ampolas de Garamicina (gentamicina) – 40 mg/ml. Rediluir em 7 ml de AD esterilizada. Observe que o volume de ampola é muito pequeno, assim como a dose prescrita.

40 mg _____ 1 ml + 7 ml de AD
                 8 ml ou

40 mg _____ 8 ml
 5 mg _____ x ml

55. Para tratar a infecção pulmonar do Sr. J.L.C., temos a seguinte prescrição médica:

Gentamicina _____ 5 mg ⎫
SG 5% _____ 5 ml   ⎬ EV de 8/8 h
                          ⎭

Serão necessários quantos ml de Gentamicina para acrescentar ao soro prescrito?

Disponível: Ampolas de Garamicina (gentamicina) – 40 mg/ml. Rediluir em 7 ml de AD esterilizada. Observe que o volume de ampola é muito pequeno, assim como a dose prescrita.

56. A Sra. E.M.V. necessita para tratar uma infecção de trato unitário a seguinte prescrição médica:

Gentamicina _____ 10 mg ⎫
SG 5% _____ 10 ml ⎬ EV de 6/6 h
                          ⎭

Quantos ml serão necessários acrescentar ao soro prescrito? **Disponível:** Ampolas de Gentamicina (Gentamicina) – 40 mg/ml. Rediluir em 3 ml de AD esterilizada.

57. Na Unidade de Terapia Intensiva (UTI), um paciente com sepse necessita de 8 mg de Amicacina EV de 8/8 h. Serão necessários quantos ml de Amicacina para serem administrados? **Disponível:** Ampolas de amicacina – 100 mg/ 2 ml. Rediluir em 8 ml de AD esterilizada.

58. Para reduzir o desconforto gástrico, foram prescritos 8 mg de Ranitidina EV de 8/8 h lento. De acordo com a disponibilidade da droga, quantos ml devemos administrar de Ranitidina? **Disponível:** Ampolas de Ranitidinha (Zyllium®) – 50 mg/2 ml. Rediluir em 3 ml de AD esterilizada.

59. Para a jovem R.T.L. tratar sua rinite foi prescrito 1 mg de Decadron® (Dexametasona) EV de 6/6 h. Mediante a disponibilidade da droga, quantos ml devemos administrar de Dexametasona? **Disponível:** Ampolas de Dexametasona – 4 mg/ml. Rediluir em 3 ml de AD esterilizada.

60. Para o controle das crises convulsivas, está disponível a seguinte prescrição médica:

Hidantal (Fenitoína) __ 10 mg ⎫ EV em 30 min
SG 0,9% _____ 20 ml ⎭ de 12/12 h

Para o tratamento adequado, quantos ml de fenitoína devemos acrescentar ao soro prescrito? **Disponível:** Ampolas de Hidantal – 50 mg/ml. Rediluir em 4 ml de AD.

61. Para o sucesso da terapia antimicrobiana, o plantonista da clínica cirúrgica realizou a seguinte prescrição médica:

Dalacin® (Clindamicina) __ 100 mg ⎫ EV 8/8 h
SG 5% _____ 20 ml ⎭

Quantos ml de Clindamicina devemos acrescentar ao soro prescrito pelo plantonista? **Disponível:** Ampolas de Dalacin – 600 mg/4 ml. Rediluir em 2 ml de AD esterelizada.

62. A Sra. AM.P. necessita para o tratamento de sua diabetes 45 UI de insulina NPH, por via SC, e não temos seringas graduadas em Unidades Internacionais, apenas seringas de 3 ml. Qual a quantidade de insulina, em ml, devemos administrar? **Disponível:** fr/amp de insulina NPH (100 UI/ml). Rediluir em 1 ml de AD esterilizada. Lembre-se de que em cálculos de dosagens **não** podemos utilizar a regra para arrendondar. Então, rediluiremos o medicamento, assim chegaremos a um número inteiro ou decimal.

63. Para o tratamento de TVP, reduzindo a possibilidade de formação de coágulos, foram prescritas 2.500 UI de Heparina SC de EV de 12/12 h. Sendo assim, quantos ml devemos administrar de Heparina? **Disponível:** Ampolas de Heparina – 5.000 UI/0,25 ml. Rediluir em 0,75 ml de AD, ou seja, aspirar uma ampola inteira de Heparina e completar até 1 ml com AD esterilizada.

64. Para tratar a pneumonia da Sra. A.M.C., o plantonista da clínica médica prescreveu:

Vancomicina _____ 18 mg ⎫ EV de 8/8 h
SG 5% _____ 5 ml ⎭

Para cumprir a prescrição médica, quantos ml devemos acrescentar ao soro prescrito?

Disponível: fr/amp em 5 ml, aspirar a 1 ml (correspondente a 100 mg) e rediluir em 9 ml com AD esterilizada. Começamos para você!

65. Após o tratamento cirúrgico de correção de fratura exposta, o ortopedista prescreveu para E.M.N. o seguinte:

Vancomicina _____ 20 mg ⎱ EV de 8/8 h
SG 5% _____ 8 ml ⎰

Disponível: fr/amp de Vancomicina – 500 mg.

Diluir fr/amp em 5 ml, retirar a 1 ml (correspondente a 100 mg) e rediluir em 9 ml em AD esterilizada.

66. A paciente de 12 anos, A.S.M. apresenta quadro de faringite e a pediatra de plantão prescreveu:

Penicilina Cristalina ___ 80.000 UI ⎱ EV de 6/6 h
SG 0,9% ___ 5 ml ⎰

Disponível: fr/amp em 5 milhões.

Diluir 1 fr/amp em 8 ml de AD, aspirar 2 ml (1 milhão de UI) em uma seringa de 10 ml, após rediluir em 8 ml com AD esterilizada.

67. Para tratar a amigdalite de T.M.O., o clínico de plantão no P.A. prescreveu:

Penicilina Cristalina ___ 20.000 UI ⎱ EV de 6/6 h
SG 5% ____ 5 ml ⎰

Disponível: fr/amp de Penicilina Cristalina - 5 milhões UI. Diluir um fr/amp em 8 ml de AD, aspirar 1 ml (500.000 UI) em uma seringa de 10 ml, após rediluir em 9 ml com AD esterilizada.

68. A criança de 9 anos, W.O.M., necessita em seu tratamento de gastroenterite da seguinte prescrição médica:

Penicilina Cristalina ___ 60.000 UI ⎱ EV de 4/4 h
SG 0,9% ___ 4 ml ⎰

Disponível: fr/amp de Penicilina Cristalina - 5 milhões UI. Diluir um fr/amp em 8 ml de AD, aspirar 1 ml (500.000 UI) em uma seringa de 10 ml, após rediluir em 9 ml com AD esterilizada.

69. O plantonista da clínica médica prescreveu para E.F.G. a seguinte prescrição médica para o tratamento coadjuvante da febre reumática:

Penicilina Cristalina ___ 25.000 UI ⎱ EV de 6/6 h
SG 5% _____ 4 ml ⎰

Disponível: fr/amp de Penicilina Cristalina - 5 milhões UI. Diluir um fr/amp em 8 ml de AD, aspirar 1 ml (500.000 UI) em uma seringa de 9 ml, após rediluir em 9 ml com AD esterilizada.

70. A Sra. M.S.C., alérgica à penicilina, precisa para o tratamento de uma infecção do trato urinário 5 mg de Teicoplanina (Targocid®) EV de 8/8 h. Serão necessários quantos ml para serem administrados? **Disponível:** fr/amp de Targocid – 400 mg. Diluir um fr/amp em 10 ml de AD esterilizada, aspirar 1 ml (40 mg) e após rediluir em 7 ml de AD.

71. Foram prescritos 10 mg de

Netilmicina EV de 8/8 h para o Sr. O.T.M. Realize o cálculo para descobrir quantos ml devemos administrar. **Disponível:** fr/amp de Netromicina® (150 mg/1,5 ml). Rediluir um ampola em 7,5 ml de AD e, desta nova solução, aspirar 1 ml (15 mg), rediluindo novamente em mais 2 ml de AD.

72. Para despertar a Sra. K.M.C. da indução anestésica, o médico anestesista prescreveu 20 mg de Narcan® (Naloxona) EV agora. Serão necessários quantos ml para serem administrados? **Disponível:** fr/amp de Narcan 0,4 mg/ml. Rediluir uma ampola em 9 ml de AD.

73. O médico intensivista prescreveu para o SR. L.A.C. 20 mg de Mefoxin® (Cefoxina) EV de 6/6 h. Serão necessários quantos ml para serem administrados? **Disponível:** fr/amp de Mefoxin 2 g. Diluir 1 fr/amp de Mefoxin 2 g em 10 ml de AD esterelizada, aspirar 1 ml (200 mg) e rediluir em 9 ml de AD. Este você faz sozinho!

Cálculos com Porcentagem

74. Na Unidade de Internação Adulto, temos disponíveis para uso ampolas de 10 ml de glicose 50%. Quantos gramas de glicose temos nesta ampola para serem administrados ao Sr. U.M.P.? É só ler corretamente a porcentagem. Vamos lá, nós começamos para você!

50% → 50 g _____ 100 ml
X g _____ 10 ml

75. A paciente Z.C.V. está apresentando hipoglicemia e precisamos corrigir o mais breve possível. Quantos gramas de glicose temos em uma ampola de 20 ml de glicose a 25%?

76. O plantonista está prescrevendo um soro de reposição para o paciente A.Z.S. e necessita saber quantos gramas de NaCl temos em uma ampola de 20 ml de NaCl a 20%?

77. Houve uma intercorrência no setor de hemodiálise e a paciente F.N.M. precisa repor eletrólitos. Quantos gramas de NaCl temos em uma ampola de 10 ml de NaCl a 3%?

78. Na maternidade, está acontecendo uma urgência obstétrica e é necessário identificar: quantos gramas de Sulfato de Magnésio (MaSO$_4$) temos em uma ampola de 10 ml de Sulfato de Magnésio a 10%?

79. A urgência obstétrica não evoluiu de forma positiva, tornando-se uma emergência obstétrica e agora é preciso saber: quantos gramas de Sulfato de Magnésio (MaSO$_4$) temos em uma ampola de 10 ml de Sulfato de Magnésio a 20%?

80. Para controlar a labilidade glicêmica do Sr. L.F., é necessário saber com precisão: quantos gramas de glicose temos em um frasco de 500 ml de soro glicosado (SG) a 5%?

81. Para o preparo adequado da solução de tratamento do paciente W.P.M., quantos gramas de glicose temos em um frasco de 500 ml de soro glicosado (SG) a 10%?

82. O plantonista da UTI necessita saber: quantos gramas de glicose temos em um frasco de 1.000 ml de soro glicosado (SG) a 5% para calcular o soro de reposição para o Sr. J.M.O.?

83. Para calcular de forma adequada e sem prejuízos no tratamento da Sra. S.T.S.: quantos gramas de glicose temos em um frasco de 1.000 ml de soro glicosado (SG) a 10%?

84. No Pronto Atendimento um paciente necessita de reposição salina imediata. Quantos gramas de NaCl temos em um frasco de SF 0,9% - 500 ml?

85. O paciente L.S.C. está apresentando hipovolemia durante o transoperatório de laparotomia exploradora. Para uma precisa reposição quantas gramas de NaCl temos em um frasco de SF 0,9% - 1.000 ml?

86. O paciente F.H.C. com hipertensão craniana necessita de Manitol. Quantos gramas de medicamento Manitol temos diluídos em frascos de 250 ml a 20 %?

87. Após a cirurgia de clampeamento de aneurisma cerebral, a Sra. D.R. necessita utilizar Manitol para o controle do edema. Quantos gramas de medicamento Manitol temos diluídos em frascos de 500 ml a 20%?

88. Para o auxílio na recuperação da saúde do paciente B.G.O. após ter sido vítima de politraumatismo por acidente automobilístico, quantos gramas de medicamento Manitol temos diluídos em frascos de 250 ml a 10% para correta administração?

89. Para prevenir a falência renal de um paciente grave na UTI, quantos gramas de medicamento Manitol temos diluídos em frascos de 500 ml a 3%?

90. Na clínica psiquiátrica, o paciente J.B.D. necessita de Neuleptil®. Quantos gramas de medicamento Neuleptil® (Periciazina) temos em frascos de 20 ml da solução oral a

1% para o tratamento adequado?

91. Para a indução sedativa da paciente D.M.V., é necessário para a correta prescrição saber: quantos miligramas do medicamento Neozine® (Levomepromazina) temos em um frasco de 20 ml da solução oral a 4%?

92. O paciente L.I.L.S., portador de endocardite fúngica, necessita de Flagyl® na composição de sua prescrição. Quantos miligramas do medicamento Flagyl® (Metronidazol) temos em 50 ml, em frasco a 0,5% para o correto tratamento?

Lembre-se de que 0,5 = 500 mg.

93. No estado de choque séptico, o plantonista da clínica médica prescreveu para o Sr. J.D. Decadron®. Para a correta prescrição, quantos miligramas do medicamento Decadron® (Dexametasona) temos uma ampola de 1 ml a 0,4%? Lembre-se de que 0,4 g = 400 mg.

94. Para a correta dosagem na prescrição da senhora A.N.S., quantos miligramas de Vitamina C temos em uma ampola de 5 ml a 10%? Lembre-se de que 10 g = 10.000 mg.

95. Na clínica cardiológica, o plantonista precisa identificar quantos miligramas do medicamento Gluconato de Cálcio temos em uma ampola de 10 ml a 10% para a correta prescrição do Sr. F.P.S.

96. Nos distúrbios hidroeletrolíticos faz-se necessário a correção através do Bicarbonato via parenteral. Quantos gramas temos de Bicabonato de Sódio (BiCNa) em uma ampola de 20 ml a 3%?

97. Durante as alterações ácido-básicas do sangue, verificadas na gasometria arterial, é necessária a prescrição de Bicarbonato Exógeno. Quantos gramas de Bicabonato de Sódio (BiCNa) há em uma ampola de 20 ml a 10%?

Cálculos de Transformação de Soro

98. O paciente R.V.B. necessita para seu tratamento de 250 ml de SG 10%, para ser infundido de 8/8 h. Este está em falta na clínica médica, onde apenas estão disponíveis frascos de SG 5% de 250 ml e ampolas de glicose de 10 ml a 50%. Como proceder?

Teremos que transformar os SG 5% em SG 10%, utilizando as ampolas de glicose a 50%.

99. Para a correta reposição eletrolítica da paciente W.C.R., foram prescritos 500 ml de SG 10%, para ser infundido 12/12 h. Esta medicação não é padronizada na instituição e temos disponíveis na clínica apenas frascos de SG 5% de 500 ml e ampolas de glicose de 10 ml a 50%. Como proceder? Teremos que transformar 500 ml de SG 5% em SG 10%, como no exercício anterior.

100. O paciente D.M.M. necessita no decorrer de seu tratamento de 1.000 ml de SG 10%, para ser infundido 6/6 h. Será necessária a transformação do soro, pois este não está disponível na clínica. Apenas estão disponíveis frascos de SG 5% de 1.000 ml e ampolas de glicose de 10 ml a 50%. Como será a transformação deste soro?

101. Para o paciente J.D.M., o neurologista clínico elaborou a seguinte prescrição médica:

AD	550 ml
SF 0,9%	140 ml
Manitol 10%	40 ml
Cisplatina	50 mg

EV em 1 h

Na farmácia do hospital, temos todos os itens prescritos, como exceção do Manitol 10%. Estão disponíveis apenas frascos de 250 ml a 20%. Como devemos proceder para oferecer a medicação necessária para o tratamento de J.D.M.?

102. O plantonista da UTI realizou a seguinte prescrição médica para a Sra. C.L.P.:

Ciclosfosfamida	2,6 g
GlucoCa 10%	5 ml
SG 5%	200 ml
$MgSO_4$ 10%	5 ml
Mesna	1,3 g

EV em 2 h

Acabou o estoque de Sulfato de Magnésio ($MgSO_4$) a 10% na farmácia hospitalar e, para o preparo da solução, temos apenas ampolas de 10 ml do Sulfato de Magnésio ($MgSO_4$) a 20%. Como devemos proceder para cumprir a prescrição médica?

103. O paciente Q.J.M. desenvolveu importante edema cerebral e para correto tratamento temos a seguinte prescrição médica:

AD	550 ml
SF 0,9%	160 ml
Manitol 20%	40 ml
Cisplatina	50 mg

EV em 4 h

Verificou-se na unidade que apenas o manitol 20% está em falta encontrando-se disponíveis apenas frascos de 250 ml de Manitol a 10%. Como transformar a solução de forma correta para o tratamento do Q.J.M.?

104. Para a proteção renal da Sra. B.S.M., o médico intensivista da UTI realizou a seguinte prescrição médica:

AD	600 ml
SF 0,9%	150 ml
Manitol 10%	30 ml
Cisplatina	45 mg

EV em 2 h

A Enfermagem do setor percebeu que está em falta o Manitol 10%. Porém, no estoque, estão disponíveis frascos de 250 ml de Manitol a 20%. Como será o cálculo de transformação da medicação?

105. Na unidade cardiológica, o paciente F.J.M. necessita da seguinte prescrição médica:

SF 0,9% _____ 200 ml ⎫
SG 10% _____ 800 ml   ⎬ EV 8/8 h
KCl _____ 10 mg   ⎭

Como devemos proceder no preparo da solução, uma vez que não temos o SG 10%, estando disponíveis apenas frascos de SG 5% - 1.000 ml e ampolas de glicose 50% - 10 ml?

106. Para a adequada correção do distúrbio eletrolítico sofrido pela Sra. F.T.S., o plantonista da clínica médica realizou a seguinte prescrição médica:

SG 10% _____ 200 ml ⎫
NaCL 3% _____ 6 ml   ⎬ EV 6/6 h
KCl 19,1% _____ 3 ml   ⎭

Como deverá ser a transformação da medicação, uma vez que está em falta na farmácia hospitalar ampolas de NaCl 3%, estando disponíveis apenas ampolas de NaCl 20% (20 ml)?

107. Para cumprir a prescrição que o plantonista da clínica geriátrica elaborou para o Sr. K.L.M., temos a seguinte prescrição médica:

SG 5% _____ 550 ml ⎫
SF 0,9% _____ 150 ml │
Plasil _____ 1 amp ⎬ EV em 6 h
Manitol 3% _____ 10 g   │
Dramin B6® _____ 1 amp ⎭

A enfermagem verificou que quase todos os itens estão disponíveis para a realização da prescrição, porém o Manitol disponível para uso é o 20% (frascos de 250 ml). Como deverá ser a transformação do Manitol para cumprir adequadamente a prescrição médica?

108. O paciente O.M.P. foi diagnosticado com hidrocefalia, e o neurologista clínico realizou a seguinte prescrição médica:

AD _____ 550 ml ⎫
SF 0,9%_____ 140 ml ⎬ EV em 2 h
Manitol_____ 7,5 g   │
Cisplatina _____ 40 mg   ⎭

No momento do preparo da solução, verificou-se que todos os itens para a solução prescrita estavam disponíveis, exceto o Manitol, que neste caso encontram-se disponíveis para uso frascos de 250 ml a 20%. Como deverá proceder a transformação desta solução?

109. Em uma intercorrência obstétrica na maternidade do hospital, o plantonista planejou a seguinte prescrição médica:

SG _____ 800 ml
SF 0,9% _____ 200 ml
KCL 19,1% _____ 7 ml   } EV 6/6 h
MgSO$_4$ _____ 3,5 ml
Dramin B6® _____ 1 amp

Acabou o estoque de Sulfato de Magnésio (MgSO$_4$) a 20% na farmácia hospitalar e, para o preparo da solução, temos apenas ampolas de 10 ml do Sulfato de Magnésio (MgSO$_4$) a 50%. Como devemos proceder para cumprir a prescrição médica?

110. A médica obstetra, prescreveu para a paciente M.E.D. o seguinte:

SG 5% _____ 800 ml
SF 0,9% _____ 200 ml
KCL 19,1% _____ 7 ml   } EV 12/12 h
MgSO$_4$ 10% _____ 7 ml
Dramin B6® _____ 1 amp

Hoje no hospital, temos todos os itens para podermos preparar a solução prescrita, exceto MgSO$_4$ de 10%, estando disponíveis apenas ampolas de 10 ml de MgSO$_4$ 20%. Como deverá ser a transformação da solução para cumprir a prescrição médica?

111. Para a adequada correção do distúrbio hidroeletrolítico que o paciente R.S.M. desenvolveu, o plantonista da UTI realizou a seguinte prescrição médica:

SF 0,9% _____ 80 ml
SG 5% _____ 630 ml } EV 8/8 h
BicNa 3% _____ 60 ml

Como deverá ser a realizada a transformação da solução, uma vez que para podermos cumprir a prescrição médica falta somente o Bicarbonato de Sódio a 3% (BicNa 3%), pois na instituição estão disponíveis apenas frascos de AD de 250 ml e ampolas de 10 ml de Bicarbonato de Sódio a 10%?

112. A Sra. P.O.S.T. necessita receber de forma correta a seguinte prescrição médica:

Cisplatina _____ 42 mg
AD _____ 83 ml
SF 0,9% _____ 125 ml
Manitol 20% _____ 20 ml   } EV 8/8 h
Dramin B6 ® DL 3%___ 1 amp
BicNa 3% _____ 60 ml

No momento do preparo da solução, verificou-se que todos os itens para a solução prescrita estavam disponíveis, exceto o Manitol, que neste caso encontra-se disponível para uso à concentração de 10%. Como deverá proceder a transformação desta solução?

113. Para corrigir o distúrbio eletrolítico do adolescente E.C.M., de 16 anos, temos a seguinte prescrição médica realizada pelo plantonista:

SF 10% _____ 490 ml
NaCl 20% _____ 6 ml   } 60 ml/h contínuo
KCL 19,1% _____ 6 ml

Verificou-se no estoque da unidade que todos os itens prescritos para preparar a solução estão disponíveis, porém temos no estoque somente ampolas de NaCl 30%. Como a enfermagem deve proceder para transformar esta solução?

Cálculos com Permanganato de Potássio

114. A pediatra prescreveu para a criança G.S.L. 50 ml de NaCl 3%, utilizando ampolas de 20 ml de NaCl 20% e AD esterelizada. Como deverá ser o preparo desta solução?

115. Para tratar as lesões eczematosas da criança M.O.L., a pediatria prescreveu banho de assento com Permanganato de Potássio ($KMnO_4$) 1:40.000. Observou-se que no estoque da pediatria temos comprimidos de 100 mg e frascos de AD. Como deverá ser o preparo da solução, transformando para 2 litros de volume final?

116. Com a finalidade de tratar o abcesso do paciente L.O.C., o plantonista da clínica médica prescreveu compressas com $KMnO_4$ 1:40.000, em região inguinal 3x ao dia. No estoque da farmácia hospitalar temos apenas comprimidos de 0,1 g e frascos de AD. Realize o cálculo de transformação de solução para preparar 1 litro do medicamento prescrito?

117. O paciente W.S.C. sofreu lesões em um acidente automobilístico e para o tratamento das lesões temos a seguinte prescrição médica: aplicar compressas com $KMnO_4$ 1:20.000, em branco direito, 4x ao dia, observando a resposta do paciente. Na unidade de internação adulto, está disponível comprimidos de 100 mg e frascos de AD. Como a Enfermagem deverá proceder para preparar 1 litro de solução?

118. Em uma situação de dermatose aguda, o plantonista da clínica médica prescreveu para a paciente G.M.S. 2 litros de $KMnO_4$ a 1:20.000, utilizando comprimidos de 0,1 g de $KMnO_4$ e frascos de AD. Como deverá ser o preparo desta solução?

119. Em um caso de dermatite grave, a prescrição médica solicita banho com o preparo de 2.000 ml de $KMnO_4$ a 1:10.000, usando envelopes de $KMnO_4$ de 50 mg. Como deverá ser o preparo dessa solução?

120. Em um caso de celulite, com edema e dor local, a prescrição médica solicita aplicar compressas locais, com o preparo de 500 ml de $KMnO_4$ a 1:10.000, usando comprimidos de $KMnO_4$ de 50 mg. Como deverá ser o preparo dessa solução?

Cálculo de Gotejamento

> **Lembre-se das fórmulas para o tempo de infusão em Horas.**
> N° de gotas\min = $\dfrac{V}{T \times 3}$
> N° de microgotas\min = $\dfrac{V}{T}$

Lembre-se das fórmulas para o tempo de infusão em minutos.

Nº de gotas\min = $\frac{V \times 20}{T}$

Nº de microgotas\min = $\frac{V \times 60}{T}$

121. Prescrição Médica
SF 0,9% 500 ml - EV 12/12 h
Deverão correr quantas gotas por minuto?

122. Prescrição Médica
SF 0,9% 700 ml - EV 24/24 h
Deverão correr quantas gotas por minuto?

123. Prescrição Médica
SG 5% 250 ml - EV 2/2 h
Deverão correr quantas gotas por minuto?

124. Prescrição Médica
SG 10% 400 ml - EV 6/6 h
Deverão correr quantas gotas por minuto?

125. Prescrição Médica
SGF - 1.000 ml - EV 24/24 h
Deverão correr quantas gotas por minuto?

126. Prescrição Médica
SGF - 250 ml - EV 4/4 h
Deverão correr quantas gotas por minuto?

127. Prescrição Médica
SF 0,9% 500 ml - EV 2/12 h
Deverão correr quantas microgotas por minuto?

128. Prescrição Médica
SF 0,9% 250 ml - EV 2/2 h
Deverão correr quantas microgotas por minuto?

129. Prescrição Médica
SG 10% 100 ml - EV 2/2 h
Deverão correr quantas microgotas por minuto?

130. Prescrição Médica
SGF 250 ml - EV 6/6 h
Deverão correr quantas microgotas por minuto?

131. Prescrição Médica
SG 5% 400 ml - EV 4/4 h
Deverão correr quantas microgotas por minuto?

Cálculo de Gotejamento em Soluções Compostas

132. Prescrição Médica de:
SG 5% ------------ 500 ml
NaCl 20% ------- 20 ml   EV 8/8 h
Vit. C ------------- 2 ml
Quantas gotas deverão correr por minuto?

133. Prescrição Médica de:
SF 0,9% --------- 250 ml
SG 5% -----------500 ml   EV 12/12 h
KCL 19,1% ----- 10 ml
Quantas gotas deverão correr por minuto?

134. Prescrição Médica de:
SF 0,9% -------- 1.000 ml
SG 10% --------100 ml   EV 24/24 h
KCL 19,1% -----10 ml
Quantas gotas deverão correr por minuto?

135. Prescrição Médica de:
SG 5% ------------ 980 ml
NaCl 20% -------10 ml   EV 24/24 h
KCL 19,1% ------ 10 ml
Quantas gotas deverão correr por minuto?

136. Prescrição Médica de:

SG 5% ----------- 250 ml
SF 0,9% ----------250 ml } EV 6/6 h
KCL 19,1% ------- 10 ml

Quantas gotas deverão correr por minuto?

137. Prescrição Médica de:

SF 0,9% --------- 500 ml
SG 5% ----------- 200 m
KCL 19,1% ----- 10 ml } EV 8/8 h
Vit. C------------ 10 ml
$MgSO_4$ 10% ---- 10 ml

Quantas gotas deverão correr por minuto?

138. Prescrição Médica de:

SF 0,9% --------- 700 ml
SG 5% -----------200 ml } EV 12/12 h
$MgSO_4$ 10% -----10 ml

Quantas gotas deverão correr por minuto?

139. Prescrição Médica de:

SF 0,9% ---------- 400 ml
SG 5% ------------ 150 ml
KCL 19,1% ------- 10 ml } EV 6/6 h
Dramin B6®------- 10 ml
$MgSO_4$ 10% ----- 10 ml

Quantas gotas deverão correr por minuto?

140. Prescrição Médica de:

SF 0,9% ---------- 500 ml
SG 5% ------------ 100 ml
KCL 19,1% ------- 10 ml } EV 6/6 h
Dipirona---------- 10 ml

Quantas gotas deverão correr por minuto?

141. Prescrição Médica de:

SF 0,9% ---------- 250 ml
SG 10% ----------- 150 ml
KCL 19,1% ------- 10 ml
Dramin B6® ------- 10 ml } EV 8/8 h
$MgSO_4$ 10% ------ 10 ml
Dipirona ----------- 2 ml

Quantas gotas deverão correr por minuto?

142. Prescrição Médica de:

SF 0,9% -------- 1.000 ml
Glicose 10% --- 20 ml } EV 24/24 h
KCL 19,1% -----10 ml

Quantas microgotas deverão correr por minuto?

143. Prescrição Médica de:

SF 0,9% ---------- 300 ml
SG 5% ------------ 150 ml
KCL 19,1% ------- 10 ml } EV 6/6 h
Dramin B6® ------- 10 ml
$MgSO_4$ 10% ------ 15 ml

Quantas microgotas deverão correr por minuto?

144. Prescrição Médica de:

SF 0,9% --------- 200 ml
SG 5% ------------100 ml } EV 2/2 h
$MgSO_4$ 10% -----10 ml

Quantas microgotas deverão correr por minuto?

145. Prescrição Médica de:

SG 5% ----------- 500 ml
NaCl 20% -------20 ml } EV 8/8 h
Vit. C ------------- 2 ml

Quantas microgotas deverão correr por minuto?

146. Prescrição Médica de:

SF 0,9% --------- 250 ml ⎫
SG 5% ----------- 500 ml ⎬ EV 6/6 h
KCL 19,1% ----- 10 ml ⎭

Quantas microgotas deverão correr por minuto?

147. Prescrição Médica de:

SF 0,9% --------- 300 ml ⎫
SG 5% ----------- 100 ml ⎬ EV 4/4 h
$MgSO_4$ 10% ---- 10 ml ⎭

Quantas microgotas deverão correr por minuto?

148. Prescrição Médica de:

SF 0,9% ----------- 150 ml ⎫
SG 10% ----------- 150 ml ⎪
KCL 19,1% -------- 10 ml ⎬ EV 8/8 h
Dramin B6® -------- 5 ml ⎪
$MgSO_4$ 10% ------- 5 ml ⎪
Dipirona ----------- 2 ml ⎭

Quantas microgotas deverão correr por minuto?

149. Prescrição Médica de:

SF 0,9% --------- 400 ml ⎫
SG 5% ----------- 100 ml ⎬ EV 6/6 h
$MgSO_4$ 10% ---- 5 ml ⎭

Quantas microgotas deverão correr por minuto?

150. Prescrição Médica de:

SF 0,9% ---------- 100 ml ⎫
SG 10% ----------- 150 ml ⎪
KCL 19,1% ------- 10 ml ⎬ EV 4/4 h
Dramin B6® ------- 10 ml ⎪
$MgSO_4$ 10% ------ 10 ml ⎪
Dipirona ---------- 2 ml ⎭

Quantas microgotas deverão correr por minuto?

151. Prescrição Médica de:

SF 0,9% ---------100 ml ⎫
Amicacina ------ 150 mg ⎬ EV em 30 min

Quantas gotas deverão correr por minuto?

152. Prescrição Médica de:

SF 0,9% --------- 150 ml ⎫
Decadron -------- 60 mg ⎬ EV em 45 min

Quantas gotas deverão correr por minuto?

153. Prescrição Médica de:

SF 0,9% --------- 30 ml ⎫
Decadron ------- 40 mg ⎬ EV em 30 min

Quantas gotas deverão correr por minuto?

154. Prescrição Médica de:

SF 0,9% ---------80ml ⎫
Amicacina ----- 70mg ⎬ EV em 50 min

Quantas gotas deverão correr por minuto?

155. Prescrição Médica de:

SF 0,9% --------- 100 ml ⎫
Amicacina ------- 150 mg ⎬ EV em 30 min

Quantas microgotas deverão correr por minuto?

156. Prescrição Médica de:

SF 0,9% --------- 150 ml ⎫
Decadron -------- 60 mg ⎬ EV em 45 min

Quantas microgotas deverão correr por minuto?

157. Prescrição Médica de:

SF 0,9% ----------- 30ml ⎫
Decadron ---------- 40mg ⎬ EV em 30 min

Quantas microgotas deverão correr por minuto?

158. Prescrição Médica de:

SF 0,9% ---------- 80 ml ⎫
Amicacina ------- 70 mg ⎬ EV em 50 min
                          ⎭

Quantas microgotas deverão correr por minuto?

159. Prescrição Médica de:

SF 0,9% ---------500 ml, manter 20 gotas/min
Em quantas horas esse soro será infundido?

160. Prescrição Médica de:

SGF --------- 1.000 ml, manter 62 gotas/min
Em quantas horas esse soro será infundido?

161. Prescrição Médica de:

SG 5% ---------250 ml, manter 80 gotas/min
Em quantas horas esse soro será infundido?

162. Prescrição Médica de:

SF 0,9% --------- 500 ml ⎫
SG 5% ----------- 100 ml ⎬ EV 132 gotas/min
Manitol 10% --- 150 ml   ⎭

Em quantas horas esse soro será infundido?

163. Prescrição Médica de:

SG 10% ---------- 300 ml ⎫
Dramin B6® ------- 10 ml ⎬ EV 90 gotas/min
$MgSO_4$ 10% ----- 10 ml ⎭

Em quantas horas esse soro será infundido?

164. Prescrição Médica de:

SG 10% -------- 1.000 ml ⎫
KCL 19,1% ---- 10 ml   ⎬ EV 150 gotas/min
                          ⎭

Em quantas horas esse soro será infundido?

165. Prescrição Médica de:

SF 0,9% ---------- 500 ml ⎫
Glicose 5----------- 10 ml ⎬ EV 75 gotas/min
$MgSO_4$ 10% ------ 10 ml ⎭

Em quantas horas esse soro será infundido?

APÊNDICE — CADERNO DE EXERCÍCIOS

CADERNO DE RESPOSTAS

1. **Resposta:** 14 ml
2. **Resposta:** 2 comprimidos
3. **Resposta:** 2,5 ml
4. **Resposta:** 2 comprimidos e ½
5. **Resposta:** 0,5 ml
6. **Resposta:** 12,5 ml
7. **Resposta:** 3 comprimidos
8. **Resposta:** 12,5 ml
9. **Resposta:** 2 ml
10. **Resposta:** 5 ml ou 5 ampolas
11. **Resposta:** 10 ml ou 10 ampolas
12. **Resposta:** 1 ml
13. **Resposta:** 0,8 ml
14. **Resposta:** 5 ml ou 2 ampolas e ½
15. **Resposta:** 2 ampolas ou 2 ml
16. **Resposta:** 2 frascos ou 10 ml
17. **Resposta:** 3 ml (Devemos diluir 1 frasco-ampola em 10 ml de AD e utilizar 2 ml da solução)
18. **Resposta:** 1,5 ml (Devemos diluir 1 frasco-ampola em 5 ml de AD e utilizar 1,5 ml da solução)
19. **Resposta:** 7,5 ml (Devemos diluir 1 frasco-ampola em 10 ml de AD e utilizar 7,5 ml da solução)
20. **Resposta:** 3 ml

Cálculos de Penicilina

21. **Resposta:** Devemos diluir 1 fr/amp de Penicilina Cristalina (10 milhões) com 16 ml de AD e, desta solução, utilizar 12 ml acrescentando-o ao soro prescrito.

22. **Resposta:** Devemos diluir 1 fr/amp de Penicilina Cristalina (10 milhões) com 16 ml de AD e, desta solução, utilizar 12 ml acrescentando-o ao soro prescrito.

23. **Resposta:** 2,5 ml

Cálculos com Insulina

24. **Resposta:** Devemos aspirar 0,6 ml da insulina NPH, utilizando uma seringa de 3 ml e administrar por via SC ao paciente.

25. **Resposta:** Devemos aspirar 0,4 ml da insulina NPH, utilizando uma seringa de 3 ml e administrar por via SC ao paciente.

26. **Resposta:** Devemos aspirar 0,3 ml da insulina regular utilizando uma seringa de 3 ml e administrar por via SC ao paciente.

27. **Resposta:** Devemos aspirar 0,6 ml da insulina NPH, utilizando uma seringa de 3 ml e administrar por via SC ao paciente.

28. **Resposta:** Devemos aspirar 0,8

ml da insulina NPH, utilizando uma seringa de 3 ml e administrar por via SC ao paciente.

29. **Resposta:** Devemos aspirar 0,9 ml da insulina NPH, utilizando uma seringa de 3 ml e administrar por via SC ao paciente.

30. **Resposta:** Devemos aspirar 0,3 ml da insulina NPH, utilizando uma seringa de 3 ml e administrar por via SC ao paciente.

31. **Resposta:** Devemos aspirar 0,1 ml da insulina NPH, utilizando uma seringa de 3 ml e administrar por via SC ao paciente. **Dica:** Para garantir uma aplicação mais segura, acrescente 0,4 ml de AD esterilizada a 0,1 ml de insulina.

32. **Resposta:** Devemos administrar 0,3 ml de insulina ao paciente.

33. **Resposta:** Devemos administrar 0,1 ml de insulina ao paciente.

Cálculos de Heparina

34. **Resposta:** Devemos aspirar 0,5 ml da solução de Heparina (5.000 UI/ml) e administrar por via SC a cada 8 horas.

35. **Resposta:** Devemos aspirar 0,9 ml da solução de Heparina (5.000 UI/ml) e administrar por via SC a cada 24 horas.

36. **Resposta:** Devemos aspirar 2,8 ml de solução de Heparina (5.000 UI/ml) e acrescentar ao soro prescrito.

37. **Resposta:** Devemos aspirar 1,3 ml da solução de Heparina (5.000 UI/ml) e acrescentar ao soro prescrito para a Sra. C.B.N.

38. **Resposta:** Deverá ser acrescentado ao soro prescrito 1,9 ml da solução de Heparina (5.000 UI/ml).

39. **Resposta:** Devemos aspirar do fr/amp de Heparina (5.000 UI/ml) o correspondente a 70 UI (0,7 ml) e administrar ao paciente conforme a prescrição médica.

40. **Resposta:** Devemos aspirar do fr/amp de Heparina (5.000UI/ml) o correspondente a 60 UI (0,6 ml) e administrar ao paciente.

41. **Resposta:** As 5.000 UI contidas em 0,25 ml correspondem a 25 UI da seringa de insulina.

42. **Resposta:** 0,6 ml da solução de Heparina (5.000UI/ml) corresponde a 60 UI na seringa de insulina.

43. **Resposta:** 0,75 ml da solução de Heparina (5.000 UI/ml)

corresponde a 75 UI na seringa de insulina.

Cálculos de Diluição (Concentração Final Recomendada)

44. **Resposta:** Devemos acrescentar aos 500 mg de Vancomicina prescritos em 140 ml de SF 0,9% e infundir em 1 hora.

45. **Resposta:** Devemos acrescentar aos 500 mg do Cloridrato de Vancomicina prescritos, 125 ml de SG 5% e infundir em 1 hora.

46. **Resposta:** Devemos acrescentar aos 900 mg de Mesna prescritos 45 ml de SF 0,9% e infundir em 1 hora.

47. **Resposta:** Para administrar o medicamento da forma correta, devemos acrescentar a 1,5 g de Ceftriaxona prescritos 50 ml de SG 5% e administrar em 30 minutos.

48. **Resposta:** Devemos acrescentar aos 2 g de Maxcef prescritos 50 ml de SF 0,9% e administrado em 30 minutos.

49. **Resposta:** Serão necessários acrescentar aos 150 mg de Ácido Folínico prescritos 300 ml de SF 0,9% e administrar em 1 hora.

50. **Resposta:** Serão necessários acrescentar aos 500 mg de Floxacino prescritos 100 ml de SG 5% e administrar em 1 hora.

51. **Resposta:** Devemos acrescentar aos 40 mg de Furosemida prescritos 40 ml de SF 0,9% e administrar em 10 minutos.

52. **Resposta:** Devemos acrescentar aos 50 mg de Lasix prescritos 40 ml de SG 5% e infundir em 20 minutos.

53. **Resposta:** Podemos acrescentar entre 25 ml e 50 ml de SF 0,9% aos 500 mg de Kefazol prescritos e infundir em 30 minutos.

Cálculos Utilizando Rediluição

54. **Resposta:** Devemos aspirar uma ampola de Gentamicina (40 mg/ml) em uma seringa de 10 ml, acrescentar 7 ml de AD e, desta nova solução, utilizar somente 1 ml (5 mg), acrescentando-o ao soro prescrito.

55. **Resposta:** Devemos aspirar uma ampola de Gentamicina (60 mg/ml) em uma seringa de 10 ml, acrescentar mais 5 ml de AD e, desta nova solução, utilizar somente 0,5 ml (5

mg), acrescentando-o ao soro prescrito.

56. Resposta: Devemos aspirar uma ampola de Gentamicina (40 mg/ml) em uma seringa de 5 ml, acrescentar mais 3 ml de AD e, desta nova solução, utilizar somente 1 ml (10 mg), acrescentando-o ao soro prescrito para a Sra. E.M.V.

57. Resposta: Devemos aspirar uma ampola de Amicacina (100 mg/2 ml) em uma seringa de 10 ml, acrescentar mais 8 ml de AD e, desta nova solução, utilizar somente 0,8 ml (8 mg).

58. Resposta: Devemos aspirar uma ampola de Ranitidina (50 mg/2 ml) em uma seringa de 5 ml, acrescentar mais 3 ml de AD e, desta nova solução, utilizar somente 0,4 ml (4 mg).

59. Resposta: Devemos aspirar uma ampola de Dexametasona (4 mg/ml) em uma seringa de 5 ml, acrescentar mais 3 ml de AD e, desta nova solução, utilizar somente 1 ml.

60. Resposta: Devemos aspirar 1 ml da ampola de Hidantal (50 mg/ml) em uma seringa de 5 ml, acrescentar mais 4 ml de AD e, desta nova solução, utilizar somente 1 ml, adicionando-o ao soro prescrito.

61. Resposta: Devemos aspirar 1 ml da ampola de Dalacin (600 mg/4 ml) em uma seringa de 10 ml, acrescentar mais 2 ml de AD e, desta nova solução, utilizar somente 1 ml.

62. Resposta: Devemos aspirar 1 ml do fr/amp da Insulina NPH (mg/ml) em uma seringa de 3 ml, acrescentar mais 1 ml de AD e, desta nova solução, utilizar apenas 0,9 ml.

63. Resposta: Devemos aspirar uma ampola de Heparina (5.000 UI/0,25 ml) em uma seringa de 3 ml, acrescentar mais 1 ml de AD e, desta nova solução, utilizar somente 0,5 ml.

64. Resposta: Devemos diluir um fr/amp de Vancomicina em 5 ml de AD, aspirar 1 ml (100 mg) desta solução e acrescentar mais 9 ml de AD. Desta nova solução utilizar somente 1,8 ml.

65. Resposta: Devemos diluir um fr/amp de Vancomicina em 5 ml de AD, aspirar 1 ml (100 mg) em uma seringa de 10 ml desta solução e acrescentar mais de 9 ml de AD. Desta solução, utilizar somente 2 ml.

66. Resposta: Devemos diluir um frasco/ampola de Penicilina Cristalina (5 milhões), aspirar 2 ml (1.000.000 UI) em uma seringa de 10 ml desta solução e acrescentar 8 ml de AD. Desta solução, utilizar apenas 0,8 ml.

Cálculos de Permanganato de Potássio

67. Resposta: Devemos diluir um fr/amp de Penicilina Cristalina (5 milhões), aspirar 2 ml (1.000.000 UI) em uma seringa de 10 ml desta solução e acrescentar 9 ml de AD. Desta solução, utilizar apenas 0,4 ml.

68. Resposta: Devemos diluir um fr/amp de Penicilina Cristalina (5 milhões), aspirar 1 ml (1.000.000 UI) em uma seringa de 10 ml desta solução e acrescentar 9 ml de AD. Desta solução, utilizar apenas 1,2 ml.

69. Resposta: Devemos diluir um fr/amp de Penicilina Cristalina (5 milhões), aspirar 1 ml (1.000.000 UI) em uma seringa de 10 ml desta solução e acrescentar 9 ml de AD. Desta solução, utilizar apenas 0,5 ml.

70. Resposta: Devemos diluir um fr/amp de Targocid (Teicoplanina) com 10 ml de AD, aspirar desta solução 1 ml (40 mg) e acrescentar 7 ml de AD. Desta nova solução, utilizar 1 ml.

71. Resposta: Devemos aspirar uma ampola inteira de Netromicina (150 mg/1,5 ml) em uma seringa de 10 ml, completar até 10 ml de AD. Desta nova solução, aspirar 1 ml (15 mg), acrescentar mais 2 ml de AD e, desta nova solução, utilizar 2 ml.

72. Resposta: Devemos aspirar uma ampola inteira de Narcan (0,4 mg/ml) em uma seringa de 10 ml, acrescentar 9 ml de AD. Desta nova solução, utilizar 1 ml.

73. Resposta: Devo diluir um fr/amp de Mefoxin (2 g = 2.000 mg) em 10 ml de AD, desta solução, aspirar 1 ml (200 mg) e acrescentar 9 ml de AD. Desta nova solução, utililzar 1 ml.

Cálculos com Porcentagem

74. Resposta: Uma ampola de 10 ml de glicose a 50% contém 5 g de glicose.

75. Resposta: Uma ampola de 20 ml de glicose a 25% contém 5 g de glicose (açúcar).

76. Resposta: Uma ampola de 20 ml de NaCl a 20% contém 4 g de NaCl (sal).

77. Resposta: Uma ampola de 10 ml de NaCl a 3% contém 0,3 g de NaCl (sal).

78. **Resposta:** Uma ampola de 10 ml de $MaSO_4$ contém 1 g de Sulfato de Magnésio.

79. **Resposta:** Uma ampola de 10 ml de $MaSO_4$ contém 2 g de Sulfato de Magnésio.

80. **Resposta:** Uma ampola de 500 ml de SG 5% contém 25 g de glicose.

81. **Resposta:** Uma ampola de 500 ml de SG 10% contém 50 g de glicose.

82. **Resposta:** Uma ampola de 1.000 ml de SG 5% contém 50 g de glicose.

83. **Resposta:** Uma ampola de 1.000 ml de SG 10% contém 100 g de glicose.

84. **Resposta:** Em um frasco de 500 ml de SF 0,9%, temos 4,5 g de NaCl.

85. **Resposta:** Em um frasco de 1.000 ml de SF 0,9%, temos 9 g de NaCl.

86. **Resposta:** Em um frasco de Manitol de 250 ml a 20%, temos 50 g do medicamento.

87. **Resposta:** Em um frasco de Manitol de 500 ml a 20%, temos 100 g do medicamento.

88. **Resposta:** Em um frasco de Manitol de 250 ml a 10%, temos 25 g do medicamento.

89. **Resposta:** Em um frasco de Manitol de 500 ml a 3%, temos 15 g do medicamento.

90. **Resposta:** Em um frasco de 20 ml da solução oral de Neuleptil, temos 0,2 g ou 200 mg do medicamento.

91. **Resposta:** Em um frasco de 20 ml da solução oral de Neozine®, temos 0,8 g ou 800 mg do medicamento.

92. **Resposta:** Em 50 ml de Flagyl® a 0,5 %, temos 250 mg do medicamento.

93. **Resposta:** Em uma ampola de 1 ml de Decadron® a 0,4%, temos 4 mg do medicamento.

94. **Resposta:** Em uma ampola de 5 ml de Vitamina C a 10%, temos 500 mg do medicamento.

95. **Resposta:** Em uma ampola de 10 ml de Gluconato de Cálcio a 10%, temos 1 g do medicamento.

96. **Resposta:** Em uma ampola de 20 ml de Bicabonato de Sódio a 3%, temos 0,6 g ou 600 mg.

97. **Resposta:** Em uma ampola de 20 ml de Bicarbonato de Sódio a 10%, temos 2 g.

Cálculos de Transformação de Soro

98. **Resposta:** Devemos acrescentar ao frasco de 250 ml de SG

5% 25 ml ou duas ampolas e meia de glicose 50% - 10 ml.

99. Resposta: Devemos desprezar 50 ml do SG 5% - 500 ml e acrescentar cinco ampolas e meia de glicose 50% de 10 ml, ou seja, 55 ml.

100. Resposta: Devemos desprezar 100 ml do SG 5% - 1.000 ml e acrescentar onze ampolas de glicose 50% de 10 ml, ou seja, 110 ml desta solução.

101. Resposta: Devemos utilizar 20 ml da solução de Manitol a 20% e acrescentar mais 20 ml de AD para completar o volume prescrito.

102. Resposta: Devemos utilizar 2,5 ml da solução Sulfato de Magnésio a 20%(ampola de 10 ml) e acrescentar mais 2,5 ml de AD para completar o volume prescrito.

103. Resposta: Devemos utilizar 80 ml da solução de Manitol a 10% (frascos com 250 ml) e, como implica aumento do volume prescrito, é aconselhável consultar o médico responsável pelo paciente ou então diminuir em 40 ml o volume de AD (510 ml).

104. Resposta: Devemos utilizar 15 ml da solução de Manitol a 20% (frascos com 250 ml) e acrescentar 15 ml de AD para completar o volume prescrito.

105. Resposta: Do frasco de glicose 5% (1.000 ml), devemos desprezar 280 ml e acrescentar 88 ml de glicose 50% (ampolas de 10 ml).

106. Resposta: Devemos utilizar 0,9 ml da ampola de 20ml de NaCl 20% e acrescentar 5,1 ml de AD, cumprindo assim o volume prescrito.

107. Resposta: Para cumprir a prescrição médica, devemos utilizar 50 ml do frasco de 250 ml do Manitol a 20%, acrescentando-o aos outros itens prescritos.

108. Resposta: Para cumprir a prescrição médica, devemos utilizar 37,5 ml do frasco de 250 ml do Manitol a 20%, acrescentando-o aos outros itens prescritos.

109. Resposta: Devemos utilizar 1,4 ml da ampola de $MgSO_4$ a 50% (10ml) e acrescentar 2,1 ml AD para cumprir o volume prescrito.

110. Resposta: Devemos utilizar 3,5 ml de solução de $MgSO_4$ a 20% (ampola de 10ml) e acrescentar 3,5 ml AD para cumprir o volume prescrito.

111. Resposta: Devemos utilizar 18 ml de solução de BicNa a 10% e acrescentar mais 42 ml de AD para cumprir o volume prescrito, acrescentando-o aos outros itens prescritos.

112. Resposta: Devemos utilizar 40 ml do frasco de Manitol a 10%, acrescentando-o aos outros itens prescritos. Diminua 20 ml AD para manter o volume prescrito.

113. Resposta: Devemos utilizar 4 ml da ampola de NaCl 30%, acrescentar mais 2 ml de AD para cumprir o volume prescrito.

114. Resposta: Devemos utilizar 7,5 ml da ampola de NaCl 20% e acrescentar mais 42,5 ml de AD esterilizada para fazer a solução prescrita.

115. Resposta: Devemos diluir 5 ml da solução preparada previamente de Permanganato de Potássio (100 mg em 10 ml), em 2 litros de AD.

116. Resposta: Devemos diluir 2,5 ml da solução preparada previamente de Permanganato de Potássio (100 mg em 10 ml), em 1 litro de AD.

Cálculos com Permanganato de Potássio

117. Resposta: Devemos diluir 5 ml da solução preparada previamente de $KMnO_4$ (100 mg em 10 ml) em 1 litro de AD.

118. Resposta: Devemos diluir um comprimido de $KMnO_4$ em 2 litros de AD.

119. Resposta: Devemos diluir 0,2 g ou 200 mg de $KMnO_4$ que correspondem a 4 envelopes de 50 mg.

120. Resposta: Devemos diluir 0,05 g ou 50 mg de $KMnO_4$ que correspondem a 1 comprimido de 50 mg

Gotejamento de Soro

121. Resposta: 13,8 = 14 gotas/min

122. Resposta: 9,7 = 10 gotas/min

123. Resposta: 41,6 = 42 gotas/min

124. Resposta: 22,2 = 22 gotas/min

125. Resposta: 13,8 = 14 gotas/min

126. Resposta: 20,8 = 21 gotas/min

127. Resposta: 41,6 = 42 microgotas/min

128. Resposta: 125 microgotas/min

129. Resposta: 50 microgotas/min

130. Resposta: 41,6 = 42 microgotas/min

131. Resposta: 100 microgotas/min

Cálculo de Gotejamento de Soluções Compostas

132. Resposta: 21,7 = 22 gotas/min
133. Resposta: 21,1 = 21 gotas/min
134. Resposta: 15,4 = 15 gotas/min
135. Resposta: 13,8 = 14 gotas/min
136. Resposta: 28,3 = 28 gotas/min
137. Resposta: 30,4 = 30 gotas/min
138. Resposta: 25,2 = 25 gotas/min
139. Resposta: 32,2 = 32 gotas/min
140. Resposta: 34,4 = 34 gotas/min
141. Resposta: 18 gotas/min
142. Resposta: 42,9 = 43 microgotas/min
143. Resposta: 80,8 = 81 microgotas/min
144. Resposta: 160 microgotas/min
145. Resposta: 65,2 = 65 microgotas/min
146. Resposta: 126,6 = 127 microgotas/min
147. Resposta: 102,5 = 103 microgotas/min
148. Resposta: 40,2 = 40 microgotas/min
149. Resposta: 84,1 = 84 microgotas/min
150. Resposta: 70,5 = 71 microgotas/min

Cálculo de Gotejamento em Minutos

151. Resposta: 66,6 = 67 gotas/min
152. Resposta: 66,6 = 67 gotas/min
153. Resposta: 20 gotas/min
154. Resposta: 32 gotas/min
155. Resposta: 201 microgotas/min
156. Resposta: 201 microgotas/min
157. Resposta: 60 microgotas/min
158. Resposta: 96 microgotas/min
159. Resposta: O tempo de infusão do soro é de 8 horas.
160. Resposta: O tempo de infusão do soro é de 5 horas.
161. Resposta: O tempo de infusão do soro é de 1 hora.
162. Resposta: O tempo de infusão do soro é de 2 horas.
163. Resposta: O tempo de infusão do soro é de 1 hora.
164. Resposta: O tempo de infusão do soro é de 2 horas.
165. Resposta: O tempo de infusão do soro é de 2 horas.

Referências Bibliográficas

REFERÊNCIAS BIBLIOGRÁFICAS

1. AGÊNCIA NACIONAL DE VIGILÂNCIA SANITÁRIA. Legislação vigente. Resolução RDC nº 45, de 12 de março de 2003. Disponível em: http://www.anvisa.gov.br.

2. ALVES, M. A. C. *Bombas de infusão*: operação, funcionalidade e segurança. Dissertação (Mestrado em Engenharia Elétrica). Florianópolis: Universidade Federal de Santa Catarina, 2003.

3. ARCURI, E. A. M. Reflexões sobre a responsabilidade do enfermeiro na administração de medicamentos. *Rev. Escola de Enfermagem USP*, 1991.

4. ASPERHEM, M. V. *Farmacologia para Enfermagem*. 11ª ed. Rio de Janeiro, Guanabara, 2010.

5. BARROS, E.; BARROS, H. M. T. *Medicamentos na prática clínica*. Porto Alegre: Artmed, 2010.

6. BATLOUNI, Michel; RAMIRES, José Antonio Franchini (orgs.). *Farmacologia e terapêutica cardiovascular*. 2. ed. São Paulo: Atheneu, 2004.

7. BIEHL, J. I. et al. *Manual de Enfermagem em Pediatria*. Rio de Janeiro: Medsi, 1992.

8. Boletim ISPM. Medicamentos potencialmente perigosos de uso hospitalar e ambulatorial. ISSN: 2317-2312. V. 4, n. 3, set. 2015, pág. 1.

9. BOYER, M. J. *Calculo de dosagem e preparação de medicamentos* (trad. Carlos Henrique Cosendey e Alexandre Cabral de Lacerda). Rio de Janeiro: Guanaba Koogan, 2010.

10. BRASIL. Agência Nacional de Vigilância Sanitária. Resolução da Diretoria Colegiada RDC nº 20, de 5 de maio de 2011. Dispõe sobre o controle de medicamentos à base de substâncias classificadas como antimicrobianos, de uso sob prescrição, isoladas ou em associação.

11. CABRAL, I. E. *Administração de medicamentos*. Rio de Janeiro: REICHMANN & AFFONSO EDITORES, 2002.

REFERÊNCIAS BIBLIOGRÁFICAS

12. CARVALHO, V. T.; CASSIANI, S. H. Erros na medicação: análise das situações relatadas pelos profissionais de enfermagem. Medicina, Ribeirão Preto, jul./set. 2000.

13. CASSIANI, S. H. B. *Hospitais e medicamentos*: impacto na segurança dos pacientes. 1. ed. São Caetano do Sul: Yendis Editora, 2010.

14. CHAUD, M. N. et al. *O cotidiano da prática de Enfermagem pediátrica*. São Paulo: Atheneu, 1999.

15. CHEREGATTI, Aline Laurenti; AMORIM, Carolina Padrão. *As principais drogas utilizadas em UTI*. São Paulo: Martinari, 2008.

16. COIMBRA, J. A. H.; CASSIANI, S. H. B. Responsabilidade da Enfermagem na administração de medicamentos: algumas reflexões para uma prática segura com qualidade de assistência. *Rev. Latino-Americana de Enfermagem*, mar. 2001.

17. CONSELHO FEDERAL DE ENFERMAGEM. Código de Ética dos Profissionais de Enfermagem - Legislação Profissional na Enfermagem.

18. CONSELHO REGIONAL DE ENFERMAGEM. Documentos básicos de enfermagem. São Paulo, 2008. Disponível em: http://www.portalcorensp.org.br.

19. DESTRUTI, A. B. C. B.; ARONE, E. M.; PHILIPPI, M. L. S. *Cálculos e conceitos em farmacologia*. 15. ed. São Paulo: Senac São Paulo. 2010.

20. FERRACINI, F. T.; ALMEIDA, S. M.; FILHO, W. M. B. *Farmácia clínica*: manuais de especialização. 1. ed. Barueri: Manole, 2014.

21. GIOVANI, A. M. M. *Enfermagem: cálculo e administração de medicamentos*. 13. ed. São Paulo: Rideel, 2011.

22. HOCKENBERRY, M. J.; WINKELSTEIN, W. *Fundamentos de Enfermagem Pediátrica*. 3. ed. Rio de Janeiro: Elsevier, 2014.

23. INSTITUTO PARA PRÁTICAS SEGURAS NO USO DE MEDICAMENTOS. RELAÇÃO DE MEDICAMENTOS POTEN-

CIALMENTE PERIGOSOS. *Bol ISMP* 2015. Disponível em: http://www.ismp-brasil.org/site/ wp-content/uploads/2015/12/V4N3.pdf

24. JBANTON, Jane; BRADY, Cheryl; O'KELLEY, Sharon D. *Terapia Intravenosa*. Rio De Janeiro: Guanabara Koogan, 2005.

25. KELLEY, E. G. *Medicação e matemática na Enfermagem*. 1. ed. São Paulo: EPU Editora, 1977.

26. KNOBEL, E. Diálise peritoneal. In: *Terapia intensiva*: Enfermagem. São Paulo: Atheneu, 2006.

27. LACY, C. F. et al. Heparin. In: *Drug Information Handbook*. Lexi-Comp, ed. 18, 2009-2010.

28. LIMA, M. J. O que é Enfermagem. In: Figueiredo, N.M.A. *Práticas de Enfermagem*: fundamentos, conceitos, situações e exercícios. São Paulo: Difusão Paulista de Enfermagem, 2003.

29. MANSUR, Nacime Salomão; NISHIO, Elizabeth Akemi (orgs.). *Administrando medicamentos com segurança*. 2. ed. São Paulo: Associação Paulista para o Desenvolvimento da Medicina, 2009.

30. POTTER, P. A., PERRY, A. G. *Fundamentos de Enfermagem* – conceitos, processo e prática. 8. ed. Rio de Janeiro: Guanabara Koogan, 2013.

31. RANG, H. P.; DALE, M. M. et. al. *Farmacologia*. 7. ed. v. 1 e 2. Rio de Janeiro: Elsevier, 2011.

32. RUBINSTEIN, C. et al. *Matemática para o curso de formação de professores de 1ª a 4ª série do ensino fundamental*. 2. ed. rev. São Paulo: Moderna, 1997.

33. SECOLI, S. R. Interações medicamentosas: fundamentos para a prática clínica da Enfermagem. *Rev. Escola de Enfermagem* USP, v. 35, mar. 2001.

34. SILVA, M. T. e SILVA, S. R. L. P. T. *Cálculo e administração de medicamentos na Enfermagem*. 2. ed. São Paulo: Editora Martinari, 2009.

35. TRALDI, M. C. *Fundamentos de Enfermagem na assistência primária de saúde*. Campinas: Editora Alínea, 2004.